KARSTEN FREUND I KRISTIN PETERS
BERND PIEPER

Heilpflanzen in Berlin

emons:

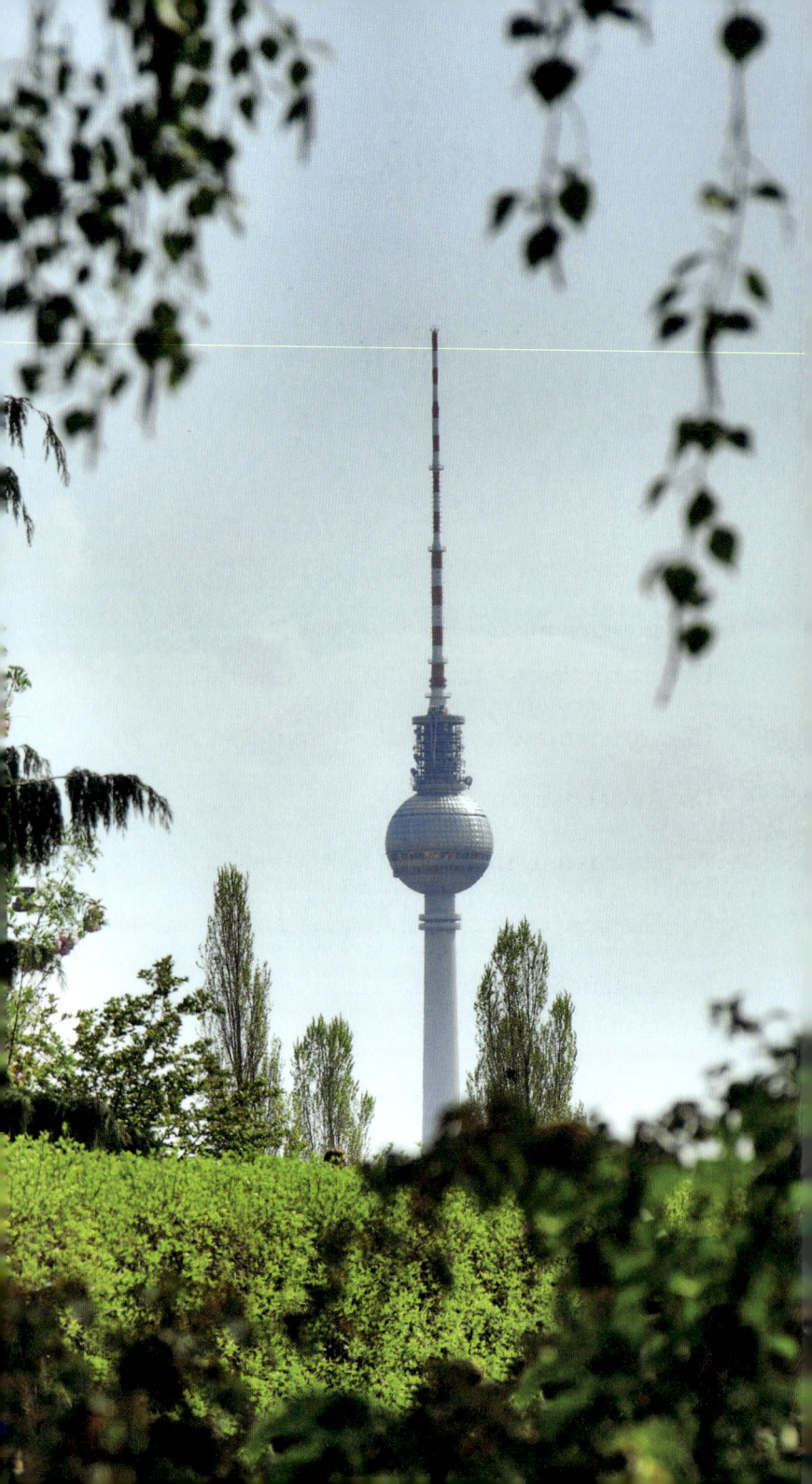

INHALT

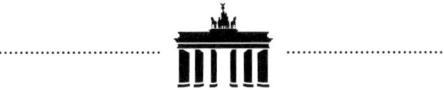

Vorwort 4

Grüne Großstadt 6

Im Gespräch mit der Heilpflanzenexpertin
Dr. Kristin Peters 14

Über das Sammeln von Heilpflanzen 26

Die Anwendungen 33

Zu Besuch im Essbaren Garten Kladow 38

Die Pflanzen 46

Impressum, Bildnachweis, Warnhinweis
und Haftungsausschluss 160

VORWORT

Die Natur ist die beste Apotheke – das wussten zumindest noch unsere Urgroßeltern. Bis vor wenigen Generationen war es ganz normal, bei leichten Beschwerden eher die Heilkräfte der Natur zu nutzen, als die nächste Apotheke zu konsultieren. Doch lange stand es nicht gut um diese Erkenntnis, denn die Entfremdung des Menschen von der Natur in der Konsumgesellschaft schien zu weit fortgeschritten. Mit Traditionen und Brauchtum hatte auch die Naturmedizin einen zunehmend schwereren Stand. Doch glücklicherweise vollzieht sich gerade wieder ein grundlegender Wandel der Mentalität. Das Bewusstsein dafür, dass wir in der modernen Industriegesellschaft auch viele wichtige, wertvolle Dinge des Lebens verloren oder vergessen haben, nimmt seit Jahren zu. Und es nimmt besonders in Deutschland zu, wo der Absatz von Produkten aus oder mit Heilpflanzen so hoch ist wie sonst nirgendwo in Europa.

Lange Zeit galt die Devise: Für jede Beschwerde gibt es eine hochwirksame Pille. Aber auch die Schulmedizin, die diese Haltung lange gefördert hat, ist längst weiter fortgeschritten. Die Wissenschaft und mit ihr die Schulmedizin haben sich geöffnet für alternative Heilmethoden, etwa für die Traditionelle Chinesische Medizin (TCM) oder für die traditionelle einheimische Phytotherapie. Phytotherapie bedeutet Pflanzenheilkunde. Während die Pharmaindustrie einzelne Wirkstoffe aus der Natur imitiert und isoliert anwendet, schätzt die Naturmedizin gerade die natürliche Einbettung des gewünschten Wirkstoffs in eine Vielzahl von sekundären Pflanzenwirkstoffen, die oft seine Verträglichkeit und Wirksamkeit erhöhen.

Natürlich ist es nicht immer so einfach. Naturmedizin ist nicht ungefährlich, gerade bei Selbstmedikation. Viele einheimische Heilpflanzen sind gleichzeitig Giftpflanzen und können bei unsachgemäßer Anwendung durch Laien schwere Gesundheitsschäden verursachen. Zahlreiche traditionelle Heilpflanzen werden heute nicht mehr verwendet, weil man ihre Giftigkeit mittlerweile erkannt hat – ein Beispiel dafür ist der Huflattich.

Deshalb sollte man nicht die Naturmedizin irrtümlich und pauschal als harmlos betrachten. *Natürlich* bedeutet nicht automatisch gesund. Voraussetzung für eine erfolgreiche Anwendung von Naturmedizin ist die Beratung und Begleitung durch einen Mediziner oder Heilpraktiker. Weitere Voraussetzungen sind Wissen und Erfahrung.

In diesem Buch geht es um nützliche heimische Heilpflanzen und ihre Anwendungsmöglichkeiten, aber es geht auch um die Nähe zur Natur. Diese ist den meisten von uns verloren gegangen. Und das Thema Heilpflanzen ist bestens geeignet, sie ein Stück weit wiederzufinden. Bereits die Beschäftigung mit der Vielfalt und Schönheit der Natur an sich entfaltet eine heilsame Wirkung. Jeder Aufenthalt im Grünen ist für unseren stressgeplagten Körper und Geist reine Erholung.

Dieses Buch lädt also nicht nur dazu ein, gezielt bestimmte Heilpflanzen kennenzulernen, sondern die Natur der Großstadt zu entdecken, egal ob in der relativen Wildnis der städtischen Wälder oder in der von Menschenhand geschaffenen Ordnung eines Gartens. Die Natur ist nicht nur die beste, sondern auch die schönste Apotheke, und sie liegt direkt vor unserer Haustür.

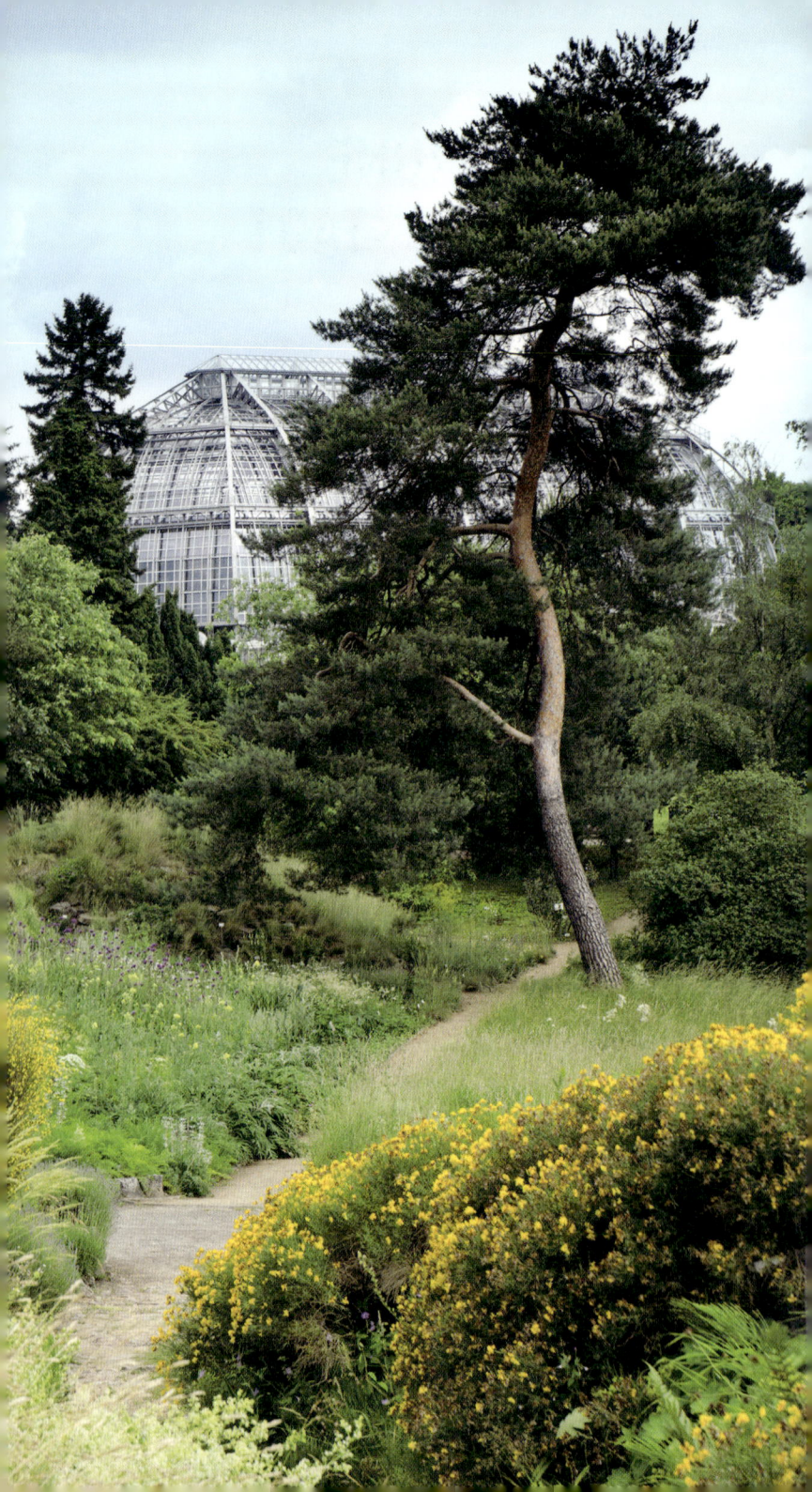

GRÜNE GROSSSTADT

Berlin wächst. Aktuell liegt die Einwohnerzahl bei gut 3,7 Millionen, Tendenz steigend. Und vor allem bei jungen Menschen gilt Berlin als eine der weltweit hipsten Metropolen. Das liegt am coolen Nachtleben, am gigantischen kulturellen Angebot, an im Weltmaßstab immer noch moderaten Preisen und am Gefühl, dass hier jederzeit etwas Unvorhergesehenes und Spannendes passieren kann.

Aber Berlin ist auch grün. Es gibt hier jede Menge Wald, Parks und Gärten. Der Anteil öffentlicher Grünflächen liegt bei rund 13 Prozent, hinzu kommen noch mehr als 18 Prozent Wald – das sind satte 161 Quadratkilometer. Rund sechs Prozent der Stadtfläche bestehen aus einem Netz von Flüssen, Kanälen, Seen, Teichen, Feuchtgebieten und Kleingewässern. Hinzu kommen zahllose Kleingärten und verwilderte Brachen an aufgegebenen Bahntrassen, ehemaligen Industriegebieten und im Bereich des ehemaligen Mauerstreifens.

Und die Einheimischen tragen eifrig dazu bei, dass es immer grüner wird. So ist Berlin nicht nur die politische Hauptstadt, sondern auch die deutsche Hauptstadt des „Urban Gardening": Überall werden Blumen und Gemüse in Eigenregie angebaut und Projekte wie die „Prinzessinnengärten" in Kreuzberg sind längst überregional bekannt.

Der Botanische Garten eignet sich hervorragend, um Pflanzen zu studieren und das Bestimmen zu üben.

Ein Platz für Pflanzen und Tiere

Mehr als 20.000 verschiedene Tier- und Pflanzenarten soll es in Berlin geben. In keiner anderen Großstadt brüten so viele Turmfalken, schätzungsweise 5000 Wildschweine suhlen sich in Parkanlagen und durchwühlen die Gärten der Bundeshauptstadt nach Essbarem. Im Frühjahr erklingt der spektakuläre Gesang der Nachtigall aus rund 1.500 Revieren, das sind mehr als im gesamten Bundesland Bayern. Und die Wanderfalken, die seit 1986 am Roten Rathaus brüteten, sind 2016 in eine Belüftungsluke des Fernsehturms umgezogen.

Die Stadt hat gegenüber oft intensiv genutzten Agrarflächen für viele Tiere und Pflanzen große Vorteile. Hier wird nicht gejagt und kaum gespritzt, Rückstände von Pflanzenschutzmitteln wird man auf städtischen Grünflächen selten finden. Besonders Bienen nutzen die Vorteile des urbanen Lebens. Sie finden in Parks, Hausgärten oder bepflanzten Balkonen zwischen April und November nahezu durchgehend gefüllte Blütenkelche. „Urban Beekeeping" gilt als angesagtes Hobby, alleine in Berlin soll es rund 5.000 Hobbyimker geben.

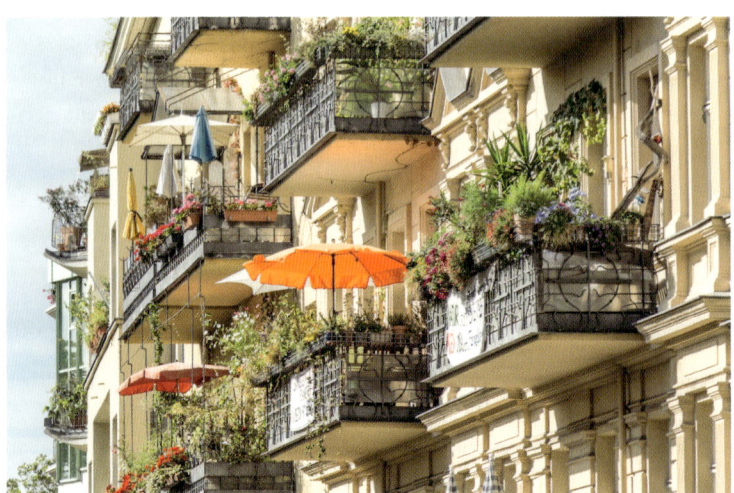

Balkonien: Auch mit der Bepflanzung eines kleinen Balkons kann man einen Beitrag zur Artenvielfalt leisten.

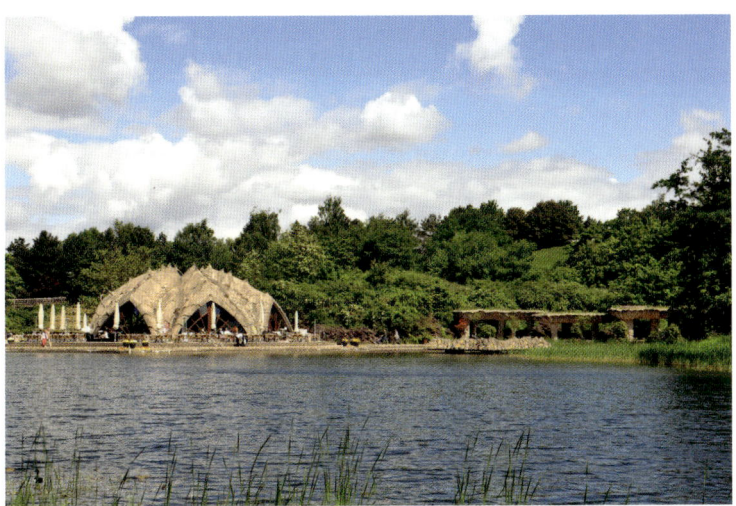

Der Britzer Garten wurde ursprünglich für die Bundesgartenschau angelegt.

Kleinode

Berlin hat viele, teilweise kaum bekannte Naturkleinode. Dazu gehören die „Marienfelder Alpen" im Südosten der Stadt, wo sich auf dem hügeligen Gelände einer ehemaligen Deponie unterschiedliche Lebensräume entwickelt haben, in denen Ringelnatter und Zauneidechse eine Heimat gefunden haben. Die Wiesen werden schonend mit Freischneidern und Balkenmähern gepflegt und sind die Weide für eine kleine Herde Moor- und Heidschnucken. Im Natur-Park Schöneberger Südgelände entwickelt sich auf einem ehemaligen Rangierbahnhof ein kleiner Urwald. Weit über 100 Wildbienenarten fliegen hier, selbst die exotische Gottesanbeterin – das Insekt des Jahres 2017 – wurde hier schon gesichtet.

Kraniche auf Nahrungssuche lassen sich in den Mooren des Spandauer Forsts beobachten. Weißstörche brüten in Falkenberg und auf dem Gelände der Naturschutzstation Malchow. Blumenliebhaber kommen im Britzer Garten auf ihre Kosten und im Gatower Naturschutzgebiet Windmühlenberg leuchten die purpurfarbenen Blüten der Karthäusernelke, während sich auf den Sandtrockenrasen zahlreiche Laufkäfer und die geschützte Blauflügelige Ödlandschrecke tummeln.

Im Grunewald

Der bekannteste Berliner Wald ist sicher der Grunewald im Südwesten der Stadt, 2015 vom Bund Deutscher Forstleute zum „Waldgebiet des Jahres" gekürt. Der rund 3.000 Hektar große Wald östlich der Havel ist mit seinem dichten Netz aus Wegen und Pfaden ein Paradies für Spaziergänger und Wanderer, nicht nur wegen des Havelhöhenwegs zwischen dem S-Bahnhof Pichelsberg und dem Bahnhof Nikolassee, der als einer der schönsten Wanderwege im Berliner Stadtgebiet gilt.

Hügelig ist es im Grunewald, wo mit dem 120 Meter hohen, aus Kriegstrümmern aufgeschütteten Teufelsberg bis vor Kurzem auch der höchste Berg Berlins zu finden war. Mittlerweile haben ihm die ebenfalls aus Menschenhand aufgeschütteten Arkenberge in Pankow den Rang abgelaufen. Auf dem kargen Sandboden des Grunewalds gedeiht vor allem die genügsame Märkische Kiefer, aber auch alte Eichen, Buchen und Birken wachsen hier. Der Wald wird möglichst schonend bewirtschaftet, nach den strengen Richtlinien des Bioverbandes „Naturland" – hier gibt es weder Kahlschlag noch wird Chemie eingesetzt.

Die Sandflächen, Trocken- und Magerrasen sind wichtige Lebensräume für wärmeliebende Insekten. Mehr als 330 Farn- und Blütenpflanzen wurden hier nachgewiesen. Doch es ist nicht nur trocken im Grunewald: In den streng geschützten Verlandungsmooren mit teilweise noch offenen Wasserflächen – wie etwa der Bars- und der Pechsee oder das Teufelsfenn – wachsen Sonnentau und andere Moorpflanzen, sind Amphibien und Libellen zu Hause. Der Grunewald ist die Heimat zahlreicher geschützte Tier- und Pflanzenarten. Dazu gehören das Blaugrüne Schillergras und die Kleine Wiesenraute ebenso wie die Breitflügelfledermaus, die Zauneidechse und der Eremit, ein äußerst seltener Käfer.

Tiergarten und Tempelhofer Feld

Der Große Tiergarten mitten in Berlin ist die älteste Parkanlage der Stadt und seit 1991 als Gartendenkmal geschützt. Von historischer

Der Tiergarten gilt als grüne Lunge der Stadt.

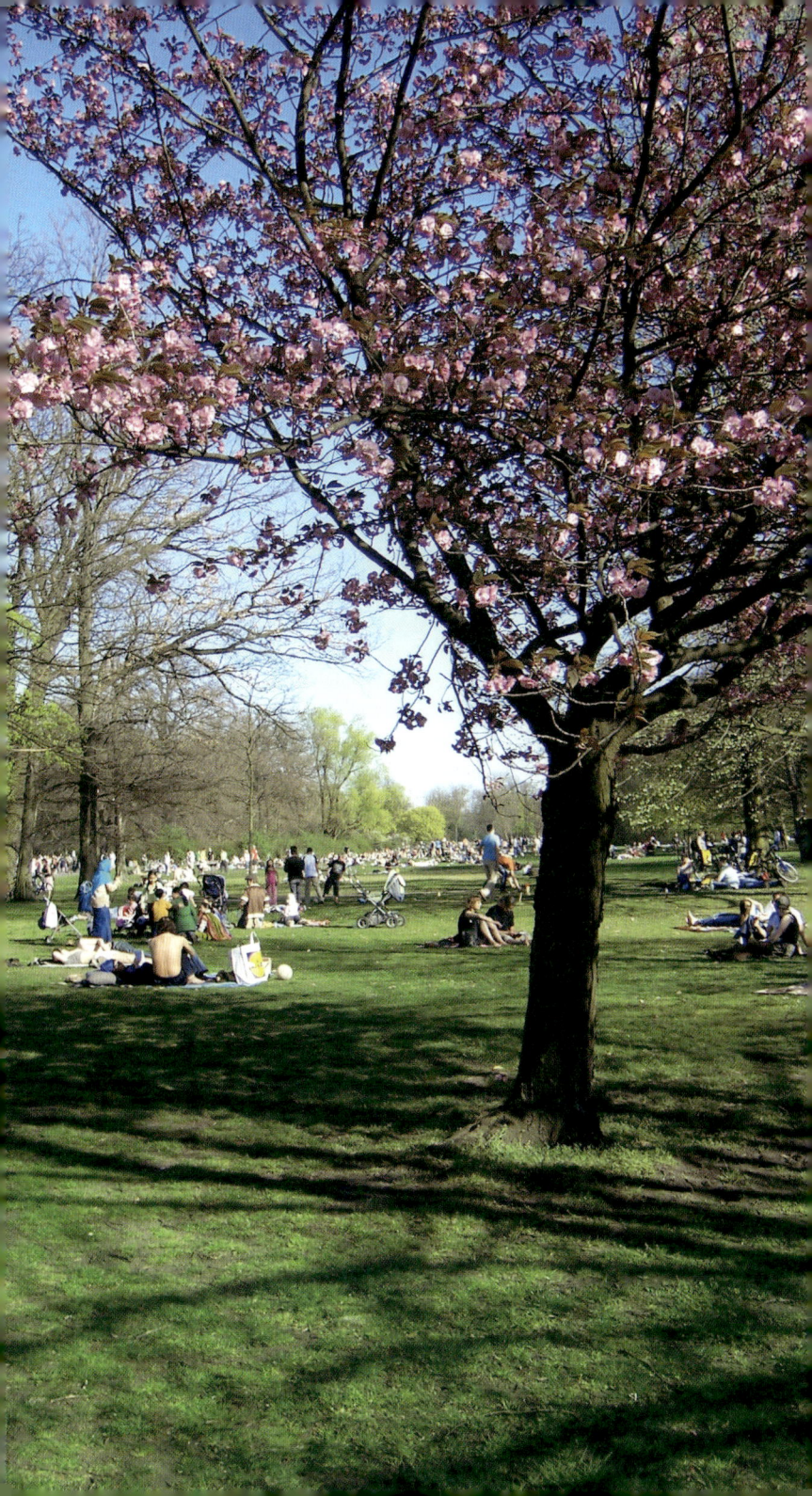

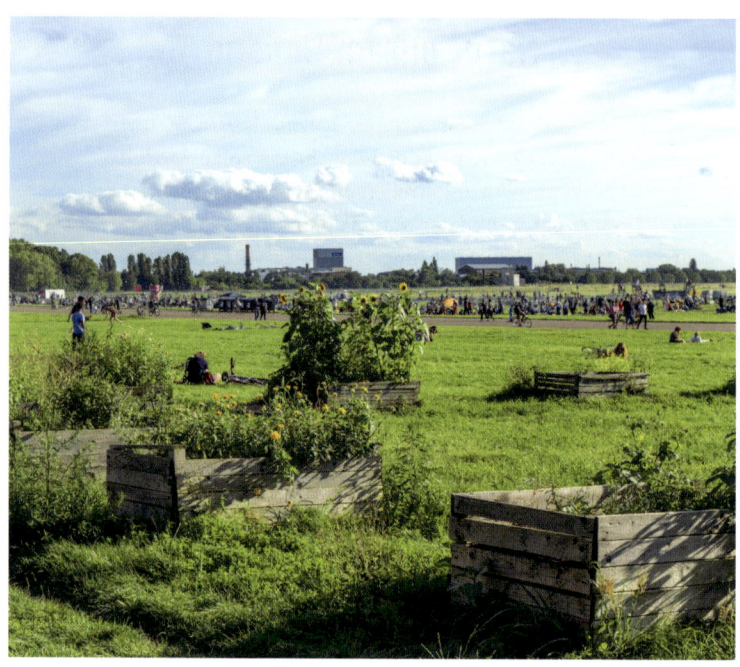
Hochbeete verwandeln das ehemalige Flugfeld in Tempelhof in ein städtisches Biotop.

Bedeutung sind unter anderem die Luiseninsel, der Rosengarten und der Englische Garten. Spaziergänger genießen die Vielfalt im Großen Tiergarten mit Waldflächen, Wiesen und zahlreichen kleinen Gewässern. Doch der Park ist nicht nur ein Erholungsraum für gestresste Stadtbewohner, sondern auch wichtig für das städtische Mikroklima und ein Lebensraum für wild lebende Tiere und Pflanzen. Beim GEO-Tag der Artenvielfalt wurden hier mehr als 1.400 Arten entdeckt – und nirgendwo sonst in Berlin singt die Nachtigall im Frühling so schön.

Seit der Stilllegung des Flughafens Tempelhof im Jahr 2008 ist das Tempelhofer Feld mit rund 300 Hektar eine der größten innerstädtischen Freiflächen der Welt und Berlins größter Stadtpark. Während die ehemaligen Start- und Landebahnen Platz bieten für Jogger, Biker oder Spaziergänger, sind die offenen Glatthaferwiesen und Sandtrockenrasen im Zentrum des Tempelhofes Feldes wertvolle und geschützte Lebensräume. Hier kann man den Turmfalken bei seinem typischen Rüttelflug beobachten oder dem Gesang der selten gewordenen Feldlerche lauschen.

Natur pur im Umland

Berlin hat also viel mehr an Natur zu bieten, als es auf den ersten Blick scheinen mag. Wem das nicht reicht, der sollte durch das Brandenburgische Umland streifen. Insgesamt elf Naturparke, drei Biosphärenreservate und der Nationalpark Unteres Odertal laden zu ausgedehnten Naturerfahrungen ein – mit dichten Kiefern- und Buchenwäldern, unzähligen Seen und geheimnisvollen Mooren, ausgedehnten Flusstälern und trockenen Heidelandschaften.

Viele dieser Orte sind von Berlin aus schnell mit öffentlichen Verkehrsmitteln zu erreichen. Der Naturpark Barnim etwa ist ein gemeinsames Großschutzprojekt der Länder Berlin und Brandenburg. Großflächige Wälder prägen den Naturpark und in den kreisrunden Ackersöllen – kleinen, noch aus der Eiszeit stammenden Wasserlöchern – ist die streng geschützte Rotbauchunke zu Hause. Das UNESCO-Biosphärenreservat Schorfheide-Chorin, nur eine Zugstunde von Berlin entfernt, ist mit seinen Heideflächen, seinen riesigen Kiefern- und alten Buchenwäldern ein Rückzugsort vieler bedrohter Tierarten, wie etwa Schreiadler, Schwarzstorch, Biber und Fischotter.

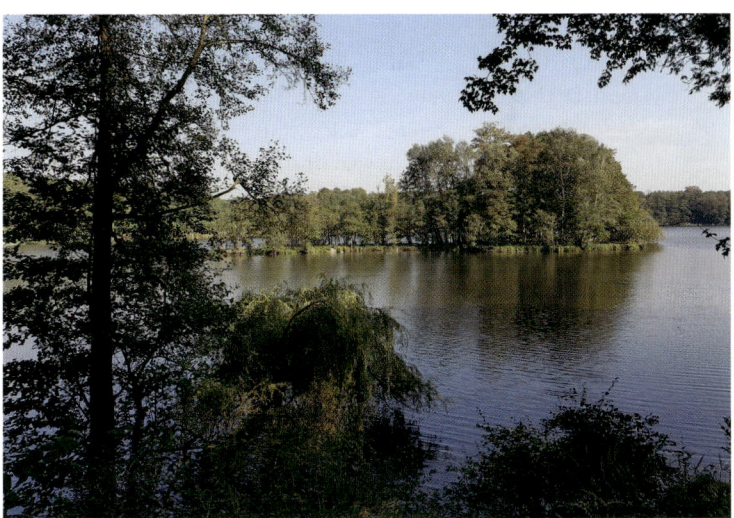

Die Berliner finden die pure Natur direkt vor ihrer Haustür, z. B. die Schorfheide im Norden der Stadt.

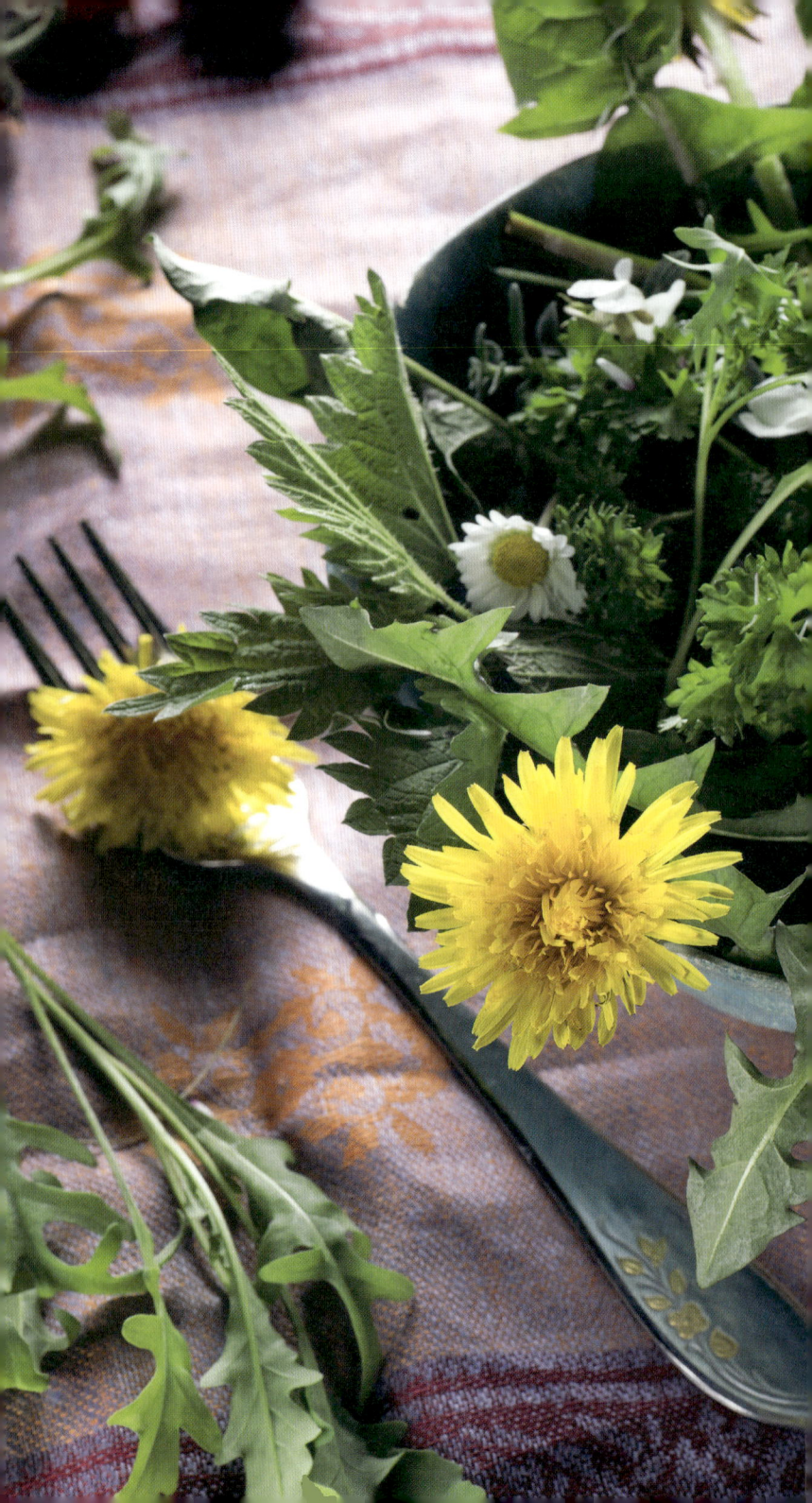

„Wir können von unseren Vorfahren noch enorm viel lernen."

Im Gespräch mit der Heilpflanzenexpertin Dr. Kristin Peters

Dr. Kristin Peters ist Agrarwissenschaftlerin und spezialisiert auf Pflanzenheilkunde/Phytotherapie. Sie folgt einem ganzheitlichen Ansatz und vermittelt ihr Wissen in Workshops, Seminaren und Wanderungen weiter. Sie lebt und arbeitet im brandenburgischen Brunn.

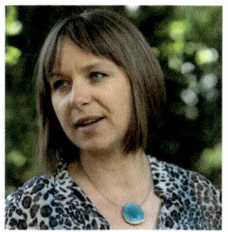

Sie sind spezialisiert auf Pflanzenheilkunde. Wie kamen Sie dazu? Was hat Sie motiviert, diesen Weg einzuschlagen?
Ich bin Diplom-Agraringenieurin und promovierte Agrarwissenschaftlerin. Nach einigen Jahren Arbeitserfahrung in der Entwicklungshilfe und als Wissenschaftlerin und Dozentin an der Hochschule spezialisierte ich mich auf Pflanzenheilkunde. Mein grundlegendes Interesse und eine tiefe Verbundenheit mit der Natur brachte ich schon aus der Kindheit mit. Hinzu kam mein wissenschaftliches Verständnis von Pflanzen, ihrer Nutzung, des Einflusses von Umweltbedingungen auf ihre Fähigkeiten und ihr Wirkspektrum auf den Menschen, das mich beflügelte, noch mehr von diesen hilfreichen Geschöpfen zu erfahren. Hildegard von Bingen, Paracelsus aber auch Wolf-Dieter Storl, Christian Rätsch u. v. m. inspirierten mich, den

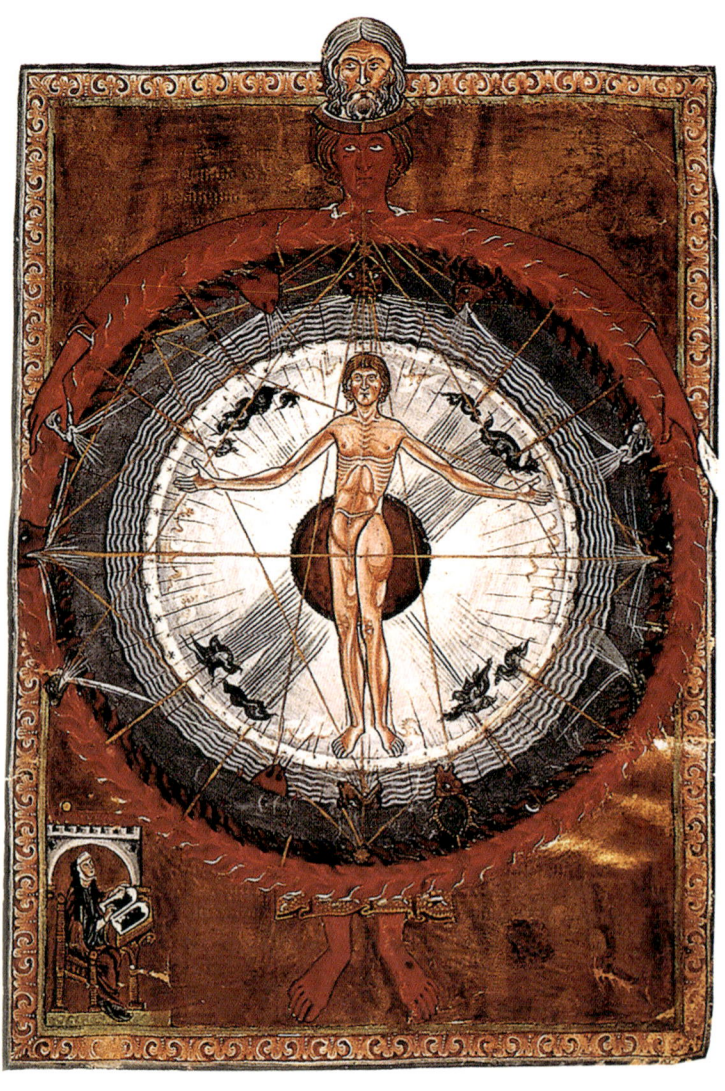

Hildegard von Bingen gilt als eine der wichtigsten Autorinnen der Naturmedizin. Auch die moderne Hildegard-Medizin beruft sich auf sie.

kurzsichtigen Blick der üblichen wissenschaftlichen Betrachtung hinter mir zu lassen und eine ganzheitliche sowie sinnliche Arbeitsweise und Lebenseinstellung zu vertiefen. Dadurch entwickelte sich für mich ein äußerst facettenreiches Bild von der Pflanzenwelt. Und es ergeben sich daraus vielseitige Arbeitsfelder. Nach wie vor fesselt mich die Pflanzenheilkunde.

Wie sah Ihre Ausbildung aus?
Mit dem Studium und der Promotion erlernte ich das wissenschaftliche Arbeiten und wurde mit weitreichenden Kenntnissen ausgestattet. Das sind hilfreiche Grundlagen, um mich der Naturheilkunde, speziell der Pflanzenheilkunde, zu widmen. Neben der jahrelangen täglichen Auseinandersetzung mit den Heilpflanzen, heimischen Pflanzen, essbaren Gewächsen und deren Anwendungen gehörten verschiedenste Weiterbildungen zu meinem Weg, z. B. „Lebendige Aromakunde & Praxis der Aromakunde" bei Jürgen Trott-Tschepe und Katja Lüttgert. Ergänzend absolvierte ich Ausbildungen in der Pflege und Sterbe- und Trauerbegleitung. Eine wichtige Säule meiner Aus- und Weiterbildung ist die ständige Anwendung der Pflanzenheilkunde in meinem eignen Leben und in meinem Arbeitsalltag. Zusätzlich vertieft das Vermitteln des naturheilkundlichen Wissensstandes und meiner Erfahrungen stetig den eigenen Kenntnisstand.

Manche trennen strikt zwischen empirischer Wissenschaft und Volksheilkunde, manche nicht. Manche richten sich strikt nach der staatlichen Kommission E und ihren Pflanzenbewertungen – wie sehen Sie das?
Ich trenne nicht, sondern ich führe zusammen. Ich möchte nicht auf das wertvolle und oftmals ganzheitliche Wissen verzichten, sei es aus der Volksheilkunde, der vorchristlichen Erfahrungsheilkunde, der Klostermedizin inklusive der Lehre der Hildegard von Bingen, der antiken Lehre, der

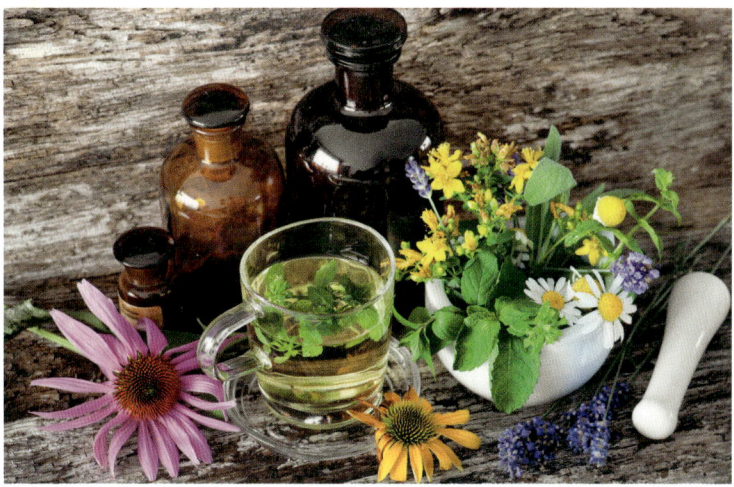

Naturheilkunde muss nicht im Widerspruch zur Schulmedizin gesehen werden. Beide können sich ergänzen.

anthroposophischen Lehre, der traditionellen abendländischen Heilkunde usw. Ganz im Gegenteil: Ich bin davon überzeugt, dass dieser Schatz bisher nur z. T. gehoben ist und wir von unseren Vorfahren noch enorm viel lernen können. Zudem halte ich es, wie es schon Paracelsus niederschrieb: Es ist verfehlt, in der Medizin sein Wissen vom Hörensagen und Lesen zu schöpfen. Sondern man muss sich fragen: Wie hat der Erste gelernt? Und der, der ihn gelehrt hat, der lehre uns auch. Also in der Natur selbst. Die Bewertung durch die staatliche Kommission E beruht auf einer sehr einseitigen Herangehensweise und kann für eine ganzheitliche Pflanzenheilkunde keine Rolle spielen.

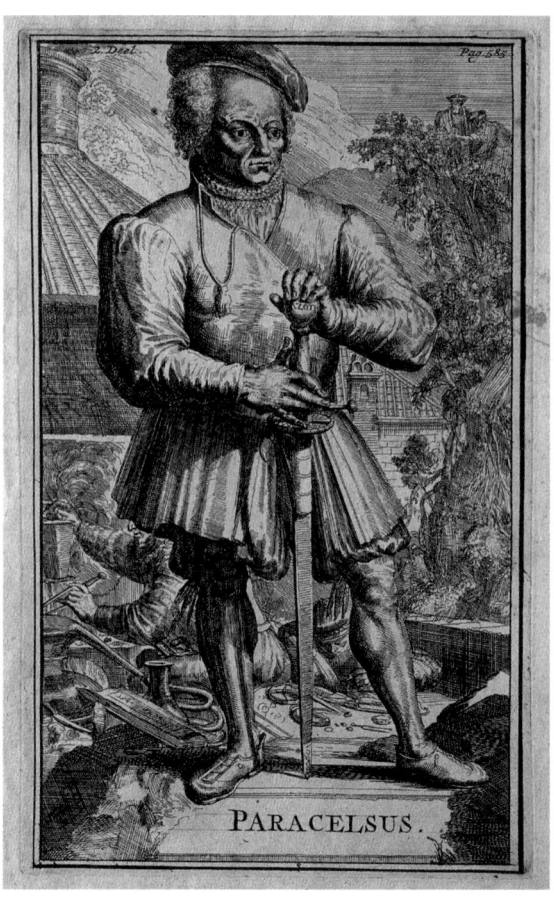

An der Schwelle zur Neuzeit zählte der Arzt und Philosoph Paracelsus zu den bedeutendsten medizinischen Autoren und Wissenschaftlern.

Wo sehen Sie die Vorteile, wo die Grenzen der Naturheilkunde?
Die Naturheilkunde wird zum großen Teil noch falsch verstanden. Wer glaubt, es wäre bereits Naturheilkunde, wenn man das konventionelle Medikament gegen ein naturheilkundliches austauscht, liegt weit daneben. Wenn die Naturheilkunde als eine ganzheitliche Betrachtungs-, Herangehens- und Lebensweise verstanden wird, beginnen wir erst die Vorteile in ihrer Gesamtheit auszuschöpfen. Es geht vor allem darum, den Menschen tatsächliche Alternativen zu üblichen Behandlungsmethoden zur Verfügung zu stellen, sodass im besten Fall eine Wahl getroffen werden kann und ein sinnvolles Zusammenspiel bei Bedarf möglich ist. In diesem Sinne gibt es keine Grenzen.

Eine grundsätzliche Frage: Die pharmazeutische Industrie isoliert bzw. synthetisiert ja oft Wirkstoffe nach dem Vorbild der Natur. Wenn ich damit also einen ganz bestimmten Wirkstoff sozusagen rein – also befreit von weiteren, eventuell unerwünschten Stoffen – einnehmen kann und die Dosierung auch noch ideal steuern kann – welchen Vorteil hat dann die Naturheilkunde?
Es ist eben nicht nach dem Vorbild der Natur. Die Natur stellt niemals einen einzelnen Wirkstoff zur Verfügung. Es handelt sich immer um ein Wechsel- und Zusammenspiel vieler Bestandteile. Es gilt nach wie vor: „Das Ganze ist mehr als die Summe seiner Teile." Was Sie als unerwünschte Stoffe bezeichnen, sind tatsächlich die Stoffe, die eine nebenwirkungsfreie Anwendung ermöglichen. Also sind sie nicht unerwünscht, sondern dringend notwendig, um Einfluss nehmen zu können und Nebenwirkungen zu vermeiden. Zudem sind bei konventionellen Medikamenten nur selten individuelle Dosierungen möglich. Eine Kapsel, eine Tablette usw. sind fertige Dosierungen, die nicht mehr individualisiert werden können. Das klappt wirklich nur in der Naturheilkunde, es sei denn, es handelt sich auch dort um fertige Präparate. Eine verkürzte oder rein materialistische Vorstellung unterliegt auch der häufig vorkommenden Konzentration von Wirkstoffen nach dem Motto: „Viel hilft viel." Diese Vorgehensweise verursacht ebenfalls rasch Nebenwirkungen und dient nicht der Heilung. Es führt immer dahin zurück, dass ein ganzheitlicher Blick nottut.

Bieten Berlin und sein Umland eine besondere Flora und Atmosphäre?
Berlin und sein Umland sind bekannt für viel Grün. In der Tat bietet es eine große Anzahl unterschiedlicher Landschaften und Biotope. Prägend sind die durchaus schwierigen Umweltbedingungen. Relativ wenig Niederschläge und ein oftmals karger und trockener Sandboden. Das führt zu der

Vorstellung, dass die Natur langweilig und einseitig wäre. Das Gegenteil ist der Fall. Berlin und sein Umland sind äußerst abwechslungs- und artenreich. Es lohnt sich, genauer hinzuschauen.

Gibt es Heilpflanzen, die besonders typisch für Berlin sind? Oder Pflanzen, die man sogar in der Stadt finden kann?
Es gibt eine Fülle von Heilpflanzen in der Stadt. Allerdings ist es nicht so, dass sie nur in Berlin vorkommen. Die WissenschaftlerInnen zählten 2.000 wild wachsende Pflanzen, darunter etliche Heil- und essbare Pflanzen. Typisch für die Stadt sind Pflanzen, die auf zurückgelassenen Flächen, Hundeauslaufplätzen, Schuttflächen, Straßeninseln, Bahngleisen usw. ihr Auskommen finden. Dazu gehören beispielsweise der Beifuß, der Löwenzahn, die Kanadische Goldrute, der Rucola, der Wilde Hopfen, die Brennnessel, das Schöllkraut, die Nachtkerze u. v. m.

Plädieren Sie fürs Selbersammeln oder ist man im Kräuterhaus/der Apotheke besser bedient?
Eine grundsätzliche Voraussetzung ist, dass ich als Sammlerin oder Sammler ausreichend Kenntnisse mitbringe, um mich nicht zu gefährden und um nicht die Pflanzen zu gefährden. Dazu gehört ein aktuelles Bestimmungsbuch. Ich empfehle „Was blüht denn da?". Darin finden Sie auch den Schutzstatus von Wildpflanzen. Weiterhin sollte ich die Lebensbedingungen beobachten. Wie stark ist der Eintrag von Schadstoffen? Man sollte z. B. nicht am Straßenrand sammeln. Handelt es sich um eine Hundeauslauffläche oder um einen generellen Platz für Ausscheidungen von Mensch und Tier? Auch hier möchte niemand ernten. Wenn ich das beachte, spricht nichts gegen das Sammeln von Heilpflanzen und essbaren Pflanzen. Die Begegnung in der Natur ist immer wohltuend und stärkt die Verbindung zu unseren Mitgeschöpfen. Wer sich noch unsicher ist, kann gern an meinen Kräuterwanderungen teilnehmen.

Kann man auch im städtischen Raum Pflanzen sammeln oder ist dort generell die Gefahr der Verschmutzung zu groß?
Es ist machbar, jedoch möchte ich die Entscheidung den Interessierten selbst überlassen. Es wird auch Obst und Gemüse in der Stadt angebaut und gegessen. Grundsätzlich ist der Schadstoffeintrag durch Luftverschmutzung in einer Großstadt höher als auf dem Land. Die rücksichtslose und intensive Landwirtschaft und der Ausbau der Siedlungsflächen führen jedoch dazu, dass es auch immer weniger unbelastete oder kaum belastete Böden auf dem Land gibt.

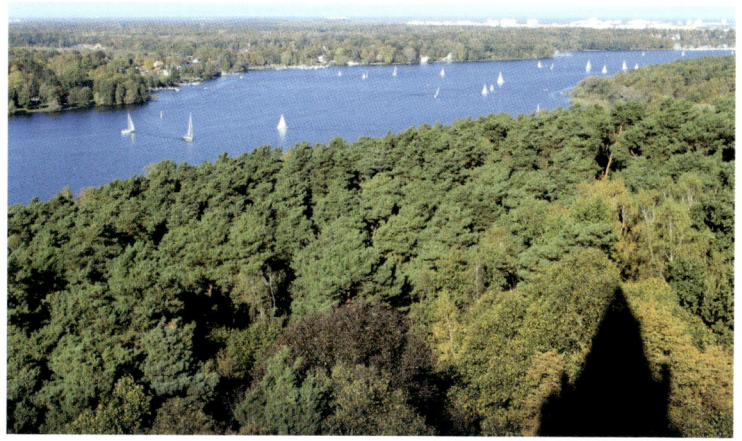

Blick vom Grunewaldturm auf die Havel.

Gibt es Orte im Stadtgebiet, die sich zum Sammeln eignen? Etwa die städtischen Wälder?
Ja, beispielsweise die städtischen Wälder, Randgebiete, der eigene Garten mit seinen Wildpflanzen, größere Grünflächen, Flussauen usw.

Ist beim Kräutersammeln auch der Weg das Ziel? Ist also der Vorgang des Sammelns, der Aufenthalt in und die Beschäftigung mit der Natur genauso wichtig wie der Ertrag, den ich am Ende mit nach Hause bringe?
Auf jeden Fall. Das In-der-Natur-Sein, das Konzentrieren auf die Wildpflanzen, die Begegnung mit der Heilpflanze und die Bewegung an der frischen Luft wirken nachweislich heilend. Die Sinne werden angeregt, Freude und Wohlbefinden gefördert. Zudem lernen die Menschen ihre Umgebung und die heimischen Heilpflanzenschätze kennen. Und damit nimmt auch das Bedürfnis zu, die Flora und Fauna zu erhalten und zu schützen.

Ein Bestandteil einer ihrer Veranstaltungen ist ein „Dankeschön-Ritual" für die Natur und Pflanzen. Begegnen wir der Natur zu ausbeuterisch?
Der Meinung bin ich schon, dass der Mensch sich als Krönung der Schöpfung die Tiere und Pflanzen untertan machte – mit den bekannten Folgen. Ich möchte gern dazu anregen, kurz innezuhalten, um zu fühlen, dass wir mit einer wunderbaren Welt beschenkt worden sind. Die Natur gehört mir nicht, sondern ich darf mit Achtsamkeit und Bedacht etwas davon haben. Dann ist eine logische Schlussfolgerung, sich dafür zu bedanken und etwas zurückzugeben.

Was bedeutet der Aufenthalt in der Natur für Sie?
Für mich ist die Natur mein Zuhause. Ich fühle mich richtig und geborgen, beschenkt und geheilt. Die Pflanzen sind meine Freunde, die mir in vielen Situationen hilfreich zur Seite stehen. Diese empathische Verbindung führt allerdings auch dazu, dass es mich sehr traurig macht, wenn ich kaum noch Schmetterlingen begegne, blühende Wildpflanzen immer weniger werden und die Natur rücksichtslos verschmutzt wird.

Fehlt uns in der modernen Industriegesellschaft der intuitive Bezug zur Natur?
Die moderne Lebensweise trainierte über Jahrhunderte Empathie gegenüber Tieren, Pflanzen und der Erde sowie Intuition ab. Diese Fähigkeiten sind jedoch nicht verloren. Sie lassen sich rasch wieder einüben und in ein modernes Leben integrieren. Das Bedürfnis nach einer tragenden Verbindung mit unserer Umwelt steigt meines Erachtens wieder. Gern unterstütze ich dieses Bedürfnis.

Könnten Sie von Ihrer eigenen Erfahrung mit Heilpflanzen berichten? Gibt es welche, die Sie bevorzugen?
Ich bin ständig von Heilpflanzen umgeben und es gibt noch so viel, wovon ich berichten möchte. Meine Favoriten sind die Pflanzen, die ich nah bei mir habe, die ich schnell erreichen und die ich vielseitig nutzen kann. Das sind auch meist die, die noch immer unterschätzt oder gar verachtet werden, wie der Löwenzahn, die Brennnessel, das Gänseblümchen, der Beifuß, die Eberesche, der Giersch, das Klettenlabkraut, die Vogelmiere oder die Schafgarbe, um nur einige wenige zu nennen. Mir ist es wichtig, täglich

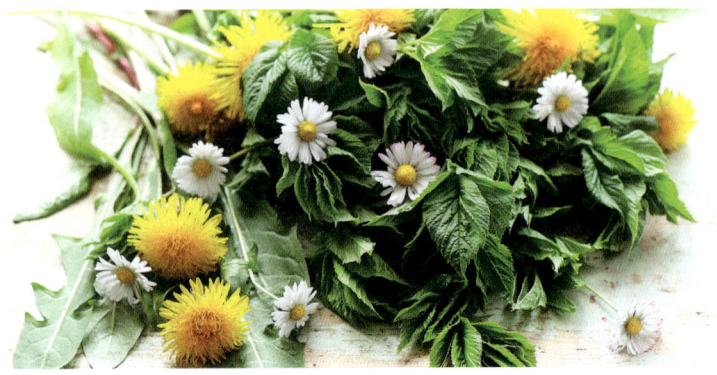

Die wichtigste Grundregel besagt: Nur das sammeln, was man zweifelsfrei identifizieren kann.

Heilpflanzen zu mir zu nehmen und sie als Gewürz für mein Essen zu verwenden. Das ist recht einfach, da alle Gewürze Heilpflanzen sind. Zudem macht es mir große Freude, die Schönheit der Heilpflanzen zu zeigen. Da meine Fähigkeiten beschränkt sind, habe ich das große Glück, mit der Fotokünstlerin Ina Will eng zusammenarbeiten zu können. Gemeinsam geben wir den Kalender „Heimische Pflanzenschätze Neu entdecken" heraus, der jedes Jahr 12 weitere Heilpflanzen in ihrer Schönheit, Außergewöhnlichkeit und mit ihren Heileigenschaften vorstellt.

Eignet sich Naturmedizin zur Prophylaxe?
Naturheilkunde ist Prophylaxe. Das A und O bei der ganzheitlichen Herangehensweise ist es, frühzeitig zu handeln, nachhaltig zu heilen und damit langfristig vorzubeugen. Viele Maßnahmen dienen ausschließlich der Prophylaxe, z. B. das regelmäßige Reinigen und Entschlacken. Außerdem nimmt die Naturheilkunde immer Einfluss auf den Lebensstil. Die Einbeziehung von Geist und Seele und die Forschung nach den Ursachen gehen über die körperliche Symptombehandlung hinaus und ermöglichen erst die nachhaltige Wirkung.

Was erwartet die Teilnehmer Ihrer Kräuterführungen?
Es ist ein Spaziergang an einem schönen Fleckchen in Berlin oder in Brandenburg, der Erholung mit dem Erfahren von Wissenswertem verbindet. Wir schauen uns die Pflanzen an ihrem natürlichen Standort an und ich berichte über ihre Fähigkeiten und die Verwendung in der Küche und der Hausapotheke. Wer mag kann sich auch gleich ein paar Kräuter mitnehmen. Zusätzlich gebe ich Hinweise zum Bestimmen von Wildpflanzen in der Natur. Es ist eine gute Gelegenheit, sich mit Interessierten auszutauschen und seine Fragen zu klären.

Sie bieten eine Ausbildung zur „ganzheitlichen Pflanzenheilkunde" an. Was bedeutet das?
Die Ausbildung „Lebendige Pflanzenheilkunde/Phytotherapie kompakt" spricht sowohl Menschen an, die Pflanzenheilkunde in ihrer Arbeit nutzen wollen, wie Hebammen, ApothekerInnen, Human- und VeterinärmedizinerInnen, Menschen die in der Pflege tätig sind, HeilpraktikerInnen und TherapeutInnen, aber auch interessierte Laien, die Pflanzenheilkunde für sich und ihre Lieben nutzen möchten. Die Teilnehmenden lernen die Pflanzen zum einen über ihre Sinne kennen. Dazu bringe ich die Pflanzen und Produkte mit. Wir kosten den Tee, riechen, schmecken, fühlen usw. Danach nehmen wir uns die Fakten vor und besprechen Inhaltsstoffe, Wirkungen

und Anwendungen. Ich vermittle die Herangehensweise in der Naturheilkunde und wir üben sie anhand von Fallbeispielen aus dem Leben und der Arbeitswelt der Teilnehmenden. Das heißt, wir suchen nach Therapieansätzen, die Körper, Geist und Seele integrieren, und wir beschäftigen uns mit der Heilpflanze über ihre körperlichen Wirkungen hinaus. Zudem sind wir ein paar Tage in der Natur, um dort die wilden Heilpflanzen kennenzulernen, zu bestimmen und zu ganzheitlichen Heilmitteln zu verarbeiten.

Sie führen viele Menschen durch die Natur. Müssen Sie oft Hindernisse bei den Teilnehmern von Führungen überwinden, abbauen?
Die meisten Teilnehmenden sind voller Neugier und sehr an den natürlichen Schätzen interessiert. Meine Begeisterung für die Pflanzenwelt stößt hauptsächlich auf fruchtbaren Boden. Ab und an gibt es noch Zweifel oder Sorgen, die sich mit Erfahrungen und Wissen zerstreuen lassen, wobei ich niemanden überzeugen muss.

Haben Sie den Eindruck, dass die meisten Ihrer Gäste offen sind oder müssen Sie da oft auch Überzeugungsarbeit leisten?
In den Begegnungen mit den Interessierten, sei es bei den Gartenschauen, meinen Aus- und Weiterbildungen oder meinen Veranstaltungen, bin ich immer wieder erstaunt, wie groß das Interesse und Wissen bereits ist. Es macht unglaubliche Freude, sich auszutauschen, und ich werde so oft inspiriert, mich noch intensiver mit der Materie zu beschäftigen. Häufig freuen sich die Menschen, auf einen Gleichgesinnten zu treffen und ihr Wissen zu vertiefen.

Haben die Besucher Ihrer Führungen eine klare Zielvorstellung oder kommen die oft auch ohne klare Erwartungshaltung?
Bei den Kräuterwanderungen und den Heilpflanzenworkshops möchten die meisten tatsächlich Kräuter in der Natur kennenlernen und zukünftig nutzen. Sie haben zu Recht Erwartungen. Das trifft auch auf meine anderen Veranstaltungen und Weiterbildungen zu. Ich stille gern das Bedürfnis, etwas zu lernen bzw. das Wissen zu vertiefen.

Welche Grundregeln bringen Sie den Kursteilnehmern bei?
Es freut mich, wenn ich die Sichtweise ein Stückchen erweitern kann, wenn ich es schaffe, dass die Menschen staunen, wie viel Großartiges und Schönes unsere Natur bietet. Grundsätzlich, dass bei aller Pflanzenliebe immer der Naturschutz und Erhaltung der Wildpflanzen im Vordergrund steht.

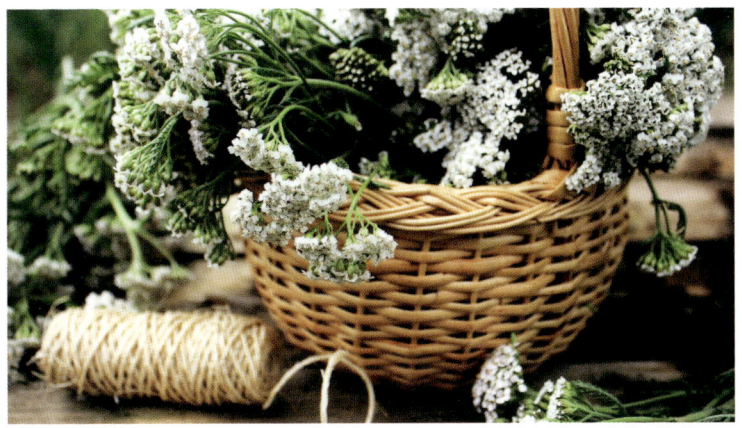

Die Schafgarbe zählt zu den wichtigsten einheimischen Heilpflanzen.

Wie erfahren muss man sein, um sicher selbst sammeln zu können?
Es braucht Kenntnisse zur Umgebung, um einen einigermaßen unbelasteten Platz zu finden. Des Weiteren braucht es ein Bestimmungsbuch und etwas Bestimmungsübung. Es ist hilfreich, den Standort der Pflanze erkennen zu können, z. B. sollte, wenn im Bestimmungsbuch der Standort der Pflanze als Feuchtwiese beschrieben wird, diese auch erkannt werden. Ansonsten sind Achtsamkeit und Langsamkeit von großem Vorteil.

Viele Pflanzen sind leicht mit Giftpflanzen zu verwechseln, andere wirken bei unsachgemäßer Anwendung giftig oder sogar krebserregend. Wie können Laien mit diesem Risiko umgehen?
Ein gutes Bestimmungsbuch, etwas Übung und grundsätzliches Interesse genügen schon. Ich empfehle „Was blüht denn da?". In dem Bestimmungsbuch sind ausreichend die Gefahren dargestellt.

Welche Heilkräuter verwenden Sie am liebsten in der Küche und warum?
Alle Gewürze sind Heilpflanzen. Ich verwende gern und viel Gewürze und nutze die Einflüsse der Hildegard-von-Bingen-Küche oder die ferner Länder. Das hat neben den geschmacklichen Gründen vor allem das Ziel, die Verdauung und das Immunsystem zu unterstützen. Des Weiteren liebe ich die Verwendung von essbaren Blüten, welche oft Heilpflanzen sind. Es macht so eine Freude, mit Farbe, Form und Geschmack zu spielen. Es darf auch gern richtig bunt sein. Und dann möchte ich nicht auf die essbaren und gesunden Blätter verzichten, da ich häufig Salat esse.

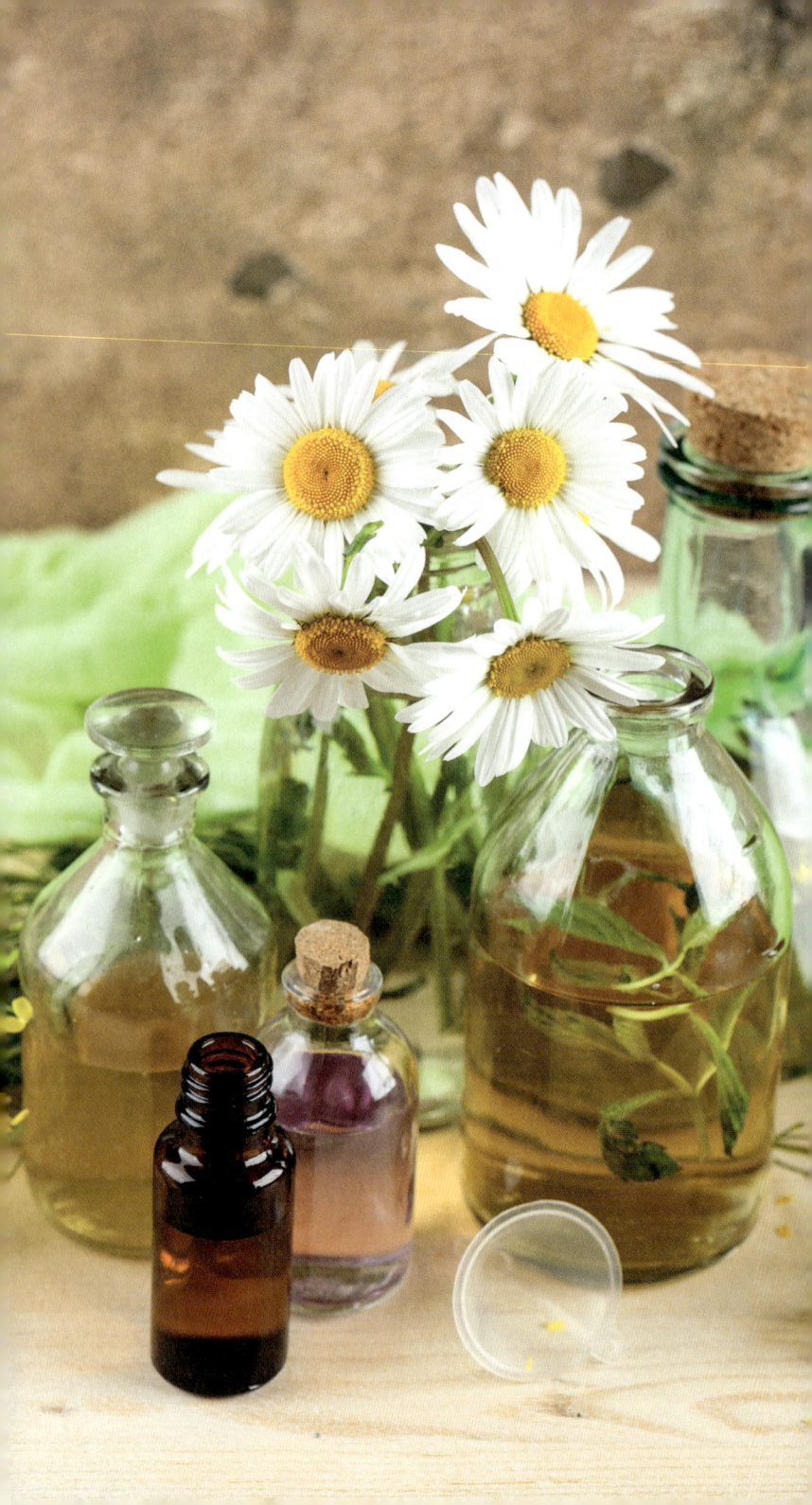

ÜBER DAS SAMMELN VON HEILPFLANZEN

DAS WICHTIGSTE ZUERST

Es geht nicht nur um den Ertrag. Es geht auch um die Natur. Wenn Sie losgehen, um Wildkräuter zu sammeln, dann gilt auch das bekannte Sprichwort: Der Weg ist das Ziel. Machen Sie sich bewusst, dass Sie sich in der Natur aufhalten und genießen Sie es! Auch wenn Sie vielleicht zunächst keinen „Ertrag" mit nach Hause nehmen können – der Aufenthalt in und die Beschäftigung mit der Natur sind eine Bereicherung und ein sinnliches Erlebnis. Nehmen Sie sich Zeit, um die Schönheit und Vielfalt der Natur wahrzunehmen. Die Natur wirkt auf unseren Organismus und auf unsere Psyche erholend. Ein Waldspaziergang ist wie eine Therapie, denn Wälder sind Orte der Entspannung.

LICHT, LUFT UND FARBEN: DIE BLUMENWIESE

Auch Blumenwiesen gehören zu den wichtigsten, wertvollsten Biotopen der Natur. Sie bieten unzähligen Insekten und Wirbeltieren Lebensraum und Nahrung. Während im Wald gedämpftes Licht vorherrscht, sind Wiesen Orte von Helligkeit und Farbigkeit. Auf Wiesen finden Sie die höchste Biodiversität, die unsere heimische Natur bietet. Machen Sie sich die üppige Vielfalt der Lebensformen bewusst, die hier zu finden sind. Genießen Sie also die wohltuende, heilsame Wirkung, die ein Aufenthalt in der Natur haben kann.

WIE SAMMELT MAN RICHTIG?

Bevor Sie anfangen zu sammeln, lernen Sie Pflanzen zu bestimmen. Das erfordert Zeit und Geduld. Nur wenn man einigermaßen erfahren im Identifizieren von Pflanzen ist, kann man gefahrlos selbst sammeln. Solange Sie unsicher sind, sollten Sie sich genügend Zeit zum Lernen und Üben geben. Schließen Sie sich anderen Kräuterwanderern an, machen Sie eine oder besser mehrere Kräuterführungen mit. Fangen Sie mit einer Pflanze an, deren Merkmale Sie sich genau einprägen. Am besten, Sie nehmen immer ein Bestimmungsbuch mit. Lassen Sie die Finger von potenziell gefährlichen Heilpflanzen, die können Sie auch in Ihrer Apotheke kaufen und dort bekommen Sie eine fachkundige Beratung gleich mit dazu.

PFLANZEN BESTIMMEN

Pflanzen zweifelsfrei zu identifizieren erfordert Wissen, Erfahrung und Geduld. Anfänger sollten auf keinen Fall losziehen und loslegen. Pflanzenexperte wird man nicht über Nacht. Zunächst sollte man sich ein botanisches Bestimmungsbuch anschaffen. Besuchen Sie Kräuterführungen. Besuchen Sie Gärtnereien, wo Sie die Pflanzen separat studieren können. Lernen Sie, Pflanzen systematisch zu analysieren. Fangen Sie dann mit einer ungefährlichen Pflanze an, die Ihnen bereits vertraut ist – etwa der Brennnessel oder dem Löwenzahn. Betrachten Sie sie genau und analysieren Sie ihren Aufbau. Wodurch unterscheidet sie sich von anderen, ähnlichen Pflanzen? Was unterscheidet etwa die Brennnessel von anderen Nesselarten? Sind die Blätter gezackt, herzförmig oder lanzettartig, sind sie behaart oder nicht? Wachsen die Blüten aus den Blattachseln? Sind sie quirlständig angeordnet? Haben Blüten, Blätter oder Stängel einen besonderen Geruch? Hat der Stängel einen runden oder dreieckigen Querschnitt? Wo wächst sie? Ist der Standort sonnig oder halbschattig, ist er feucht oder trocken? Zählt die Pflanze zu den Lippen- oder Korbblütlern?

Es braucht einiges an Zeit und Erfahrung, bis man Pflanzen sicher bestimmen kann. Zunächst sollten Sie sich auf das Bestimmenlernen konzentrieren. Die Pflanze können Sie dann zunächst in einer Apotheke sicher kaufen. Erst wenn Sie geübt sind im Bestimmen, können Sie selbst sammeln! Wenn Sie sich nicht wirklich hundertprozentig sicher sind, dann lassen Sie die Pflanze grundsätzlich stehen!

Dieses Buch ersetzt kein Bestimmungsbuch! Schaffen Sie sich eins an. Es gehört zur Grundausstattung.

WELCHE AUSRÜSTUNG BENÖTIGT MAN?

Zur Ausrüstung gehören schützende Handschuhe und eine Gartenschere. So können Sie gezielt und schonend genau die Teile abschneiden, die Sie benötigen. Rupfen oder reißen würde die

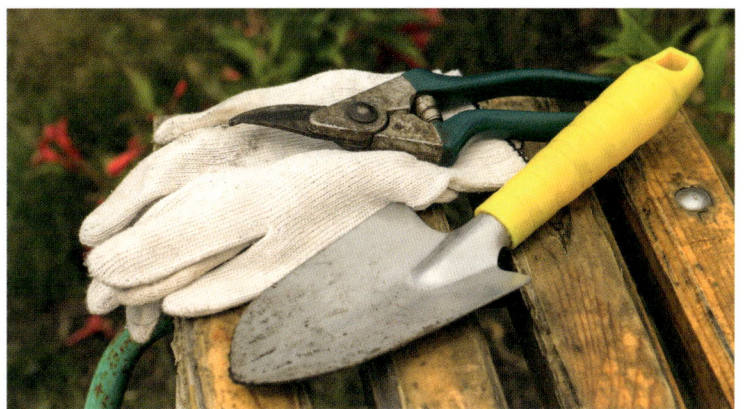
Handschuhe, Schere und Schippe zählen zur Grundausrüstung.

Pflanze zu sehr beschädigen. Für den Transport eignen sich Körbe oder große Stoffbeutel.

WANN SAMMELT MAN AM BESTEN?

Der ideale Zeitpunkt hängt davon ab, was man sammeln möchte, ob Kraut, Blüte oder Frucht. Am günstigsten sind die Voraussetzungen bei gemäßigten Temperaturen und mäßig trockenem Klima. Nicht zu früh morgens, wenn die Pflanze oft noch feucht ist, und auch nicht zu spät nachmittags, wenn die Sonne am stärksten ist. An Regentagen sollte man nicht sammeln.

Blüten erntet man am besten, wenn sie frisch aufgeblüht sind. Auch sonstige oberirdische Bestandteile der Pflanze sind jetzt ideal zu ernten.

Wurzeln sollte man dagegen während der Ruhephase der Pflanze, also im Winterhalbjahr sammeln.

WIE SAMMELT MAN SCHONEND?

Wenn eine Wildpflanze „geerntet" werden soll, gilt es, möglichst darauf zu achten, dass sie nachwachsen kann. Also nie mehr als ein Drittel der Pflanze entnehmen. Das ist besonders bei solchen Pflanzen einfach, bei denen man die oberirdischen Teile verwendet. Bei den Arten, bei denen man es auf Wurzel oder Rhizom abgesehen hat, ist oft doch der Gang in die Apotheke oder ins Kräuterhaus die bessere Lösung. Zum schonenden Teilen eines Wurzelstocks braucht man eine gewisse gärtnerische Erfahrung.

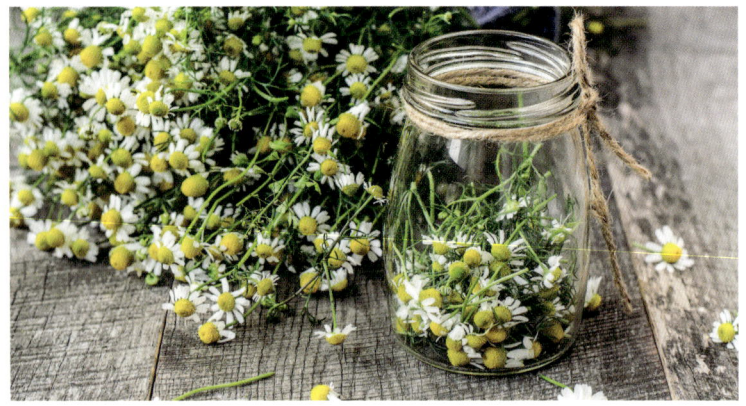

Um der Natur die Möglichkeit der Regenration zu geben, sollte man immer nur soviel sammeln, wie man selbst verbrauchen kann.

Ernten Sie also immer so, dass die Pflanze überlebensfähig bleibt. Immer beachten: Die Pflanze muss sich regenerieren können. Keinesfalls sollte man gleich mehrere ganze Pflanzen ausreißen, sodass keine Vertreterin der Art am Ort zurückbleibt.

Sammeln Sie immer nur so viel, wie Sie sofort verbrauchen oder verarbeiten können. Je weniger, desto besser. Man sollte anschließend nicht erkennen können, dass gesammelt wurde. Dann freut sich auch der nächste Kräuterwanderer, der nach Ihnen kommt.

WO SAMMELT MAN AM BESTEN?

Gerade für Stadtbewohner ist diese Frage besonders wichtig. Auch in einer Metropole wie Berlin wachsen zahlreiche Heilpflanzen und Wildkräuter, allerdings sollte man im Stadtgebiet keine am Boden wachsenden Pflanzen pflücken. Im Grunewald z. B. ist es abseits von Wegen und Straßen durchaus möglich, Wildpflanzen zu ernten. Allerdings sollte man natürlich Hundeauslaufgebiete wie den Grunewaldsee weitläufig meiden.

Grundsätzlich sollte man darauf achten, nicht in der Nähe stark befahrener Straßen zu sammeln, weil man sonst von einer hohen Schadstoffbelastung der Pflanzen ausgehen muss. Ränder von landwirtschaftlich genutzten Flächen wie Äcker oder Felder bergen zudem die Gefahr, dass Pestizide und Düngemittel auch auf die angrenzende Vegetation gelangen. An Wegrändern müssen Sie davon ausgehen, dass dort schon der eine oder andere Hund sein Geschäft verrichtet hat. Auslaufflächen für Hunde sind generell zum Sammeln ungeeignet. In Städten sollte man beachten, dass die Luftverschmutzung hoch ist und die gesammelten Pflanzen deshalb gründlich gewaschen werden müssen. Das gilt übrigens auch für in Städten angebautes Obst und Gemüse.

FUCHSBANDWURM

Der Fuchsbandwurm ist in Deutschland vor allem im Süden, in Bayern und Baden-Württemberg verbreitet. Er kann durch den Verzehr von verschmutzten Waldbeeren, Pilzen oder Pflanzen übertragen werden und schwere gesundheitliche Schäden verursachen. Allerdings erfolgen die meisten Übertragungen durch den direkten Kontakt mit Haustieren wie Hunden und Katzen, die Eier der Parasiten in ihrem Fell tragen können. Gründliches Waschen der wild gesammelten Pflanzen, Früchte und Pilze kann das Übertragungsrisiko minimieren, bietet aber keine Garantie. Der Nachteil des Waschens ist allerdings, dass die Wildpflanzen anschließend schnell anfangen zu schimmeln. Wenn Sie die Pflanzen sofort verbrauchen, z. B. im Salat, ist das natürlich kein Problem. Kochen tötet die Eier des Bandwurms ebenso ab wie das Trocknen.

NATURSCHUTZ

Viele Pflanzen stehen unter Naturschutz und dürfen nicht gepflückt werden. Der Status ist von Bundesland zu Bundesland unterschiedlich. In Naturschutzgebieten darf überhaupt nichts gepflückt werden.

RESPEKT VOR DEN KRÄFTEN DER NATUR: VIELE PFLANZEN SIND GIFTIG!

Für den Umgang mit Pflanzen gilt immer: Unterschätzen Sie nie, wie giftig viele Pflanzen sind. Oft gilt der Paracelsus-Satz, dass die Dosis das Gift macht. Bei vielen Pflanzen und pflanzlichen Wirkstoffen kehrt sich ihr nützlicher Charakter um ins Gesundheitsschädliche, wenn man eine bestimmte Dosis oder Konzentration überschreitet. Manche Heilpflanzen sind zudem nur für eine äußerliche Anwendung geeignet.

Daneben gibt es auch in unseren Breiten zahlreiche Arten, die schon in geringen Dosen hochgiftig wirken. Denken Sie an den Fingerhut oder den (nicht als Heilpflanze genutzten) Eisenhut, der als giftigste Pflanze Europas gilt. Schon der Verzehr weniger Blätter kann tödlich wirken. Alle Teile der Pflanze sind giftig. Allein der bloße Hautkontakt kann, auch ohne Verletzungen, Vergiftungserscheinungen hervorrufen. Ähnlich gefährlich ist die Herkulesstaude (Riesen-Bärenklau), die durch bloße Berührung Verbrennungen auf der Haut verursachen kann. Informieren Sie sich auf jeden Fall vor einer ersten Anwendung über alle Risiken und besprechen Sie die geplante Anwendung mit Ihrem Arzt.

AUCH HEIL- UND NUTZPFLANZEN KÖNNEN GIFTIG SEIN.

Nicht jede Heilpflanze eignet sich fürs Selbersammeln. Huflattich z. B. ist als Wildpflanze potenziell krebserregend. Nur die in Apotheken erhältlichen Zuchtformen sind unbedenklich. Manche Pflanzen sind nur in Teilen giftig, deshalb ist es sehr wichtig, präzise zu sammeln. Jede Pflanzenart muss eigens betrachtet und beurteilt werden.

Selbst viele Nutzpflanzen sind im unreifen Zustand ungenießbar bis giftig, zum Beispiel Nachtschattengewächse wie Tomaten oder Kartoffeln. Erst durch Reifung (Tomate) oder durch das längere Erhitzen (Kartoffel) werden sie genießbar. Wir kämen mit gutem Grund nie auf die Idee, eine grüne Tomate oder rohe Kartoffel zu verzehren.

SAMMELN SIE NUR, WAS SIE ZWEIFELSFREI BESTIMMEN KÖNNEN.

Sammeln Sie nie, wenn Sie sich unsicher sind! Überprüfen Sie Ihre Funde zu Hause sicherheitshalber noch mal – ein botanisches Bestimmungsbuch ist hier unverzichtbar. Solange Sie sich nicht hundertprozentig sicher sind, sollten Sie die Pflanze in ihrer natürlichen Umgebung kennenlernen und dann im Kräuterhaus oder in der Apotheke kaufen.

WERDEN SIE GÄRTNER - DIE BIENEN, HUMMELN UND SCHMETTERLINGE WERDEN ES IHNEN DANKEN!

Wenn Sie einen Balkon oder Garten haben, nutzen Sie ihn, um selbst Heilpflanzen anzupflanzen. So bekommen Sie allmählich ein Gefühl für die Pflanzen und werden sicherer im Erkennen. Ganz nebenbei unterstützen Sie damit die Umwelt. Viele Heilpflanzen sind sogenannte Bienenweiden, d. h., sie sind wichtige Futterpflanzen für Bienen und andere Fluginsekten. Die Bienen, Hummeln und Schmetterlinge werden es Ihnen danken! Hier sind besonders die Bewohner von Städten gefragt, wo Insekten oft zu wenige nektarspendende Pflanzen finden, um überleben zu können. Mit dem eigenen Anbau trägt man außerdem zum Erhalt der Arten bei.

DIE ANWENDUNGEN

FÜR ALLE ANWENDUNGEN UND ZUBEREITUNGSARTEN GILT:

Licht und Luft zerstören viele wertvolle Inhaltsstoffe, deshalb sollten Zubereitungen immer in braunen Glasgefäßen aufbewahrt werden. Braunglas filtert schädliche UV-Strahlung. Die Gefäße sollten mit einer Beschriftung und einer Datumsangabe versehen werden.

TROCKNEN

Zum Trocknen frischer Pflanzen benötigen Sie einen warmen, schattigen und gut durchlüfteten Raum. Die Luft darf nicht feucht sein, denn Schimmelbildung gilt es unbedingt zu vermeiden. Sonnenlicht schadet den wertvollen Inhaltsstoffen. Je nachdem, welche Pflanzenteile verwendet werden sollen, müssen diese vor der Trocknung abgetrennt, aber noch nicht zerkleinert werden. Das Zerkleinern sollte immer erst unmittelbar vor der Verwendung erfolgen. Sie können die Pflanzen in lockeren Bündeln kopfüber aufhängen oder sie auf trockenen Tüchern ausbreiten. Dort sollten sie regelmäßig umgedreht werden, damit keine feuchten Stellen verbleiben. Wenn Sie große Mengen trocknen möchten, können Sie ein

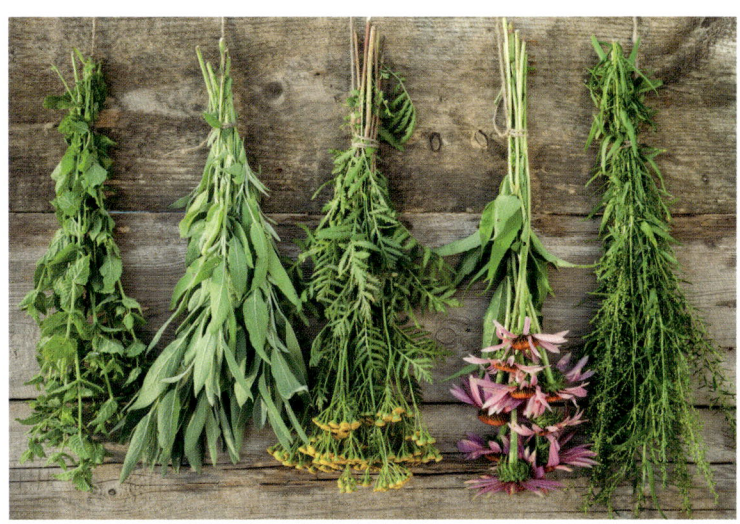

Das Trocknen sollte in einem dunklen und gut durchlüfteten Raum erfolgen.

Wäschegestell nutzen und darüber entweder ein feinmaschiges Netz oder ein großes Tuch ausbreiten. Alle Pflanzenteile sollten nebeneinander, nicht aufeinander liegen.

ZERKLEINERN

Erst unmittelbar vor der Verwendung sollten die getrockneten Pflanzenteile zerkleinert werden. Durch das Zerkleinern werden die Inhaltsstoffe Luft und Licht ausgesetzt, was vielen empfindlichen Inhaltsstoffen schadet.

TEE

Der Begriff „Tee", eigentlich die Bezeichnung für die Pflanze *Camellia sinensis*, hat sich eingebürgert für alle teeartigen Zubereitungen, bei denen Planzenteile mit heißem bis kochendem Wasser überbrüht werden. Der Aufguss muss in der Regel im zugedeckten Gefäß eine Weile „ziehen".

Ein Aufguss mit kochendem Wasser hat viele Vorteile: Er ist schnell und einfach zubereitet, und kochendes Wasser tötet Keime ab, die sich eventuell auf den Pflanzenteilen befinden. Dennoch trinkt man ihn nur frisch zubereitet. Oft trägt die Wärme des Getränks zur Heilwirkung bei, etwa bei Erkältungskrankheiten. Für Teeaufgüsse lassen sich mehrere Pflanzen, die sich in der Wirkung verstärken oder ergänzen, einfach kombinieren.

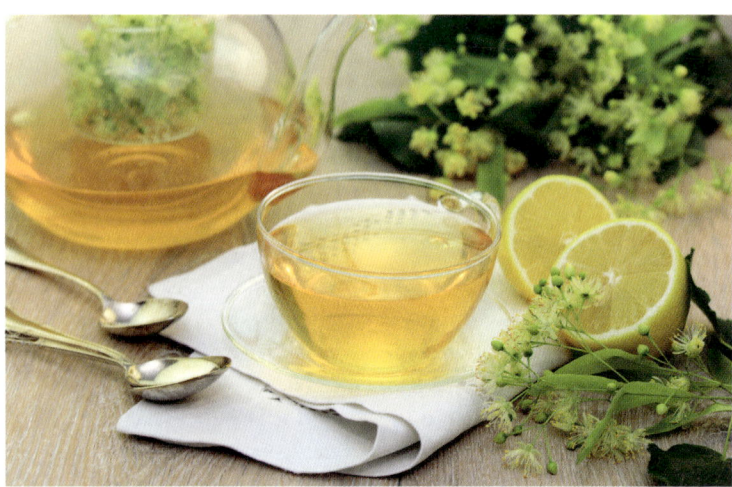

Ein Teeaufguss zählt zu den einfachsten Anwendungen.

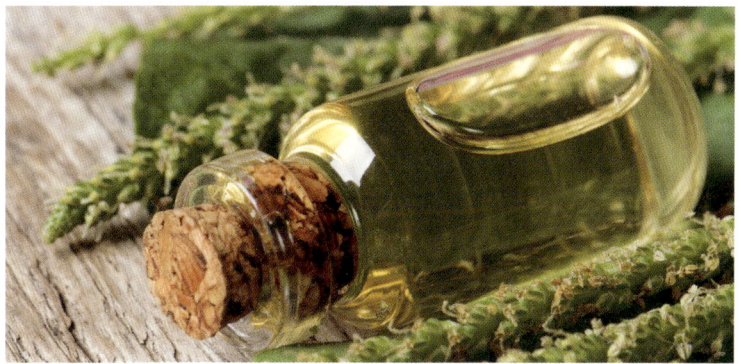
Manche Wirkstoffe sind eher in Wasser, manche in Öl oder Alkohol löslich.

Manchmal müssen die Pflanzenteile auch längere Zeit gekocht werden, bis sich die gewünschten Inhaltsstoffe lösen. Dies ist meist bei Baumrinden der Fall.

MAZERAT

Der Kaltwasserauszug ist z. B. sinnvoll, wenn es darum geht, Schleimstoffe aus der Pflanze zu lösen. Dafür wird die Pflanze mehrere Stunden im kalten Wasser belassen. Der Nachteil ist, dass die Lösung nicht keimfrei ist. Das Mazerat ist nicht haltbar und sollte immer nur frisch zubereitet getrunken werden.

TINKTUR

Für die Tinktur werden die Pflanzenbestandteile eine Zeit lang in hochprozentigem Alkohol eingelegt und anschließend wieder herausgefiltert. Die Ziehdauer kann Tage, sogar Wochen betragen. Meist mischt man Pflanzenanteile und Alkohol im Verhältnis 1:10. Zum Filtern kann man ein feinmaschiges Sieb oder einen Kaffeefilter verwenden.

Manche Inhaltsstoffe lösen sich in Alkohol einfacher als in Wasser. Der hohe Alkoholgehalt macht Tinkturen außerdem lange haltbar. Man kann sie zur Anwendung jeweils verdünnen.

Hochprozentige Getränke wie Schnaps oder Wodka sind für Tinkturen gut geeignet. Aufgrund des hohen Alkoholgehalts ist klar, dass von der Tinktur jeweils nur kleine Mengen, meist tropfenweise, eingenommen werden. Größere Mengen Alkohol würden den Körper belasten, was vor allem während einer Erkrankung unbedingt zu vermeiden ist. Für Alkoholiker und Menschen mit

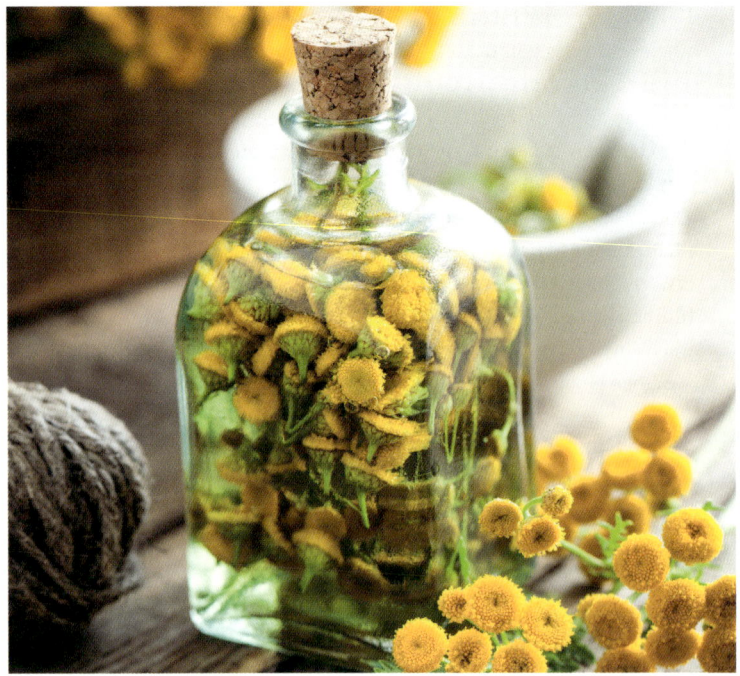

Alkoholische Tinkturen und Lösungen sind länger haltbar als alkoholfreie.

Leberfunktionsstörungen sind Tinkturen nicht geeignet.

Wenn man der Alkohollösung große Mengen Zucker beigibt, erhält man einen Likör.

ÖL

Heilpflanzenöl kann man ähnlich wie eine Tinktur herstellen, nur dass hier nicht Alkohol, sondern Pflanzenöl die tragende Flüssigkeit ist. Dafür gibt man die getrockneten Pflanzenteile in ein Gefäß mit Pflanzenöl und lässt die Mischung mehrere Wochen ziehen. Dann sind die fettlöslichen Inhaltsstoffe der Pflanzenteile ins Öl übergegangen und das fertige Öl kann abgefiltert werden. Öl ist mehrere Monate haltbar.

SALBE

Salben sind fettbasierte Zubereitungen, die äußerlich angewendet werden. Die Wirkstoffe dringen mit dem Fett über die Haut in den Körper ein. Am besten eignet sich pflanzliches Fett wie Sheabutter,

Kakaobutter oder Pflanzenöl. Öl wird in Verbindung mit Bienenwachs dickflüssig und streichfähig. Man kann auch Schweineschmalz verwenden. Im Gegensatz zu mineralischen Fetten wie Vaseline bilden pflanzliche und tierische Fette keinen Film, der auf der Haut verbleibt (und zu Schutzzwecken erwünscht sein kann), sondern werden von der Haut aufgenommen.

Für die Herstellung einer Salbe erhitzt man das Fett mit den Pflanzenteilen vorsichtig und lässt die Mischung über längere Zeit erwärmt ziehen. Anschließend filtert man die Pflanzenrückstände (durch ein Tuch) heraus und fügt der warmen Mischung Bienenwachs hinzu. Das Wachs festigt die Salbe.

Salben sind mehrere Monate haltbar.

AUFLAGE, KOMPRESSE

Diese Form der äußerlichen Anwendung kommt oft bei Muskel- oder Gelenkbeschwerden zum Einsatz. Auch Insektenstiche und Wunden können so behandelt werden. Dabei wird ein Püree aus sauberen Pflanzenteilen auf die betroffene Stelle aufgetragen und mit einem Tuch zugedeckt. Die Pflanzenwirkstoffe können auch in Kombination mit Wärme wirken. Dafür tränkt man Stoff mit der erwärmten Pflanzenzubereitung (Tee, Salbe) oder träufelt eine Tinktur auf ein Tuch, das vorher in warmes Wasser getaucht wurde. Dieses legt man auf die betroffene Stelle und lässt es einwirken, solange es warm ist. Für eine Kompresse umwickelt man dieses straff mit Mullbinde und fixiert sie.

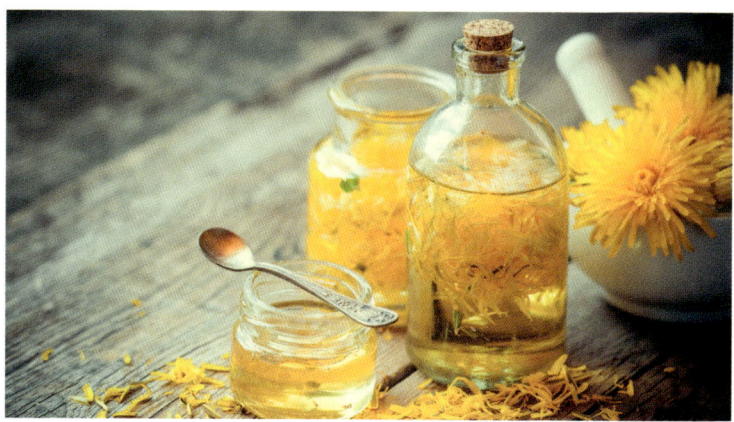

Löwenzahn kann sowohl als Heilpflanze wie auch als gesundes Gemüse verwendet werden.

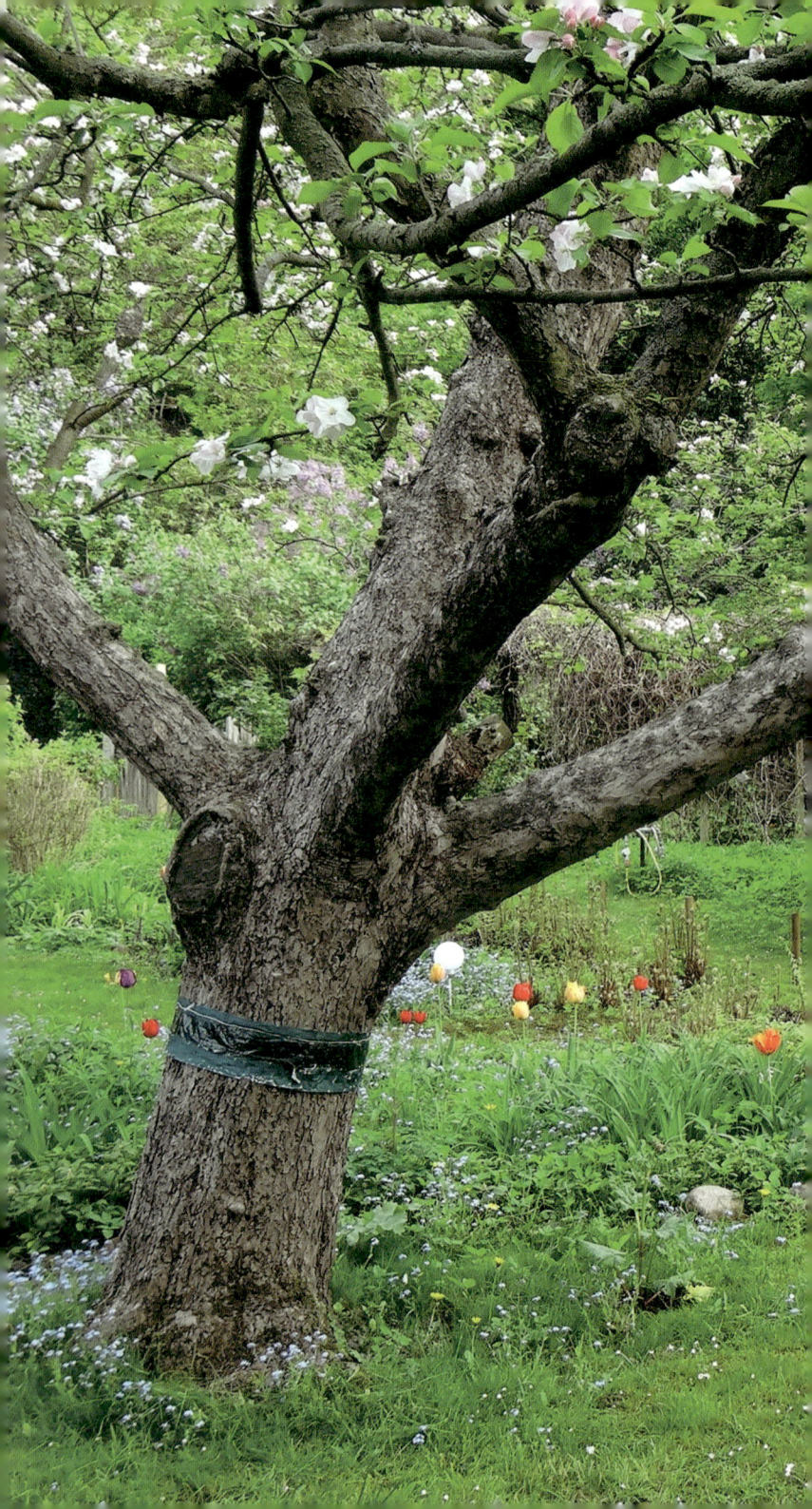

Zu Besuch im Essbaren Garten Kladow

Im Südwesten Berlins, am Ufer der Havel, liegt der idyllische und teilweise ländlich geprägte Stadtteil Kladow. Für Wildkräuterfreunde gibt es hier eine ganz besondere Adresse: den Essbaren Garten Kladow (Essbarer-Garten-Kladow.de). Wir haben die Besitzerin, die Ernährungsberaterin Katja Gurkasch, getroffen.

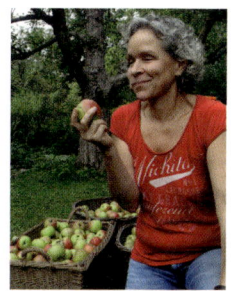

Seit wann gibt es den Garten? Wie ist er entstanden, wie kam es zu dieser Idee?
Der Garten ist seit ca. 150 Jahren in Familienbesitz. Es gab einige Obstbäume und Johannisbeeren, ansonsten nur Zierpflanzen. Ich habe den Garten im Jahr 2014 geerbt. Die Wildkräuter interessierten mich immer mehr. Es gab viele Spaziergänger, die am Garten vorbei kamen. In diesem Jahr hatte ich unglaublich viele Pflaumen. Ich habe eine Kiste „zu verschenken" vor das Gartentor gestellt, daneben eine Spendenbox. Diejenigen, die sich bedient haben, haben großzügig gespendet. Ich dachte, da geht noch mehr. Damit einher ging die Leidenschaft für die Wildpflanzen. So war die Idee des Angebots geboren.

Was erwartet die Besucher im Garten? Wie ist er aufgebaut? Welche Pflanzen sind dort zu finden?
Auf den ersten Blick wirkt er verwildert. Ein wenig ist er das auch. Auf den zweiten Blick gibt es viel zu entdecken. Er ist nicht wirklich systematisch aufgebaut, da finden sich die Spuren der früheren Generationen, neue Anpflanzungen und viele Wildkräuter, die sich dazu gesellt haben. Da sind z. B. Gundermann, Giersch, Mutterkraut, Labkraut Berufkraut, Wegeriche, Wiesenmargeriten, kleines Weidenröschen, Topinambur, Brennnessel, Löwenzahn, Beinwell, Nelkenwurz, Scharbockskraut, Pfennigkraut und viele mehr. Natürlich auch Kulturpflanzen wie Akelei, Frauenmantel, Rosen, Rittersporn, Phlox, Hortensien u. a. Die dritte Gruppe Pflanzen sind alte Gemüse wie Guter Heinrich, Melde, Winterheckenzwiebeln und Knollenziest.

Gibt es historische Vorbilder für den Garten?
Nein, er ist gewachsen. Ich beobachte die Natur und pflanze so, wie ich meine, dass die Pflanzen gut gedeihen können.

Was sind die Vorzüge der Wildkräuterküche? Worin unterscheiden sich Wildkräuter von dem Gemüse vom Markt?
Wildkräuter haben Kraft, sind widerstandsfähig, bilden Schutz gegen (Fraß-)Feinde. All das nehmen wir in uns auf, wenn wir Wildkräuter verzehren. Sie enthalten deutlich mehr Vitamine und Mineralstoffe als Kulturgemüse und sind somit viel effektiver. Ganz wichtig auch die Bitterstoffe, sie sind für

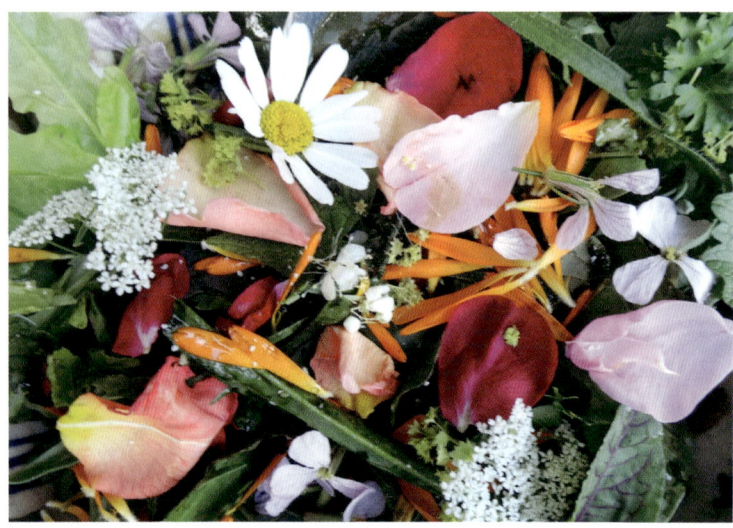

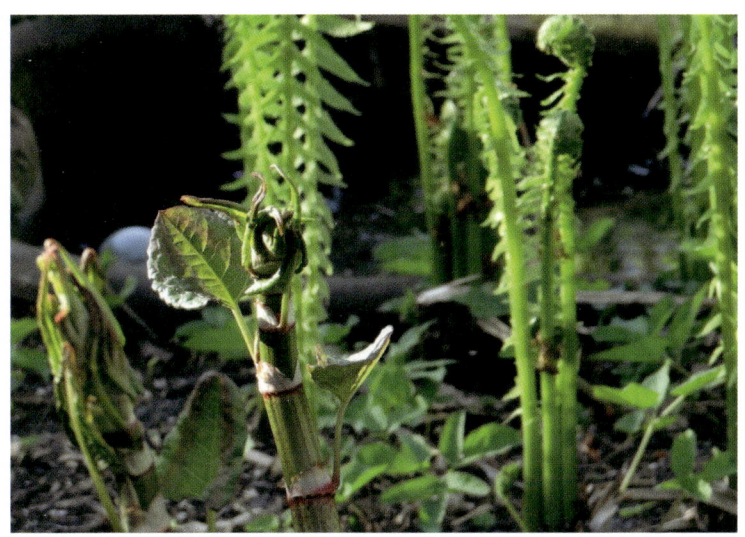

unser Verdauungssystem unverzichtbar, da sie die Produktion der Verdauungssäfte ankurbeln. Ein weiterer toller Effekt der Bitterstoffe ist, dass durch sie der Heißhunger auf Süßes verschwindet. Sie können also beim Abnehmen helfen.

Sie führen viele Großstädter durch die Natur, sowohl durch die freie Natur als auch durch die Natur Ihres Gartens. Wie sind die Reaktionen, gibt es Hemmschwellen?
Hemmschwellen gibt es immer wieder, wenn ich zum Probieren ermuntere. Interessant ist auch, dass das Geschmacksempfinden der Teilnehmer oft ganz unterschiedlich ist. Was der eine mag, findet die andere furchtbar – und umgekehrt. Ich denke, das sind Signale des Körpers, der uns sagt, was (welche Inhaltsstoffe) wir gerade brauchen.

Immer wieder darf ich Begeisterung bei den Gästen erleben, Staunen, wie viel Essbares da einfach so wächst und gepflückt werden kann. Gartenbesitzer sind oft beglückt. „Jetzt sehe ich meinen Garten mit ganz anderen Augen", habe ich schon oft gehört.

Sind viele Ihrer Besucher überrascht, dass Wildpflanzen nicht nur essbar sind, sondern auch noch gut schmecken?
Spätestens wenn ich einen grünen Smoothie serviere, gibt es angenehm überraschte Reaktionen, auch von Menschen, die bereits grüne Smoothies trinken, denn viele waren bisher nicht so wagemutig bei der Wahl der Zutaten.

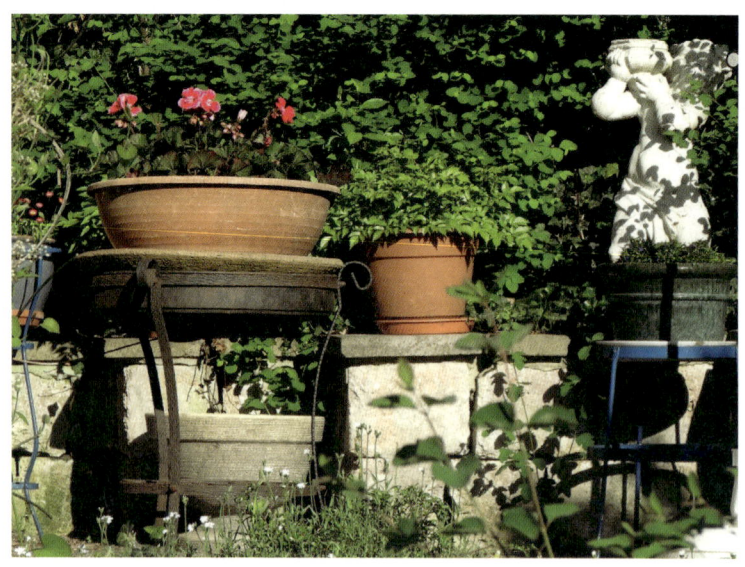

Haben Sie den Eindruck, dass die Idee, selbst anzubauen – ob Gemüse oder Wildkräuter – wieder populärer wird? Gibt es einen Mentalitätswandel?
Das ist eine sehr populäre Idee. Viele Städter wünschen sich deutlich mehr Kontakt zur Natur, möchten im Garten werkeln, Gemüse anbauen, Kräuter sammeln. Viele leiden regelrecht darunter, dass das für Menschen, die mitten in der Stadt leben und arbeiten, nur schwer umsetzbar ist, weil die Wege zu weit und der Zeitaufwand zu groß sind.

Sie bieten Ihre Kurse auch an der Volkshochschule an. Welche Vorkenntnisse müssen Interessenten mitbringen?
Für meine Kurse müssen keine Vorkenntnisse mitgebracht werden. Ich hole alle bei ihrem individuellen Kenntnisstand ab. Häufig lasse ich Gespräche entstehen, während ich die Pflanzen vorstelle. Die erfahrenen Teilnehmer bringen sich oft gerne mit ihrem Wissen ein. Die Anfänger haben Zeit für Fragen.

Welche Grundregeln bringen Sie den Kursteilnehmern bei?
Nur sammeln, wenn sie sich hundertprozentig sicher sind, die Pflanze zu kennen. Immer so sammeln, dass keiner merkt, dass etwas gepflückt wurde, das heißt, es soll immer so viel zurückgelassen werden, dass die Pflanze sich wieder erholen und nachwachsen kann. Je frischer man die Pflanzen zu sich nimmt, desto wirkungsvoller sind sie.

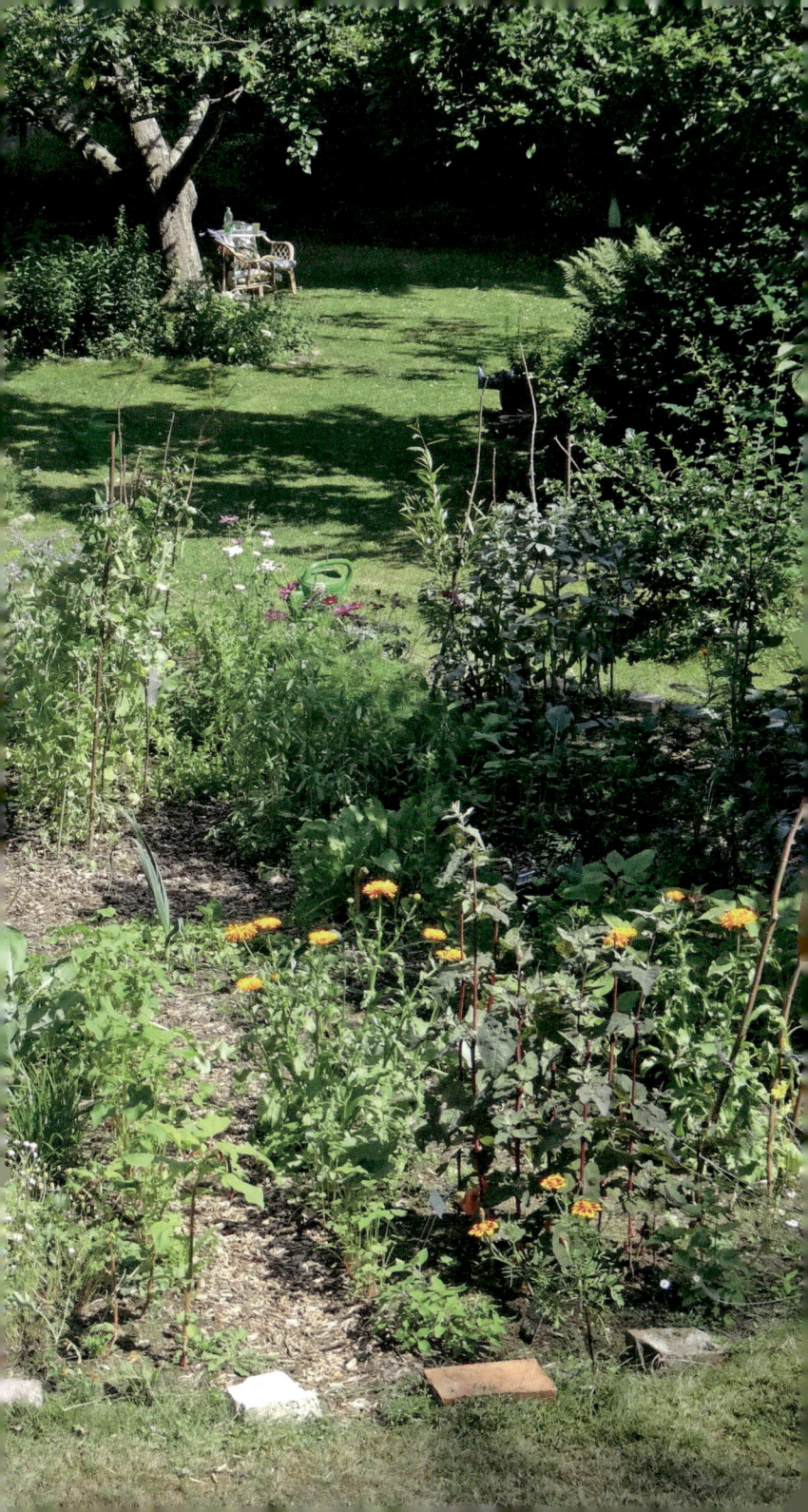

Wie erfahren muss man sein, um sicher selbst sammeln zu können?
Ich rate Anfängern, sich zunächst auf zwei, drei Pflanzen zu konzentrieren und diese aus dem Effeff kennenzulernen. So kann man sich nach und nach sicheres Wissen aufbauen. Ich selbst mache es noch immer so, wenn mir eine neue Pflanze begegnet. Kontinuität ist auch hilfreich. Wenn man sich nur in großen Abständen mit den Pflanzen beschäftigt, geht das neue Wissen schnell wieder verloren.

Viele Pflanzen sind leicht mit Giftpflanzen zu verwechseln, andere wirken bei unsachgemäßer Anwendung giftig oder sind sogar krebserregend. Wie können Laien mit diesem Risiko umgehen?
Es sind gar nicht so viele, die hochgiftig sind, dennoch ist es natürlich außerordentlich wichtig, sie zu kennen. Da heißt es wieder: Nur pflücken, wenn man sich hundertprozentig sicher ist. Zur Identifizierung sollte man immer mehrere Merkmale der Pflanze ansehen, fühlen oder riechen. Ein Blatt hat eine bestimmte Farbe, eine glatte, raue oder haarige Oberfläche. Stängel sind rund oder kantig. Der hochgiftige Schierling stinkt ganz scheußlich. Je länger man sich mit dem Identifizieren der Pflanzen beschäftigt, desto mehr Details nimmt man wahr.

Zusätzlich braucht es etwas theoretisches Wissen, wie z. B., dass man den Waldmeister und genauso auch das Scharbockskraut nur vor der Blüte isst, da beide ab ihrer Blüte giftig für uns werden.

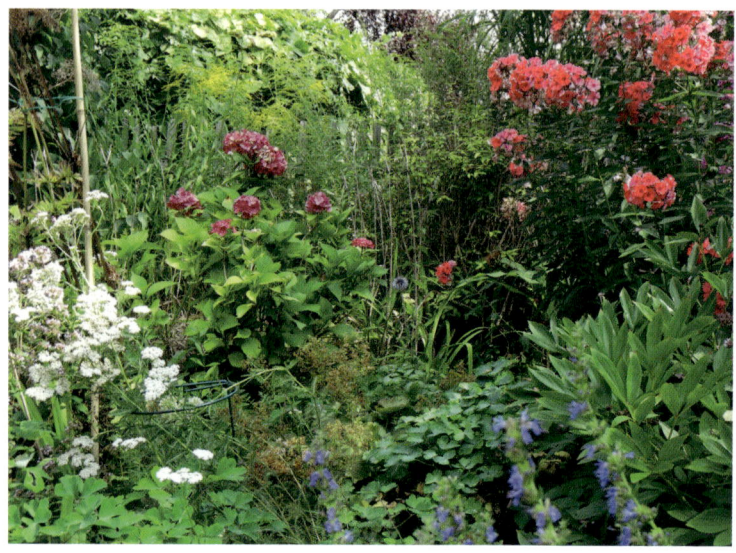

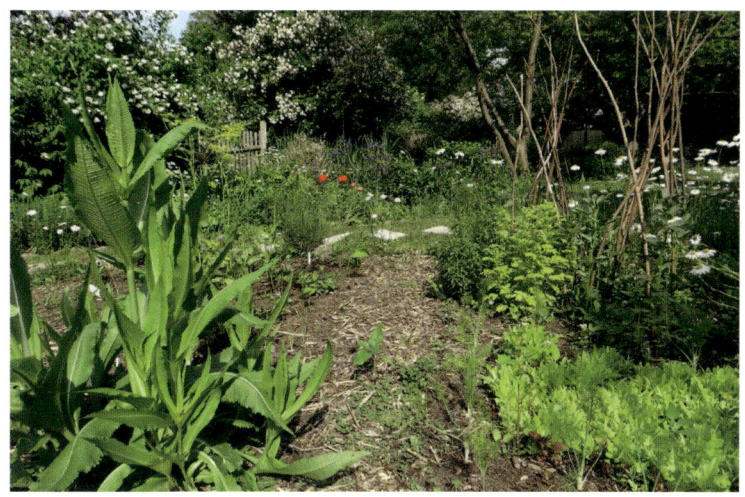

Was würden Sie Heilpflanzen-Interessierten in der Region Berlin/Brandenburg empfehlen, gibt es sehenswerte relevante Orte oder Einrichtungen zum Thema?
Besonders gut kenne ich mich in meiner näheren Umgebung aus und möchte deshalb dazu Tipps geben. Der Gutspark Neukladow bietet auf seinen Wiesen eine reichhaltige Pflanzenwelt, auch die Wiesen um den Flugplatz Gatow haben eine spannende Flora und Fauna. Die Rieselfelder in Gatow lassen den Spaziergänger glauben, gar nicht mehr in Berlin zu sein. Wenn man den Blick wieder von der schönen Weite zu Boden richtet, gibt es auch dort viel zu entdecken. Zu guter Letzt der Schlosspark Sacrow, der z. B. einige Holzapfelbäumchen (Vorgänger unseres Kulturapfels) bereithält.

Welche Heilkräuter verwenden Sie am liebsten in der Küche und warum?
Meine Lieblingspflanzen sind der Giersch und die Brennnesseln. Beide finde ich in Massen in meinem Garten und der näheren Umgebung.

Den Giersch mag ich wegen seiner Verwandtschaft zu Möhre und Petersilie. Ich verwende ihn gerne anstelle von Petersilie und er ist auch immer Basis meiner grünen Smoothies. Als sehr basische, Harnsäure austreibende Pflanze ist er zudem sehr gesund.

Die Brennnesseln verblüffen z. B. in einem süßen Kuchen, den ich gerne daraus backe. Mit ihrem hohen Eisengehalt sind sie für viele Frauen eine ideale Pflanze. Da sie 1 m und höher wachsen, muss man sich kaum über Verunreinigungen durch Tiere Gedanken machen, wenn man die zarten oberen Triebspitzen pflückt.

DIE PFLANZEN

BACH-NELKENWURZ *Geum rivale*	48
BERBERITZE *Berberis vulgaris*	52
BREITWEGERICH *Plantago major*	56
HÄNGE-BIRKE *Betula pendula*	60
HOPFEN *Humulus lupulus*	64
KAMILLE *Matricaria chamomilla*	68
KANADISCHE GOLDRUTE *Solidago canadensis*	72
KLATSCHMOHN *Papaver rhoeas*	76
KLETTEN-LABKRAUT *Galium aparine*	80
KNOBLAUCHSRAUKE *Alliaria petiolata*	84
KORNBLUME *Centaurea cyanus*	88
LABKRAUT *Galium verum*	92
LÄRCHE *Larix decidua*	96
LÖWENZAHN *Taraxacum officinale*	100
NACHTKERZE *Oenothera biennis*	104
NELKENWURZ *Geum urbanum*	108
ODERMENNIG *Agrimonia eupatoria*	112
PASTINAK *Pastinaca sativa*	116
PORTULAK *Portulaca oleracea*	120
ROTKLEE *Trifolium pratense*	124
SAND-STROHBLUME *Helichrysum arenarium*	128
VOGELMIERE *Stellaria media*	132
WALDKIEFER *Pinus sylvestris*	136
WASSERMINZE *Mentha aquatica*	140
WEGWARTE *Cichorium intybus*	144
WEISSBEERIGE MISTEL *Viscum album*	148
WEISSE TAUBNESSEL *Lamium album*	152
WUNDERLAUCH *Allium paradoxum*	156

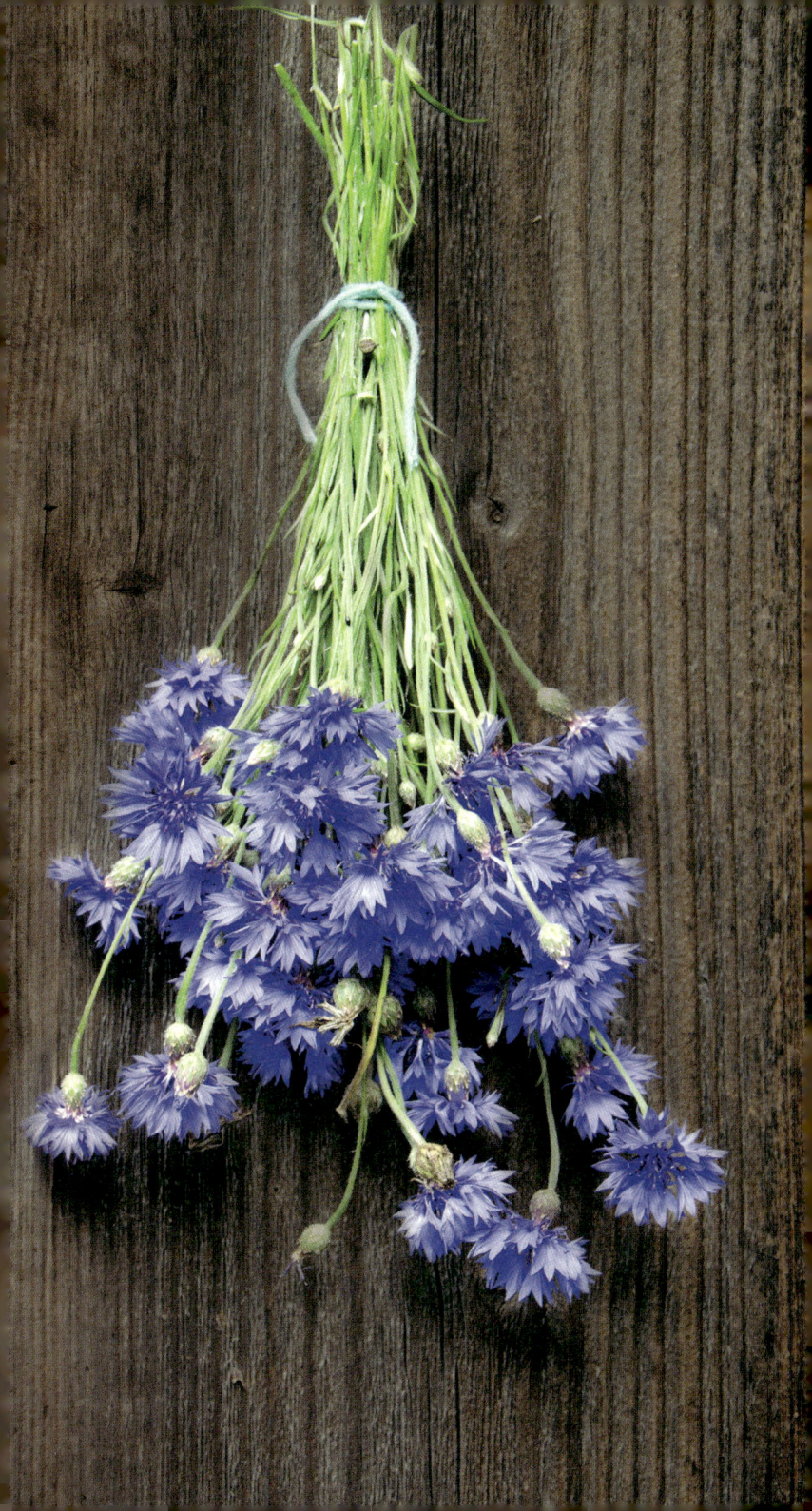

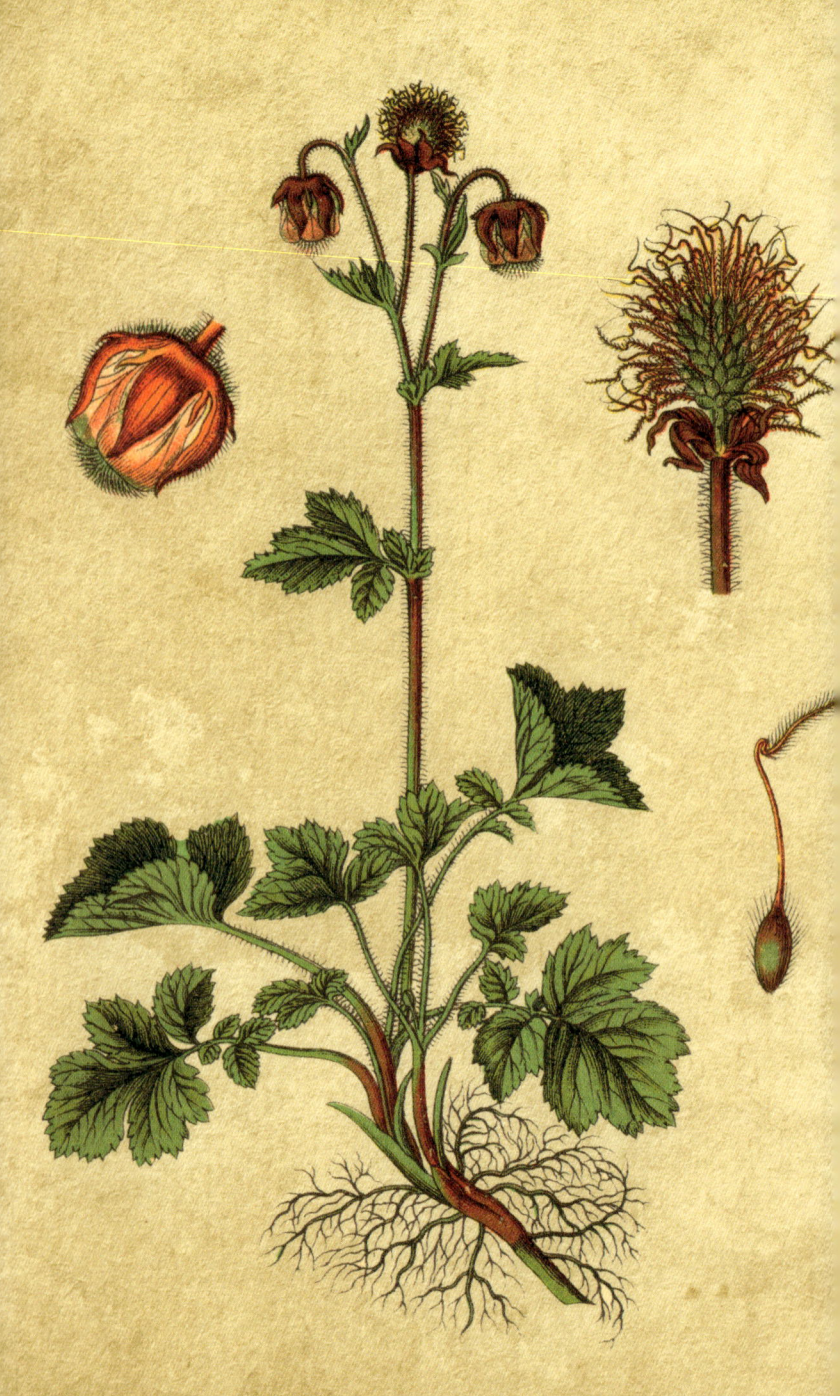

BACH-NELKENWURZ
Geum rivale

Bach-Nelkenwurz ist eine Verwandte der Echten Nelkenwurz (*Geum urbanum*) und wächst bevorzugt an feuchten und nährstoffreichen Standorten wie Ufern oder Feuchtwiesen.

Die Pflanze bildet behaarte Blütenstiele, an denen die blassroten Blüten hängen. Die Wuchshöhe liegt bei bis zu 80 cm.

Sie zählt zwar noch nicht zu den gefährdeten Pflanzen, doch in Berlin steht sie aufgrund rückgängiger Bestände immerhin auf der Vorwarnliste. Daher sollte man beim Sammeln besondere Zurückhaltung walten lassen oder sie am besten aus der Apotheke beziehen.

Die Pflanze ist seit dem Mittelalter als Heilpflanze bekannt, auch wenn sie seitdem in der Wertschätzung durch wirksamere Pflanzen verdrängt wurde. Früher verwendete man sie in der Küche auch als Gewürzpflanze, wo sie als Ersatz für Gewürznelken diente.

Essbar sind zwar auch die Blätter, aber die Heilwirkung der Pflanze beschränkt sich auf ihre Wurzel und das Rhizom, welche man getrocknet verwendet. Diese enthalten Gerbstoffe und das Nelkenöl Eugenol, das geschmacklich an Gewürznelken erinnert. Daneben sind Flavonoide und Terpene enthalten.

Das – allerdings nicht in hoher Konzentration enthaltene – Eugenol wirkt antiseptisch, also keimtötend. Außerdem wirkt die Wurzel entzündungshemmend, schweißtreibend und adstringierend. Als Gerbstoffdroge ist sie hilfreich bei Durchfall.

INHALTSSTOFFE: ätherisches Öl, Gerbstoffe, Flavonoide, Terpene

ANWENDUNGSGEBIETE: Atemwegserkrankungen, Zahnfleischentzündungen, Durchfälle, Blutungen

REZEPTE

Bach-Nelkenwurz
Geum rivale

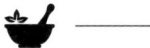

TEEMISCHUNG ZUM SPÜLEN UND GURGELN:
Von der Bach-Nelkenwurz die gemörserte oder gepulverte Wurzel zu gleichen Teilen mit Salbei, Schafgarben- und Kamillenblüten mischen. Von der Mischung 1 Teelöffel mit 1 Tasse kochendem Wasser überbrühen, 10 Minuten abgedeckt ziehen lassen und durch ein Teesieb abseihen. Den Tee abkühlen lassen und zum Spülen und Gurgeln verwenden. Mehrmals täglich bei Entzündungen und Wunden im Mund, Hals und Rachen anwenden. Er kann auch auf beanspruchte Stellen mit einem Wattestäbchen aufgetupft werden, z. B. nach Zahnentfernungen oder Operationen im Mund.

TEEMISCHUNG BEI LEICHTEN DURCHFÄLLEN:
20 g Bach-Nelkenwurzwurzel (gemahlen), 20 g Löwenzahnwurzel (gemahlen), 20 g Gänsefingerkraut, 30 g Schafgarbenblüten, 30 g Fenchelsamen (gemahlen), 15 g Hopfenzapfen, 5 g Orangenblüten

1 Teelöffel der Mischung mit kochendem Wasser überbrühen, 10 Minuten ziehen lassen und dann abseihen. 3- bis 5-mal täglich 1 Tasse davon trinken. Der Tee kann bei leichtem Durchfall und Reisedurchfall helfen. Er enthält reinigende, adstringierende, entkrampfende, schmerzstillende und entzündungshemmende Kräuter, die den Verdauungstrakt unterstützen und harmonisieren.

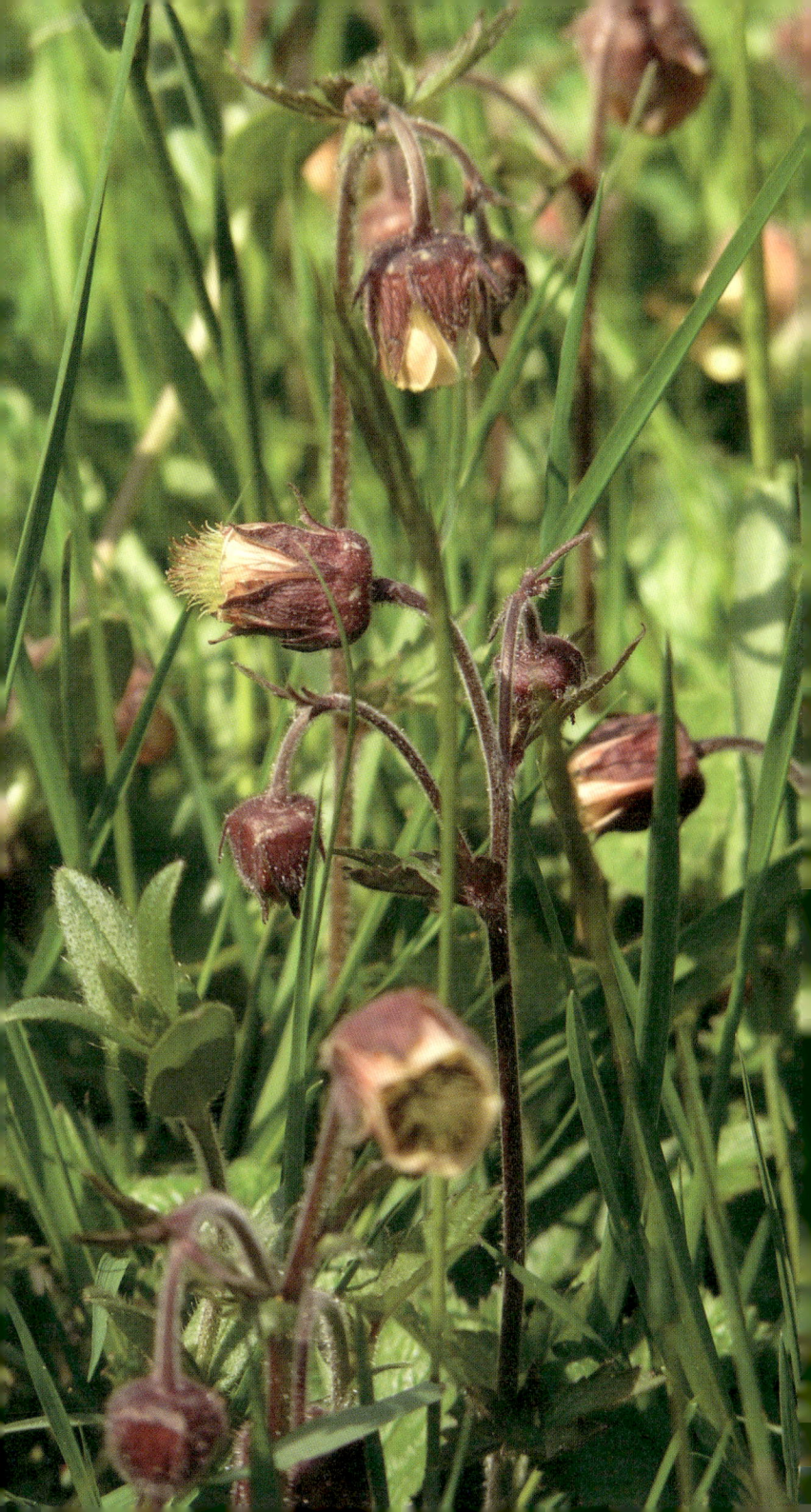

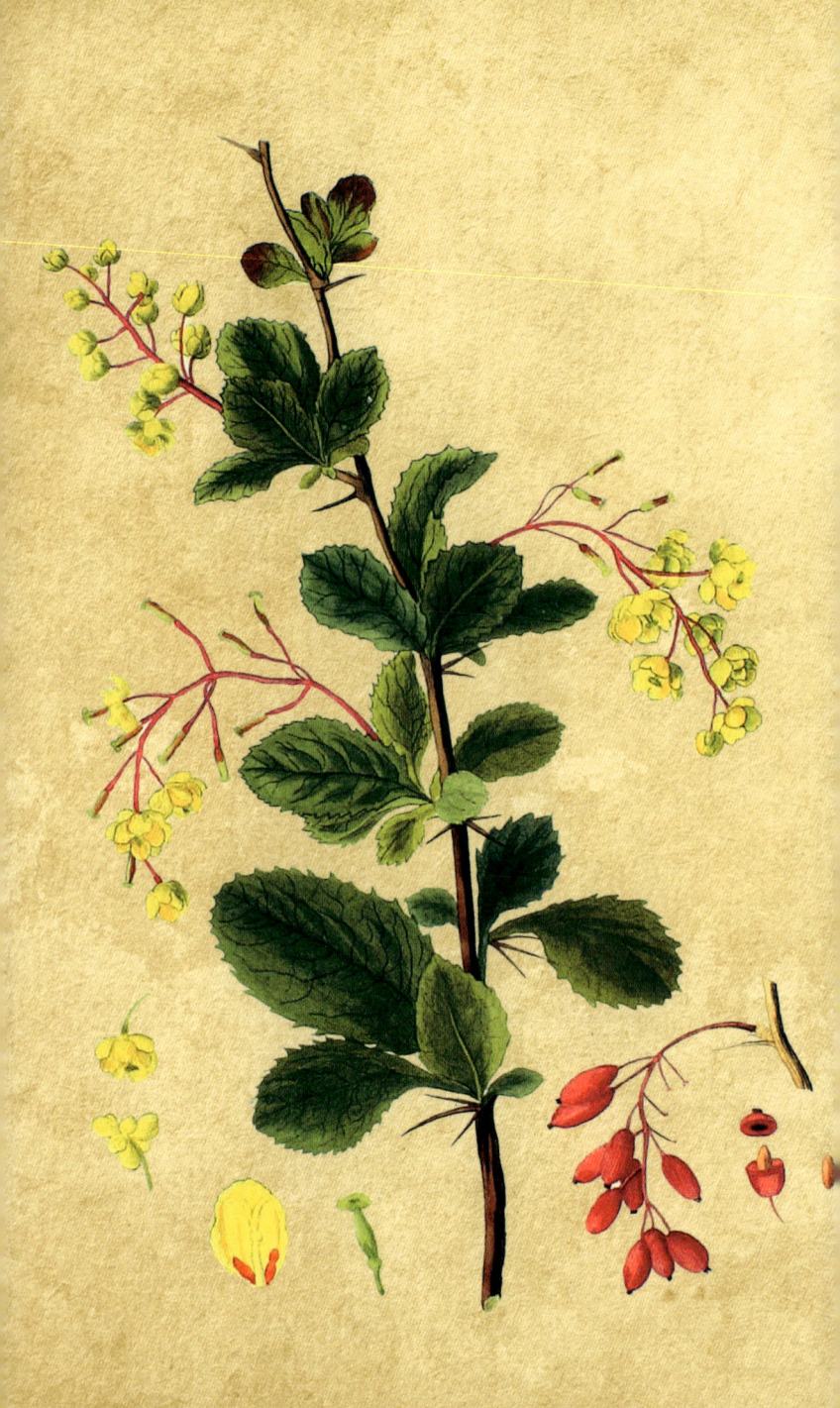

BERBERITZE
Berberis vulgaris

Die Berberitze ist häufig im Stadtgrün anzutreffen, da sie oft als ansehnlicher Strauch gepflanzt wird. Von der Gattung Berberis gibt es ca. 500 Arten, die nahezu weltweit verbreitet sind. Allerdings kommt nur die Gewöhnliche Berberitze wild in Mitteleuropa vor. Und auch nur bei ihr sind die Früchte ungiftig. Mit seinen duftenden hellgelben Blüten fällt das stark bedornte Gewächs bereits im Frühling auf. Ab dem Spätsommer bis in den Winter hinein trägt es längliche, scharlachrote Beeren und überrascht im Herbst mit einer orange-roten Laubfärbung.

Als Nahrung und Heilpflanze hat die Berberitze bei uns eine lange Tradition. Die jungen Blätter ergeben eine säuerliche Salatbeigabe und werden dazu von April bis Anfang Juni geerntet. Die Früchte können ab Oktober gesammelt werden, schmecken jedoch etwas milder, wenn sie dem Frost ausgesetzt waren. Ihr fruchtig säuerliches Aroma mit der leicht herben Note ergänzt Marmeladen, Säfte, Sirupe oder Eis. Getrocknet sind sie vor allem in orientalischen Ländern von Bedeutung für das Würzen von Reis, Fisch, Braten usw.

In der Naturheilkunde ist die Wurzelrinde ein unverzichtbarer Bestandteil vieler Heilmittel. Insbesondere Leber- und Gallenerkrankungen werden mir ihr behandelt. Das enthaltene Berberin erwies sich in Untersuchungen als lipid- und blutzuckersenkend. Zudem ist es äußerst wirksam gegen Erreger von ansteckenden Krankheiten wie Malaria und Cholera sowie Amöben.

INHALTSSTOFFE: das Alkaloid Berberin, deshalb Dosierungen genau einhalten, Gerbstoffe, Vitamin C, Carotinoide, Anthocyane und Fruchtsäuren

ANWENDUNGSGEBIETE: Steinleiden, Nieren- und Harnwegserkrankungen, Milz- und Bauchspeicheldrüsenbeschwerden, Fieber, Rheuma, Gicht, chronische Hautleiden und in der Frauenheilkunde

REZEPTE

Berberitze
Berberis vulgaris

LEBER-GALLE-TEE:

Je 20 g der Rinde von Berberitzenästen, Löwenzahnwurzel, Mariendistelsamen, Berberitzenfrüchten und Wegwartenwurzel mischen. 1 Teelöffel dieser Mischung mit 1 Tasse Wasser (200 ml) übergießen und im Topf 5 Minuten abgedeckt kochen. Danach noch mal 10 Minuten abgedeckt ziehen lassen und dann durch ein Sieb abseihen. Davon 3- bis 4-mal am Tag 1 bis 2 Tassen trinken. Der Tee kann bei Leberfunktionsstörungen, Gallensteinen, Gallenstau, Gelbsucht, Bauchspeicheldrüsen- und Leberentzündungen verwendet werden.

BERBERITZENSAFT:

Der Saft der Berberitze ist nicht nur wohlschmeckend, sondern auch als Naturmedizin nutzbar. Aufgrund seiner fiebersenkenden Wirkungen wird er gern bei hitzigen Krankheiten wie Lungenentzündung, Brustfellentzündung und Fieber aller Art empfohlen. Zusätzlich ist er reich an Vitamin C und wirkt immunsystemstimulierend.

Die Beeren ab Oktober oder nach dem ersten Frost ernten. Zu Hause waschen und auspressen. Diesen Saft dann 24 Stunden abgedeckt stehen lassen. Anschließend wird der Bodensatz durch Sieben entfernt. Nun etwas Rohrohrzucker oder Honig hinzufügen und 14 Tage an der Sonne abgedeckt stehen lassen. Danach in Flaschen abfüllen, verschließen, beschriften und dunkel aufbewahren.

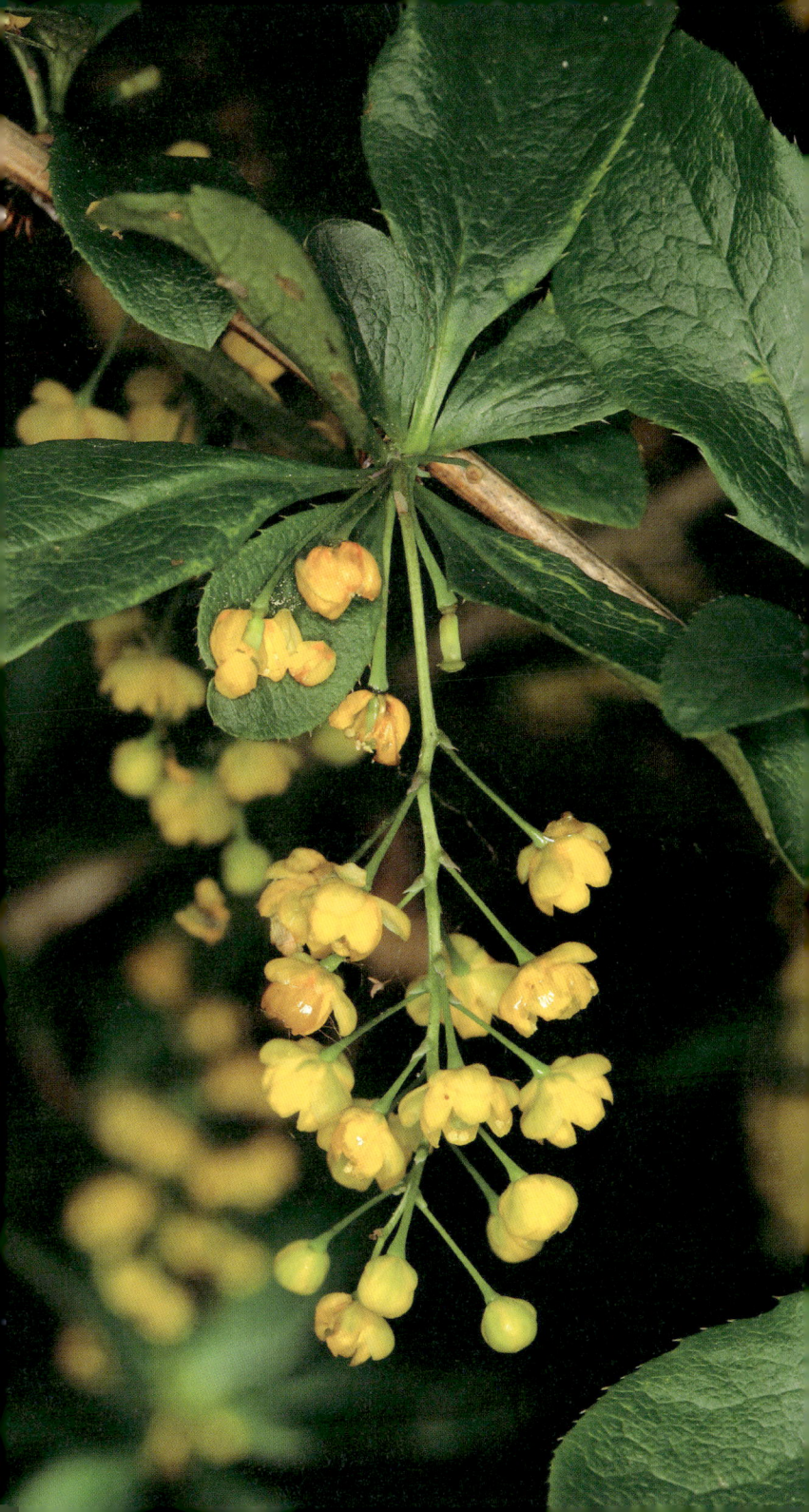

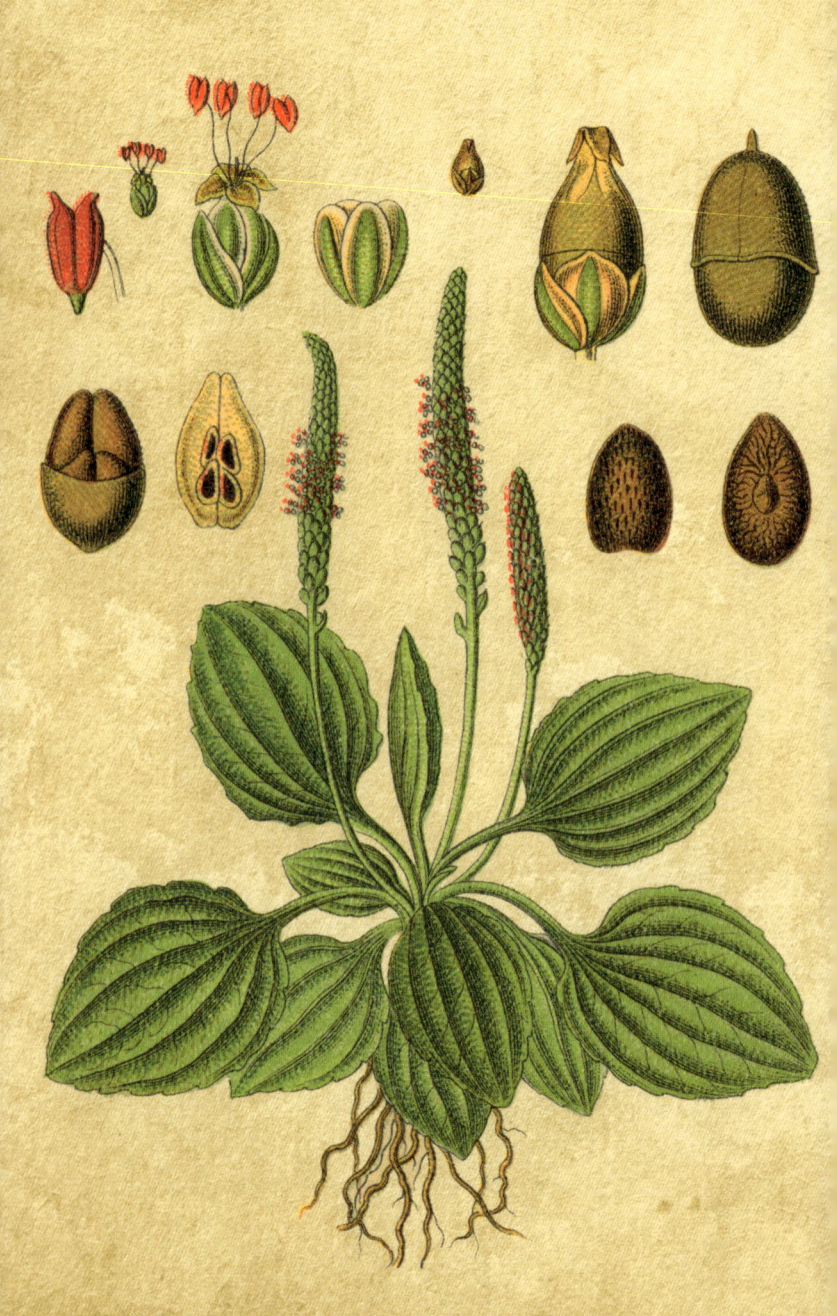

BREITWEGERICH
Plantago major

Der Breitwegerich gehört zur Ordnung der Lippenblütler und ist eine unscheinbare, robuste und sogar trittresistente Pflanze, die man häufig auf Wiesen, Schuttplätzen, Wegen und selbst in Asphaltspalten findet, bevorzugt an sonnigen Standorten.

Die Pflanze ist verwandt mit dem bekannteren Spitzwegerich. Ihre jungen, im Frühjahr geernteten Blätter eignen sich auch als Gemüse oder Salat, aber seit der Antike wird sie eher aufgrund ihrer guten Heilwirkung geschätzt.

Der Blattsaft wirkt antibiotisch, schmerzlindernd und abschwellend. Wenn man sich bei Wanderungen verletzt oder von einem Insekt gestochen wird, kann man einige Blätter mit der Hand zerquetschen und sie auf die Wunde drücken. Das fördert die Wundheilung und das Abschwellen bei Stichen.

Der Blattsaft lässt sich innerlich wie äußerlich anwenden. Die Blätter können als Tee zur innerlichen Anwendung aufbereitet werden. Auch die Wurzel enthält entzündungshemmende Wirkstoffe.

Der Breitwegerich kann vielseitig eingesetzt werden, z. B. bei Wunden, Atemwegserkrankungen, Magen-Darm-Beschwerden, Blasenentzündungen und Schleimhautentzündungen. Die enthaltenen Schleimstoffe helfen bei gereizter Schleimhaut und bei trockenem Husten. Außerdem wirkt Breitwegerich krampflösend, schmerzlindernd, adstringierend und entzündungshemmend.

INHALTSSTOFFE: Gerbstoffe, Schleimstoffe, Salicylsäure, Vitamin A und C, Kieselsäure, Bitterstoffe, Polyphenole, Aucubin

ANWENDUNGSGEBIETE: Wunden, Insektenstiche, Atemwegserkrankungen, Magen-Darm-Beschwerden, Blasenentzündungen, Schleimhautentzündungen, trockener Husten

REZEPTE

Breitwegerich
Plantago major

TEEKUR ZUR RAUCHERENTWÖHNUNG:
Wer sein Vorhaben, das Rauchen aufzugeben, mit einem hilfreichen Tee begleiten möchte, kann den Breitwegerichtee probieren. Er soll helfen, die Lust auf Nikotin zu verlieren. 1 Teelöffel Breitwegerichkraut mit 1 Tasse kochendem Wasser überbrühen, 10 Minuten abgedeckt ziehen lassen und abseihen. Den Tee in kleinen Schlucken 2- bis 3-mal täglich oder bei Bedarf trinken.

AUFLAGE BEI INSEKTENSTICHEN UND -BISSEN:
Da Breitwegerich eine hervorragende Wundauflage ist, kann er bei Insektenstichen und -bissen sowie kleinen Verletzungen aufgelegt werden. Dazu ein gesundes Blatt pflücken und zwischen den Fingern verreiben, bis der Pflanzensaft austritt. Den Pflanzensaft auf die betroffene Stelle tupfen. Er wirkt desinfizierend, abschwellend, juckreizlindernd, wundheilend und schmerzlindernd.

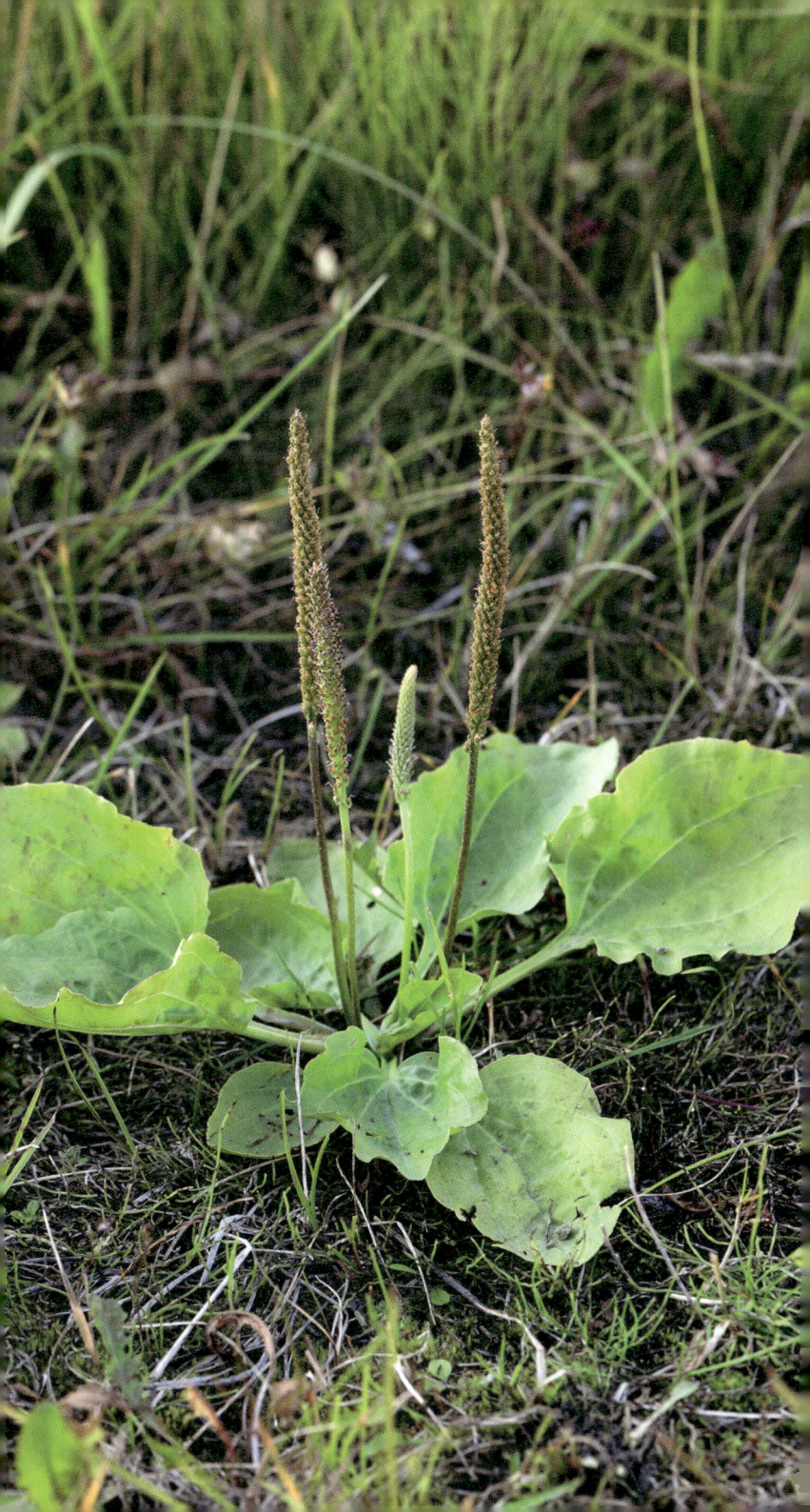

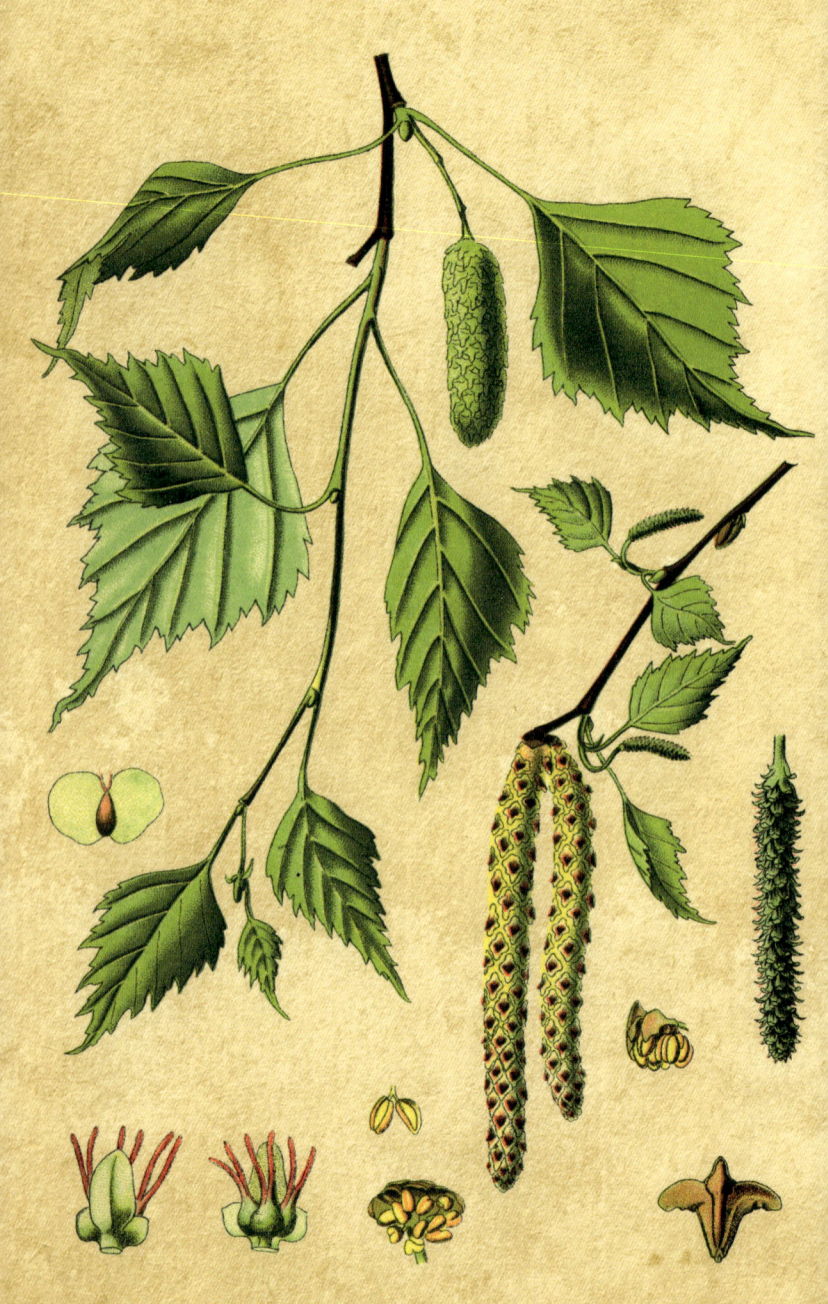

HÄNGE-BIRKE
Betula pendula

Die Hänge-Birke gehört zu den schönsten Laubgehölzen und ist eine der wichtigsten Pionierbaumarten in Mitteleuropa. Zum Gedeihen benötigt sie viel Licht, stellt dafür aber an den Boden kaum Ansprüche.

Sie ist der winterhärteste Laubbaum und ist verbreitet im Norden Amerikas, Europas und in Westasien. Die Völker dieser Landstriche bauten Kanus aus ihr. Die Rinde wurde als Papier und wie Leder für Taschen, Schuhe und Umhänge verwendet. Die Menschen nutzten sie als Feuerholz, Nahrung und Heilmittel. Daher ist es nicht verwunderlich, dass die Birke im Brauchtum eine große Rolle spielte und heutzutage immer noch als Maibaum geschmückt wird.

So vielseitig ihre Verwendung war, so mannigfach ist auch ihr Einsatz als Medizin. Sie wirkt sehr heilend auf das Harnsystem bei entzündlichen, bakteriellen und funktionellen Erkrankungen. Stein, Grieß, Ödeme und prämenstruelles Aufgedunsensein werden ebenfalls mit ihr behandelt. Sie wirkt schmerzlindernd, stoffwechselanregend, blutreinigend und entgiftend, was sie zu einem bedeutenden Medikament bei rheumatischen Beschwerden, Gicht und Gelenkleiden macht. In der Hautheilkunde hat sie ebenfalls einen festen Platz. Sogar Herz-Kreislauf-Erkrankungen und Diabetes begleitet die Birke. Unverzichtbar bleibt sie in der naturheilkundlichen Reinigung und Entschlackung. Gerade für Frühjahrskuren ist sie prädestiniert, da sie Beweglichkeit, Flexibilität, Jugendlichkeit und Freude unterstützt.

INHALTSSTOFFE: Flavonoide, ätherisches Öl, Triterpensaponine, Betulin, Harze, Bitter- und Gerbstoffe, Salicylate, Mineralien, Vitamin C

ANWENDUNGSGEBIETE: Rheuma, Gicht, Nierenleiden, Harnwegserkrankungen

REZEPTE

Hänge-Birke
Betula pendula

ANREGUNG DES HAUTSTOFFWECHSELS:
20 g Birkenblätter, 30 g Löwenzahnwurzel (gemahlen), 20 g Gänseblümchen, 50 g Stiefmütterchenkraut, 10 g Tausendgüldenkraut 20 g Walnussblätter, 30 g Rosenblütenblätter
Alle Bestandteile mischen und in Gläser verpacken. 2 Esslöffel der Mischung mit einem ½ Liter kochendem Wasser überbrühen, 10 Minuten abgedeckt ziehen lassen und durch ein Teesieb in eine Thermoskanne abseihen. In kleinen Schlucken über den Tag verteilt trinken, bis zu 1 Liter täglich. Damit 6 bis 7 Wochen fortfahren. Zusätzlich auf ausreichend Flüssigkeitszufuhr achten, z. B. mit 2 Liter Wasser. Dieser Tee reinigt das Blut, regt die Nieren, Leber und Galle an und fördert so den Hautstoffwechsel. Zudem wirkt er gegen Viren, Bakterien und Pilze. Er ist als Begleitung bei verschiedensten Hauterkrankungen geeignet.

KUR AUS FRISCHPFLANZENPRESSSAFT:
Dazu werden die jungen Blätter der Birke von April bis höchstens Anfang Juni geerntet und ausgepresst. Da das viel Arbeit und Zeit in Anspruch nimmt, kann auch auf fertigen Presssaft zurückgegriffen werden. Der Saft wird im Verhältnis 1:5 mit Wasser verdünnt und täglich eingenommen. Dabei sollte die Dosis langsam gesteigert werden, um die Verträglichkeit zu gewährleisten. Mit 2 Esslöffel Presssaft pro Tag beginnen und wöchentlich um 1 Esslöffel bis zur Tagesgabe von 6 Esslöffeln steigern. Zusätzlich auf ausreichend Flüssigkeitszufuhr achten, z. B. mit 2 Liter Wasser. Diese Kur unterstützt die körpereigene Reinigungsfunktion und ist eine wirkungsvolle Prophylaxe.

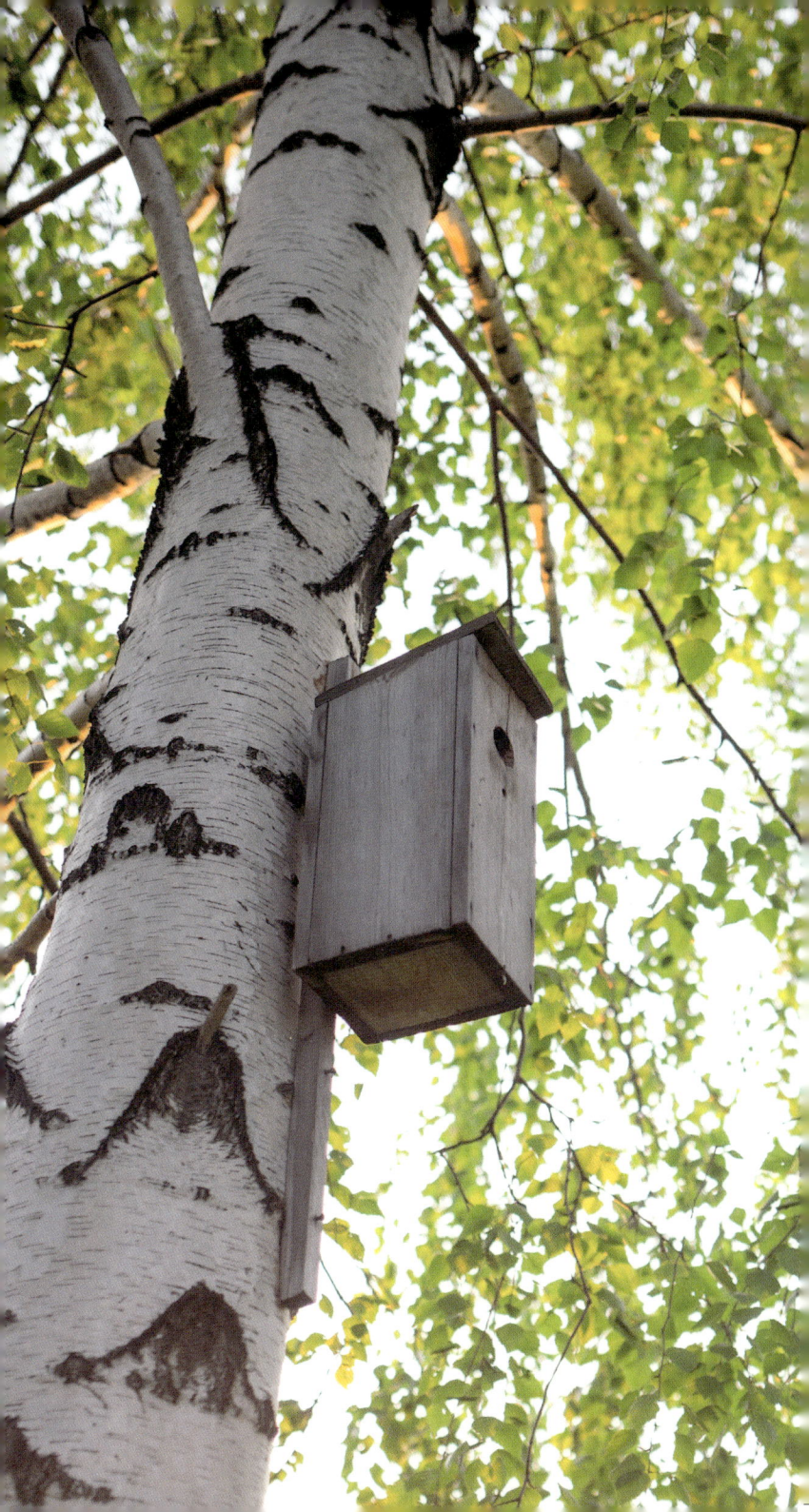

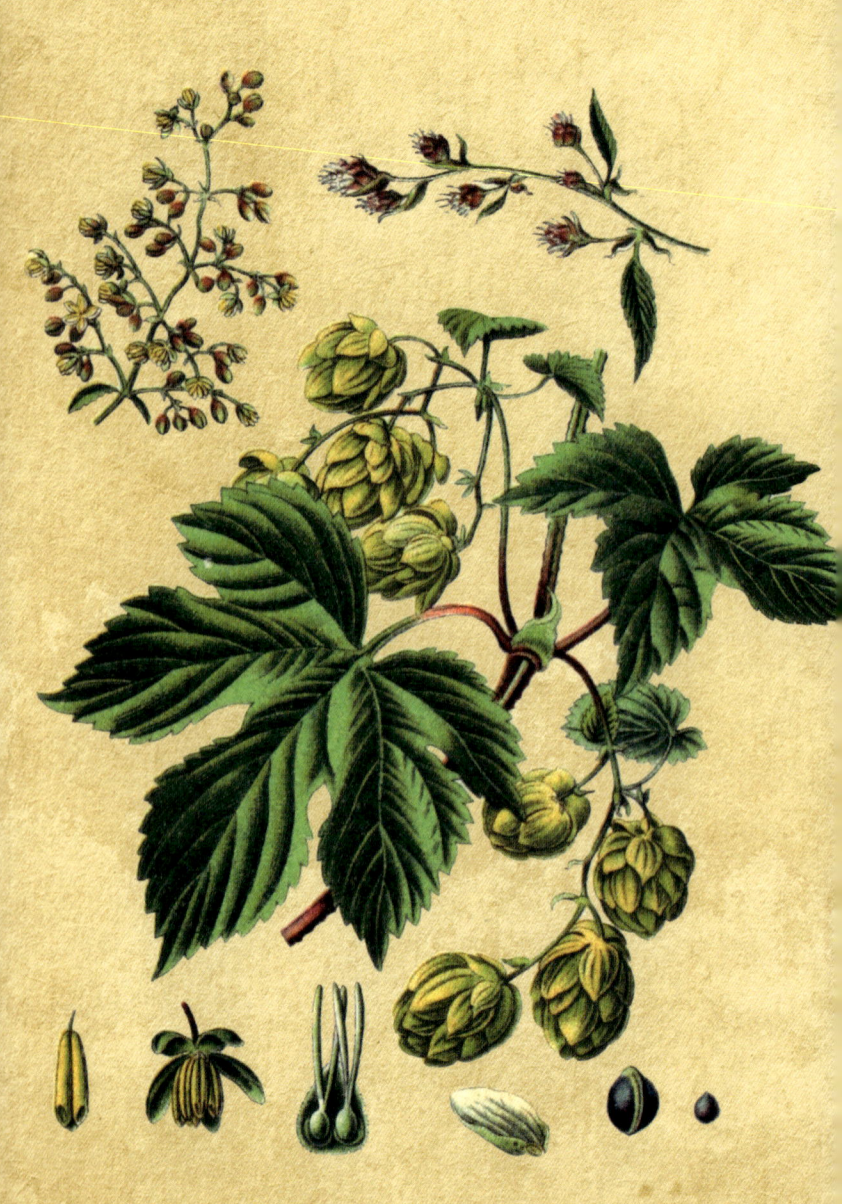

HOPFEN
Humulus lupulus

Der Hopfen ist eine alte Kultur- und Wildpflanze. Bevor er angebaut wurde, nutzten ihn schon unsere frühen Vorfahren als Nahrung, Kultspeise und Heilmittel. Nachweise für die Bierherstellung mit Hopfen konnten bereits bei den Alemannen gefunden werden. Die kletternde Wildpflanze ist weit verbreitet und bevorzugt Standorte an Flüssen und Gräben. Ihre Verwandtschaft mit dem Hanf lässt sich an den Laubblättern ablesen, die ähnlich gestaltet sind. Wer ausreichend Geduld mitbringt, kann dem Hopfen beim Ranken zuschauen. Er wächst im Durchschnitt 10 cm pro Tag.

In der Heilkunde ist der Hopfen seit Langem als Beruhigungs- und Schlafmittel, Magenbitter und Aphrodisiakum bzw. Anaphrodisiakum beliebt. Aufgrund seiner östrogenartigen Wirkung wird er gern bei Beschwerden im Klimakterium eingesetzt, z. B. bei nächtlichem Schwitzen, innerer Unruhe und Schlafstörungen. Ein gut gehopftes Bier, bestenfalls mit frischem Hopfen hergestellt, steigert zudem die Fruchtbarkeit und Lust bei den Frauen. Bei Männern führt er dagegen zu Schläfrigkeit und Dämpfung der Libido. Solch ein Bier als Haarfestiger eingesetzt fördert außerdem mithilfe der Pflanzenöstrogene das Haarwachstum.

Da der Hopfen beruhigend, schlaffördernd und krampflösend wirkt, wird er hauptsächlich bei Ein- und Durchschlafstörungen, Unruhe, Ängsten, Reizbarkeit mit Erschöpfung, Übererregbarkeit, nervösen Magenbeschwerden und nervös bedingten Herzbeschwerden gebraucht. Er löst Spannungen und unterstützt Fröhlichkeit und Leichtigkeit.

INHALTSSTOFFE: 15–30 % Harze mit Hopfenbitterstoffen, Methylbutenole, ätherisches Öl, Gerbstoffe, Proanthocyanidine, Flavonoide

ANWENDUNGSGEBIETE: Schlafstörungen, Unruhezustände, Krämpfe, Beschwerden im Klimakterium

REZEPTE

Hopfen
Humulus lupulus

SCHLAFTEE:

15 g Hopfenzapfen, 20 g Melissenblätter, 20 g Weißdornblätter und -blüten, 10 g Salbeiblätter, 20 g Passionsblumenkraut

Alle Kräuter mischen und in Gläser verpacken. Von der Mischung 1 knappen Esslöffel mit einer größeren Tasse kochendem Wasser überbrühen, 10 Minuten abgedeckt ziehen lassen und dann abseihen. Evtl. mit Honig süßen und in kleinen Schlucken am Abend und vor dem Schlafen gehen trinken. Der Tee hilft zur Ruhe zu kommen und fördert den Schlaf.

TEE FÜR DIE WECHSELJAHRE:

Hopfenzapfen, Salbeiblätter, Rotkleeblüten, Johanniskraut, Weißdornblätter und –blüten, Rosenblütenblätter und Frauenmantel zu gleichen Teilen mischen und in Gläser verpacken. Von der Mischung 1 Teelöffel mit einer Tasse kochendem Wasser übergießen und 10 Minuten abgedeckt ziehen lassen. Durch ein Teesieb abseihen und 3 Tassen täglich trinken. So 6 bis 7 Wochen fortfahren. Danach 2 bis 3 Wochen pausieren bis wieder der Tee zum Einsatz kommen darf. Der Tee begleitet Frauen in den Wechseljahren und mindert mögliche Beschwerden, wie Nervosität, Schlafstörungen, funktionelle Herzbeschwerden, Hitzewallungen usw.

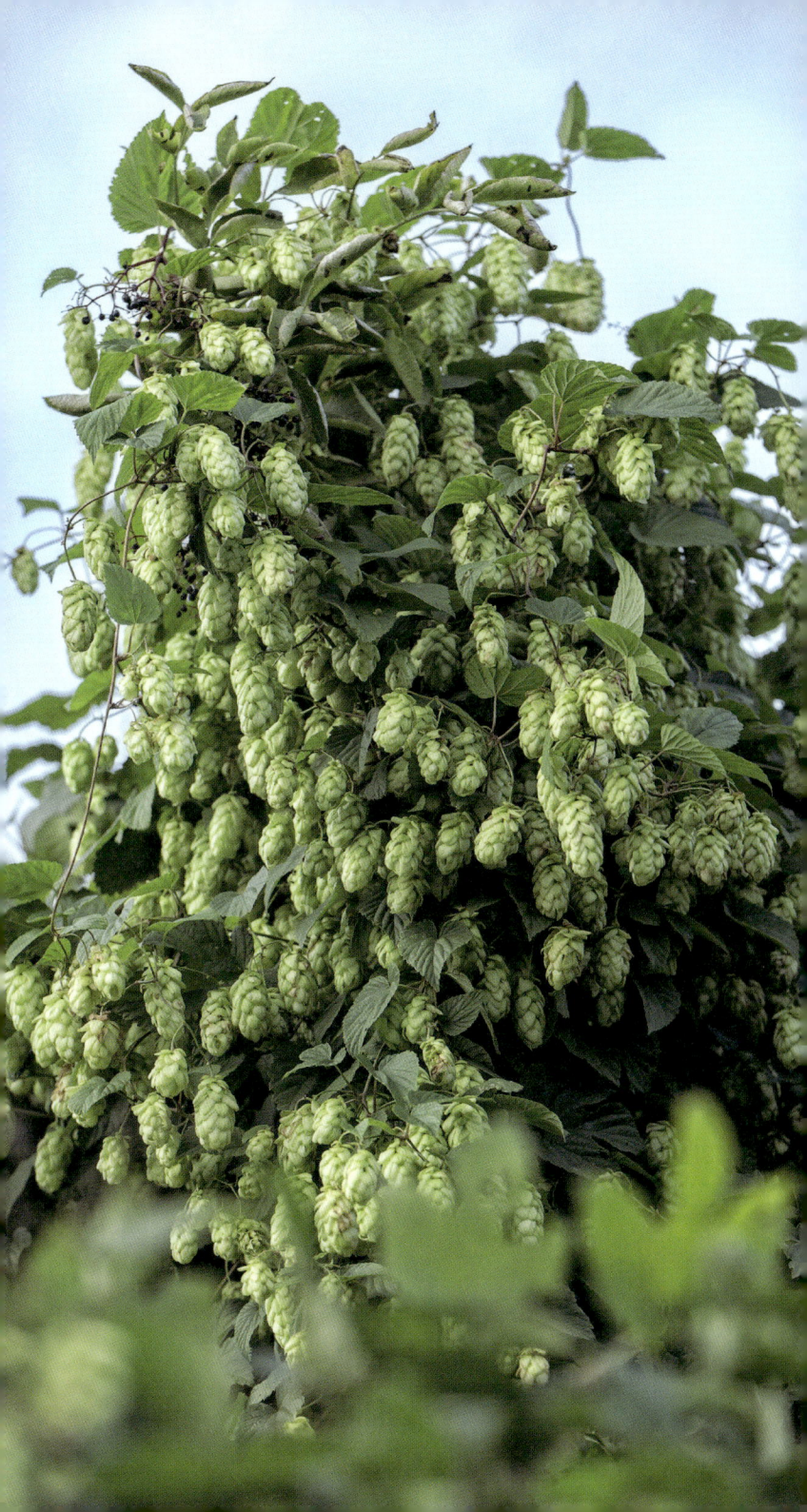

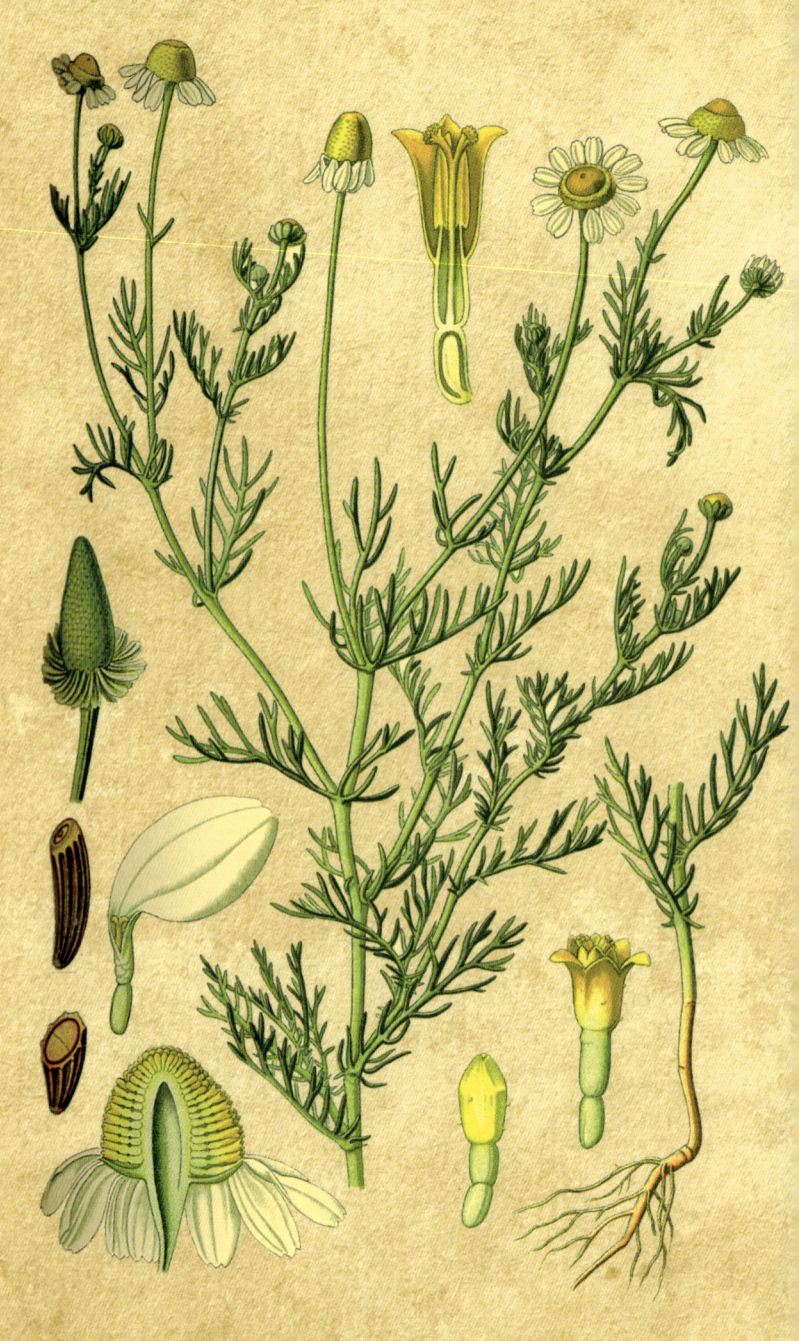

KAMILLE
Matricaria chamomilla

Sie ist vielleicht die bekannteste und am häufigsten verwendete aller bei uns heimischen Heilpflanzen, weshalb leider viele ihren markanten Geruch ausschließlich mit unangenehmen Krankheitszuständen assoziieren. Dabei fühlten sich die Menschen im Altertum durch ihren Duft an Äpfel erinnert, daher kommt auch ihr griechischer Name, der so viel wie „niedriger Apfel" bedeutet.

Für medizinische Zwecke verwendet man die getrockneten Blüten, allerdings sind viele der im Handel erhältlichen billigeren Kamillentees mit Kraut versetzt, das deutlich weniger Wirkstoffe enthält. Gleichzeitig aber ist bei den meisten kultivierten Zuchtformen der Gehalt an ätherischem Öl erhöht.

Blütezeit ist von Mai bis August. Man sammelt die Blüten am besten, wenn sie erst wenige Tage alt sind, denn sonst verflüchtigt sich das enthaltene ätherische Öl zunehmend.

Die am weitesten verbreitete Anwendungsform ist der Teeaufguss, allerdings enthalten Kamillenextrakte und -öle deutlich mehr der teils fettlöslichen Wirkstoffe.

Als Heilpflanze ist sie äußerst effektiv und gleichzeitig mild, weshalb sie auch für Kleinkinder geeignet ist.

Echte Kamille wirkt beruhigend, entzündungshemmend, krampflösend, antibakteriell, fungizid und reizmildernd.

INHALTSSTOFFE: Ätherisches Öl, Flavonoide, Cumarine, Schleimstoffe, Terpene

ANWENDUNGSGEBIETE: Atemwegserkrankungen, Entzündungen der Schleimhäute, Magen-Darm-Erkrankungen, Blähungen, Hautentzündungen, Wunden, Krämpfe, gynäkologische Erkrankungen, Nervosität

REZEPTE

Kamille
Matricaria chamomilla

KAMILLENKISSEN:
Ein Baumwoll- oder Leinensäckchen mit getrockneten Kamillenblüten dicht füllen und zunähen. Über Wasserdampf oder im Backofen erwärmen, nicht in der Mikrowelle. Anschließend auf schmerzende, verspannte oder verkrampfte Körperstellen auflegen. Sicherheitshalber das Säckchen mit einem Tuch umhüllen, damit es nicht zu Verbrennungen der Haut kommt.

KAMILLENBAD:
Eine Handvoll Kamillenblüten mit 1 Liter heißem Wasser übergießen, 10 Minuten abgedeckt ziehen lassen und ins Badewasser abseihen. Es ist ein entspannendes, nervenberuhigendes Bad für Säuglinge und Kleinkinder. Gleichzeitig lindert es Reizungen der Haut. Hypersensible, angespannte Erwachsene nehmen 50 g Kamillenblüten für ein Vollbad. Auch in der Erkältungszeit und zur Schlafförderung hat sich das Kamillenbad bewährt.

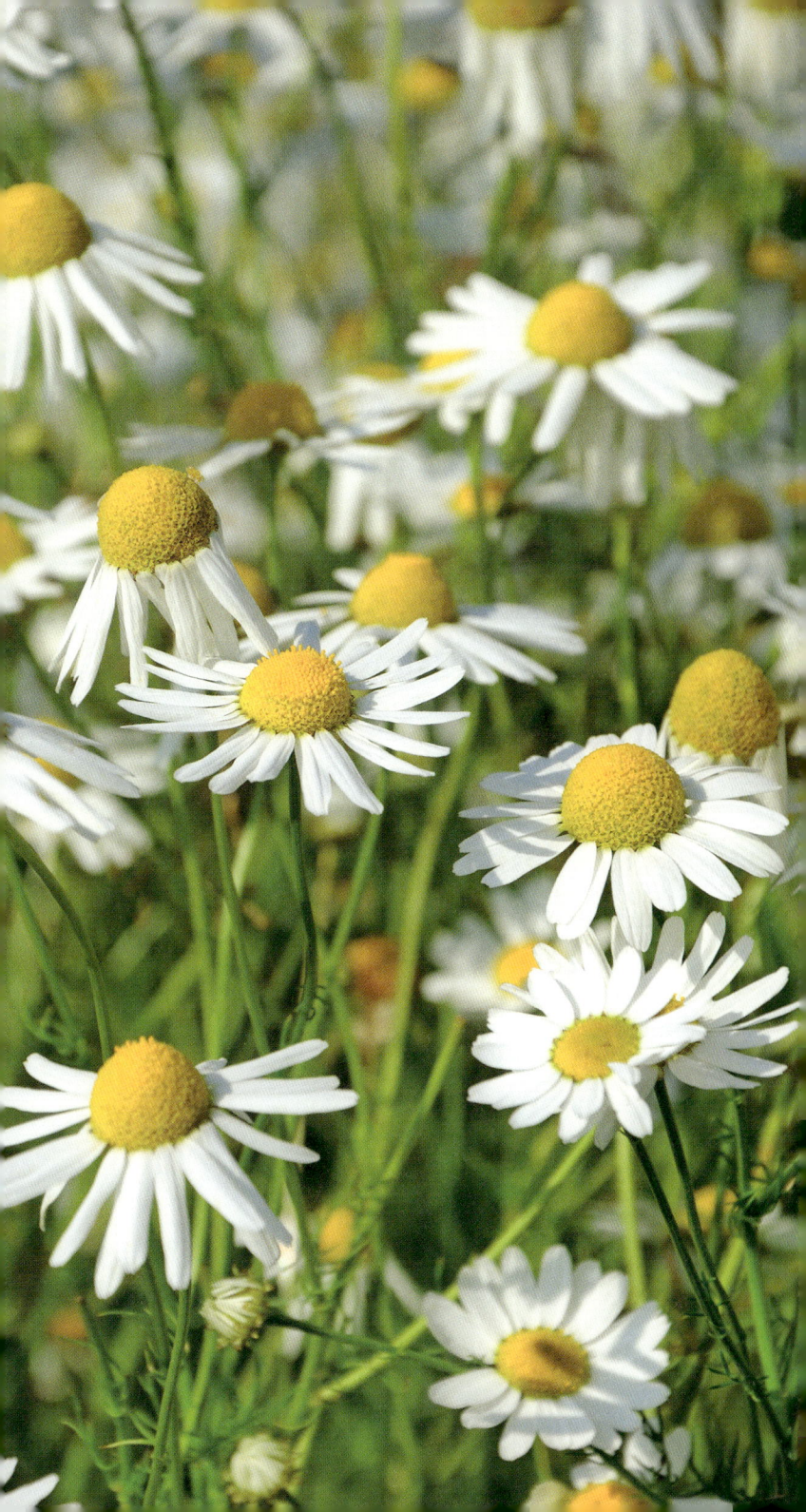

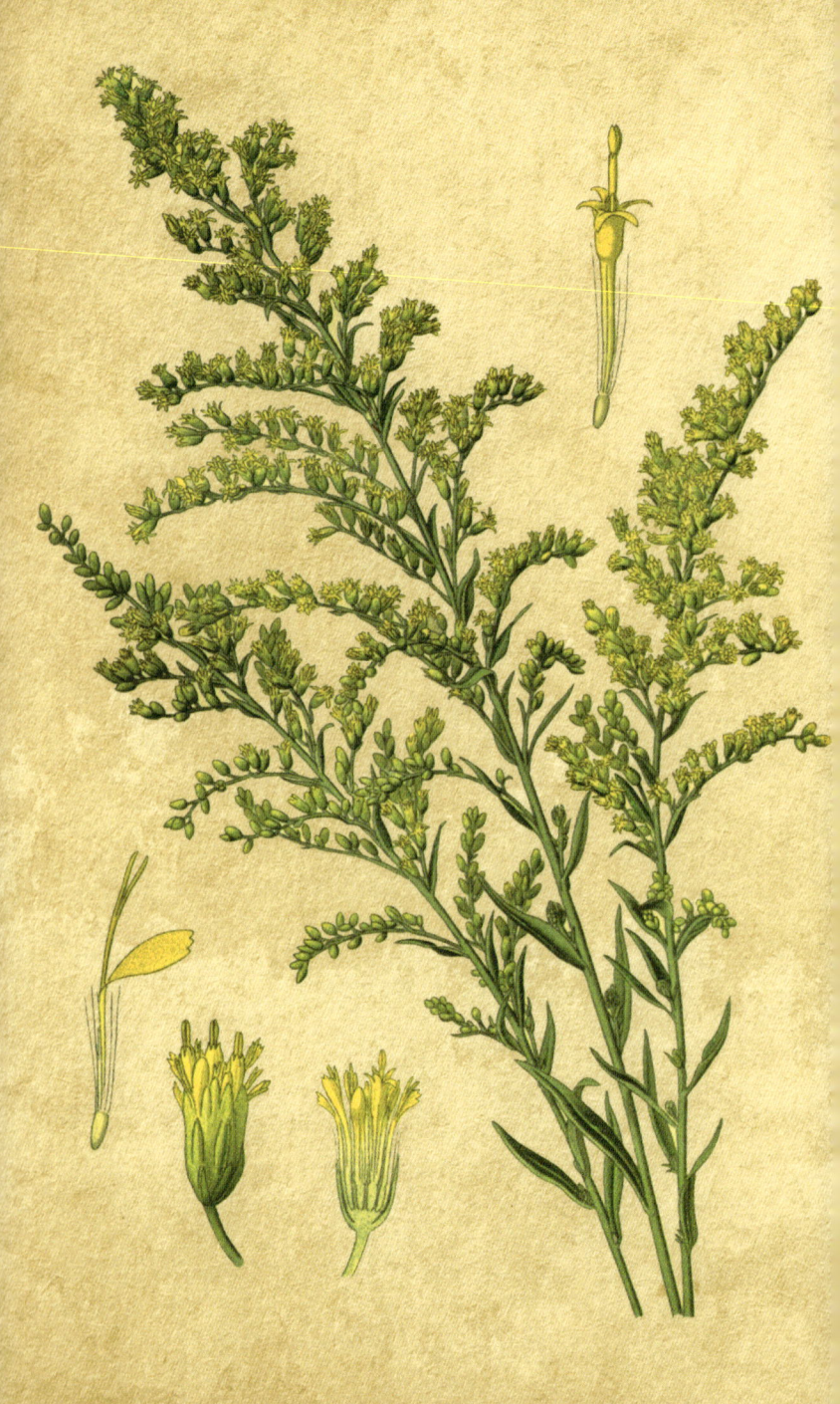

KANADISCHE GOLDRUTE
Solidago canadensis

1644 wurde die Kanadische Goldrute als Zierpflanze nach Europa gebracht. Ursprünglich in Nordamerika heimisch, fehlen ihr hier die natürlichen Fressfeinde. Ab dem 19. Jahrhundert verbreitete sie sich invasiv und siedelte auch auf Brachflächen in der Stadt.

Bereits in ihrer früheren Heimat wurde sie als essbares Kraut sowie Färbe- und Heilpflanze verwandt. Inhaltsstoffe und Wirkungen sind der alteingesessenen Echten Goldrute sehr ähnlich. Jedoch ist der Gehalt an Saponinen und Flavonoiden höher als bei der Echten Goldrute. Fest steht, beide Goldrutenarten sind hervorragende Therapeutika für Nieren, Blase und Harnwege. Das gesamte Organsystem wird sanft und wirkungsvoll angeregt, sodass Entzündungen gehemmt, Schmerzen gelindert und die Ausscheidung in Qualität und Quantität gesteigert wird.

Die Verwendung der Goldrute ist äußerst vielfältig, z. B. bei entzündlichen Erkrankungen der ableitenden Harnwege, Nieren- und Leberleiden, Stein und Grießablagerungen, rheumatischen Erkrankungen und Gicht, Diabetes, Gestose in der Schwangerschaft und Hautkrankheiten. Sie fördert die Ausscheidung von Harnsäure sowie zahlreicher Giftstoffe und entlastet die Leber bei der Entschlackung des Körpers. Sie schützt vor Ödemen und wirkt gefäßabdichtend. Selbst Antitumoraktivität und immunsystemunterstützende Effekte konnten wissenschaftlich nachgewiesen werden.

INHALTSSTOFFE: Triterpensaponine, Flavonoide, ätherisches Öl, Phenolcarbonsäuren, Gerbstoffe, Polysaccharide, Bitterstoffe, Farbstoffe, Diterpene, Kaffeesäurederivate

ANWENDUNGSGEBIETE: Erkrankungen der ableitenden Harnwege, bei Rheuma, Gicht, Hauterkrankungen, in der Frauen- und Kinderheilkunde

REZEPTE

Kanadische Goldrute
Solidago canadensis

TEE BEI BLASENENTZÜNDUNG:
Birkenblätter, Frauenmantel, Goldrute, Schafgarbe und Brennnessel zu gleichen Teilen mischen. Von der Mischung 1 Teelöffel mit einer Tasse kochendem Wasser überbrühen, abgedeckt 10 Minuten ziehen lassen und dann durch ein Teesieb gießen. In kleinen Schlucken trinken, bis zu einem Liter täglich. Es ist darüber hinaus wichtig, zusätzlich sehr viel zu trinken, z. B. Wasser oder Saftschorlen. Nicht bei Korbblütenallergie anwenden. Der Tee lindert Schmerzen, Krämpfe und Entzündungen und spült die ableitenden Harnwege durch. Bakterien, Gifte und Harnsäure werden ausgeschieden und die Muskulatur der Blase trainiert.

AUFGEDUNSENSEIN VOR DER MENSTRUATION:
Frauen, die unter prämenstruellem Syndrom leiden, vor allem unter Aufgedunsensein aufgrund von Wassereinlagerung, entlastet ein ausschwemmender Tee oder eine Urtinktur. Hier kann der Tee aus Goldrute oder die Urtinktur probiert werden. Für den Tee 1 Teelöffel Goldrutenblüten überbrühen, abgedeckt 10 Minuten ziehen lassen und dann abseihen. Von der Urtinktur 5 Tropfen 3-mal täglich in etwas Wasser einnehmen. Auch der oben genannte Blasentzündungstee kann bei Aufgedunsensein hilfreich sein.

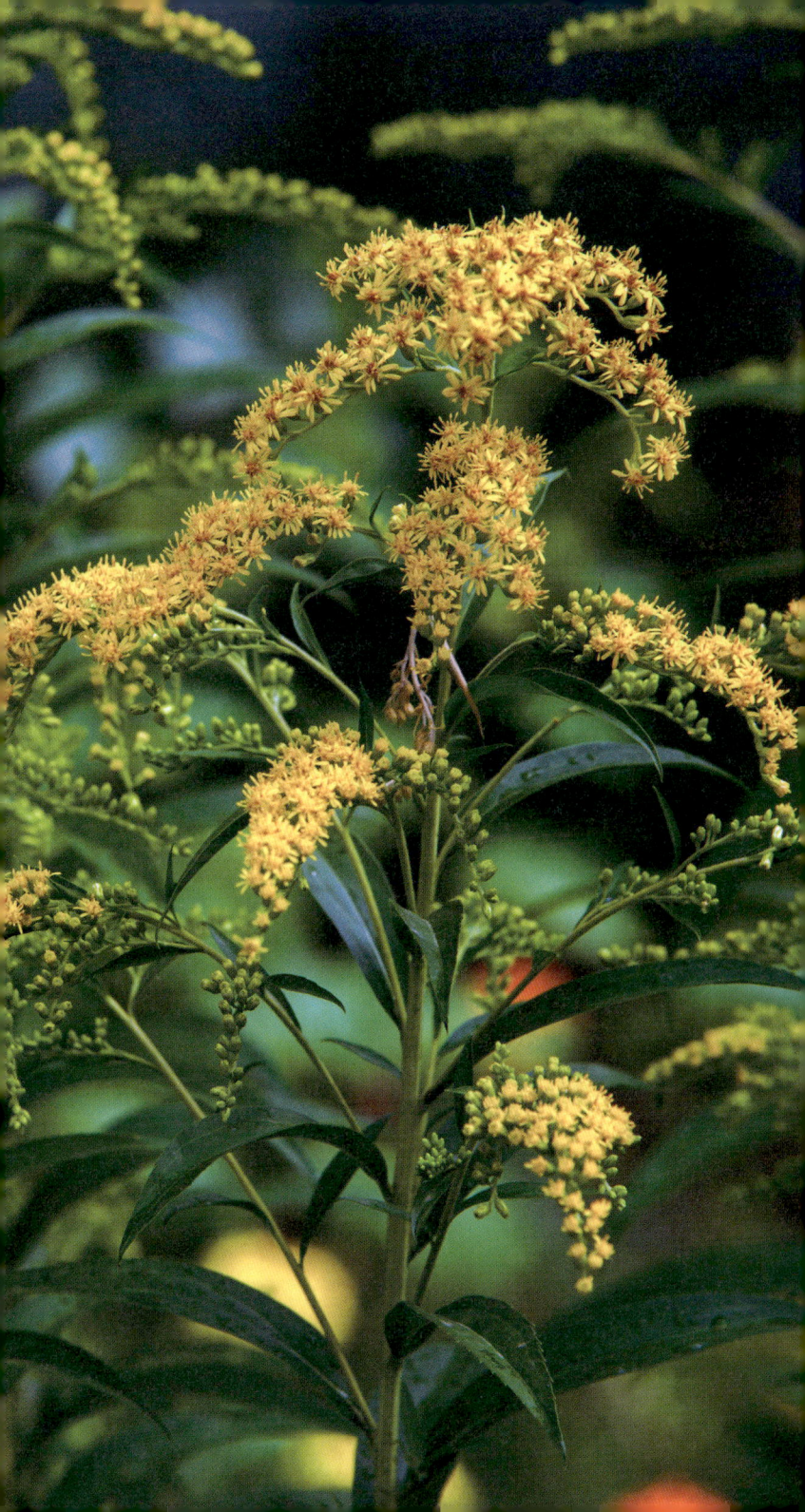

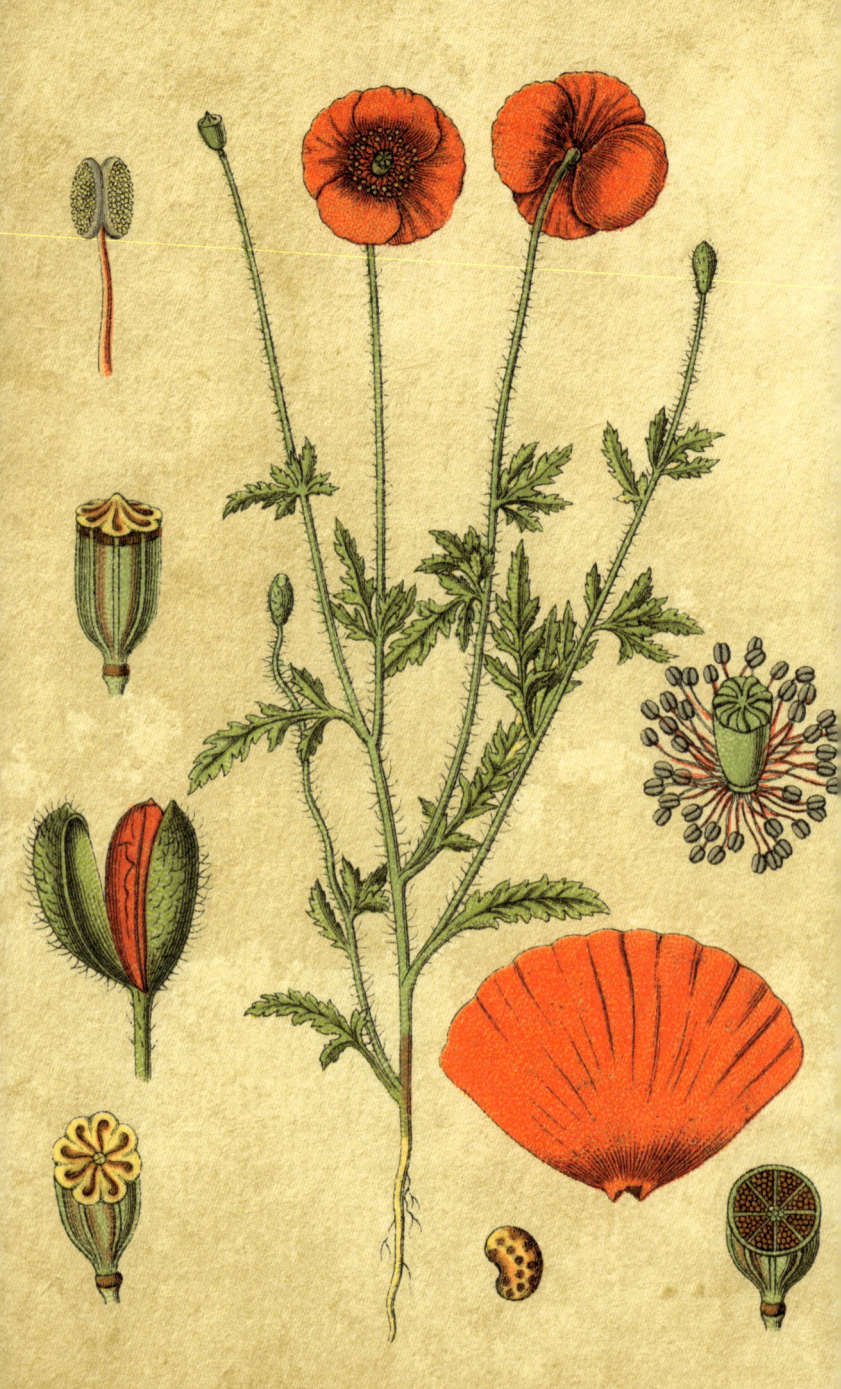

KLATSCHMOHN
Papaver rhoeas

Der Klatschmohn zeigt sich gern am Ackerrand, da er die korntragenden Kulturen begleitet. Dabei ist er selbst Nahrung und wurde einst als Lebensmittel geschätzt.

Die Mohnsaat weist eine günstige Zusammensetzung an ungesättigten Fettsäuren auf. Zusätzlich punktet sie durch einen hohen Gehalt an Calcium, Linolsäure, Eisen, Kalium, Magnesium und Vitaminen. Auf diese Weise wird zur Gesundheit beigetragen sowie Herz, Hirn und Muskeln gestärkt. Außerdem enthält sie viele Aminosäuren und erhöht die biologische Wertigkeit von Eiweiß in der Nahrung. Weil die ganze Pflanze ein mild-nussiges Aroma besitzt, können ebenfalls die jungen Blätter vor der Blüte, die Knospen und die Blütenblätter für Salate, Spinat und Ähnliches verwendet werden.

Als hustenstillendes und beruhigendes Heilmittel ist der Sirup aus den roten Kronenblättern nicht nur bei Kindern beliebt. Dem Tee beigegeben fördern die Blütenblätter den Schlaf, lindern Krämpfe und Schmerzen. Sie schützen die Schleimhäute, lassen Entzündungen schneller abklingen und mildern den Reiz. Als Badezusatz eignen sie sich bei Unruhe, Erregung und körperlichen Leiden.

Der weiße Milchsaft, der aus der unreifen Samenkapsel fließt, enthält wenig Alkaloide, vor allem Rhoeadin, jedoch kein Morphium, im Unterschied zum Schlafmohn. Daher sind die jungen Blätter, Blütenkronenblätter, die grünen Früchte und Samen mäßig verwendet unbedenklich.

INHALTSSTOFFE: Anthocyanine, Alkaloide, vorrangig Rhoeadin, Schleimstoffe, Gerbstoffe, ungesättigte Fettsäuren, Calcium, Linolsäure, Eisen, Kalium, Magnesium, B-Vitamine

ANWENDUNGSGEBIETE: Husten, Krämpfe, Unruhezustände und Schlafstörungen

REZEPTE

Klatschmohn
Papaver rhoeas

SIRUP BEI KINDERHUSTEN:
Aus den roten Blütenblättern kann ein Sirup hergestellt werden, der bei Husten und Heiserkeit, insbesondere bei Krampfhusten mit Unruhe bei Kindern hilft. Auch als Beruhigungsmittel für Kleinkinder kann er verwendet werden. 100 g frische und 20 g getrocknete Blütenblätter mit einem ¼ l kochendem Wasser übergießen und abgedeckt ziehen lassen. Nach 12 Stunden den Saft abpressen und mit 250 g Honig zu einem Sirup einkochen. Bei Atemwegerkrankungen der Kinder täglich teelöffelweise einnehmen. Der Mohnsirup hält sich sehr gut.

TEE BEI SCHMERZEN UND KRÄMPFEN:
Damiana, Frauenmantel, Gänsefingerkraut, Klatschmohnblüten, Melisse, Schafgarbe und Johanniskraut zu gleichen Teilen mischen und in einem Glas verstauen. 2 Teelöffel der Mischung mit 250 ml kochendem Wasser überbrühen, abgedeckt 10 Minuten ziehen lassen und abseihen. Der schmerzstillende, krampflösende und beruhigende Tee eignet sich speziell bei Unterleibskrämpfen und –schmerzen, kann jedoch auch bei Krämpfen und Schmerzen anderer Art genutzt werden. 3-mal täglich oder bei Bedarf eine Tasse in kleinen Schlucken trinken.

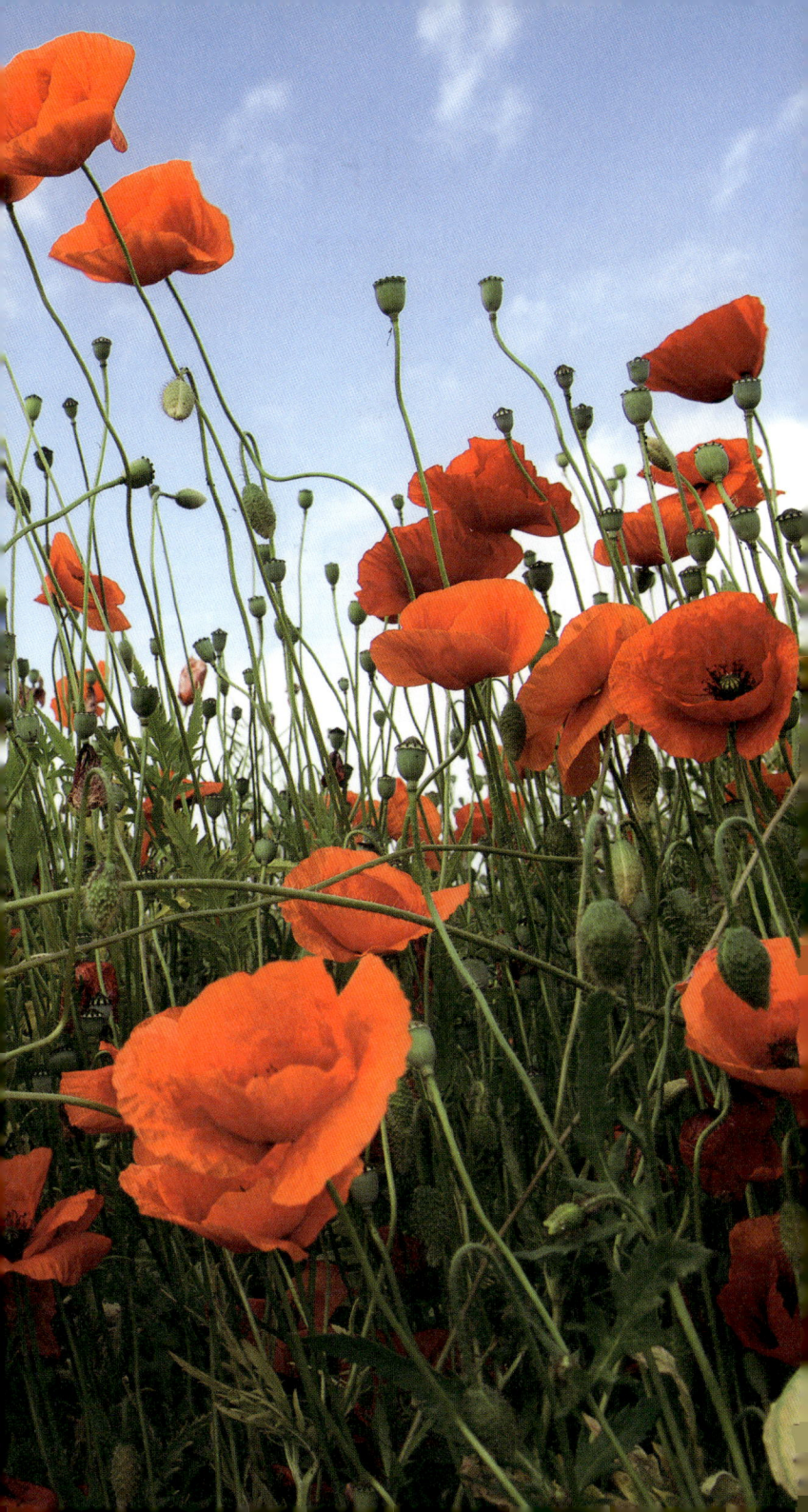

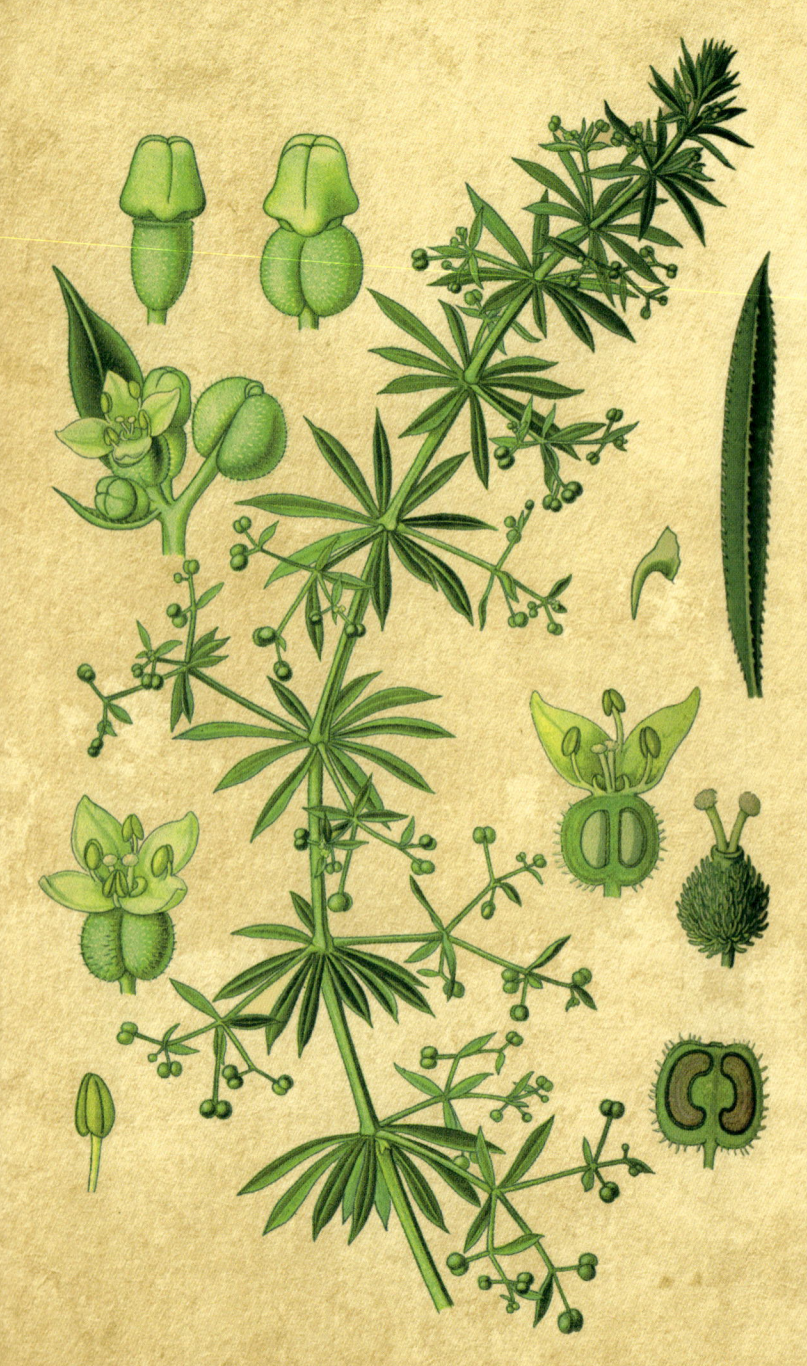

KLETTEN-LABKRAUT
Galium aparine

Das häufig vorkommende Kletten-Labkraut ist ein Spreizklimmer, das mit seinen Borstenhaaren an anderen Pflanzen emporklimmt.

Schon lange ist es als Heilpflanze und Labenzym lieferndes Gewächs dem Menschen bekannt. Bereits Dioskurides berichtete, dass aus ihm Siebe geflochten wurden. Durch sie gossen die Hirten die Milch. Das Labenzym sorgt für die Säuerung der Milch und ermöglicht somit die Käseherstellung.

Der Geschmack der Pflanze ist angenehm und erinnert an Spargel. Dennoch wird es kaum als Gemüse genutzt, weil es so borstig ist. Wie der Spargel besitzt es auch eine nierenanregende Wirkung. Es spült die Nieren, Leber, Bauchspeicheldrüse und Milz, regt den gesamten Stoffwechsel an und unterstützt den Körper bei seiner Selbstreinigung. In diesem Sinne eignet es sich für Entschlackungskuren, bei Müdigkeit, Erschöpfung oder depressiver Verstimmung. Auch bei Störungen des Lymphdrüsensystems wird es gern eingesetzt. Es gilt als gutes Lymphreinigungsmittel bei vergrößerten Lymphknoten.

Bei Hautleiden wird es innerlich und äußerlich genutzt. Es wirkt entzündungshemmend, lindernd bzw. rasch heilend. Vor allem das frische Kraut hat sich zu diesem Zweck bewährt, z. B. als Frischsaftauflage.

Das Kletten-Labkraut machte sich ebenso einen Namen bei größeren Herausforderungen, wie Geschwüren, Kropf, Drüsenschwellungen, Tumore der Haut, des Mundes und der Zunge. In diesem Sinne sollte es zukünftig mehr Beachtung finden.

INHALTSSTOFFE: Iridoidglykoside wie Aspenrulosid, roter Farbstoff vom Alizarintyp, Alkane, Saponine, Galitannsäure, Zitronensäure

ANWENDUNGSGEBIETE: Entschlackungs- und Frühjahrskuren, Störung des Lymphdrüsensystems, Hautleiden, Geschwüre

REZEPTE

Kletten-Labkraut
Galium aparine

TEE BEI NIERENGRIESS UND -STEINEN:
Kletten-Labkraut, Petersilienkraut, Löwenzahnblätter und Wacholderbeeren, zerquetscht, zu gleichen Teilen mischen. Von der Mischung 2 Esslöffel mit einem ½ Liter kochendem Wasser übergießen, 15 Minuten abgedeckt ziehen lassen und abseihen. Danach mit 1½ Liter Wasser verdünnen und morgens innerhalb von 20 Minuten austrinken. Die darauffolgende Wasserausscheidung lässt möglicherweise kleine Steine abgehen. Nicht in der Schwangerschaft, bei entzündlichen Nierenerkrankungen oder Ödemen infolge eingeschränkter Herz- und Nierentätigkeit anwenden.

AUFLAGE BEI HAUTERKRANKUNGEN:
Das blühende Kletten-Labkraut ernten, im Mörser zerstoßen und den frischen Pflanzensaft auf Pickel, Furunkel und andere Hautleiden auftragen. Mit etwas Mull abdecken und nach 4 Stunden erneuern. Es hat sich als schnell wirkendes Mittel bei Hautkrankheiten bis hin zu Geschwüren erwiesen.

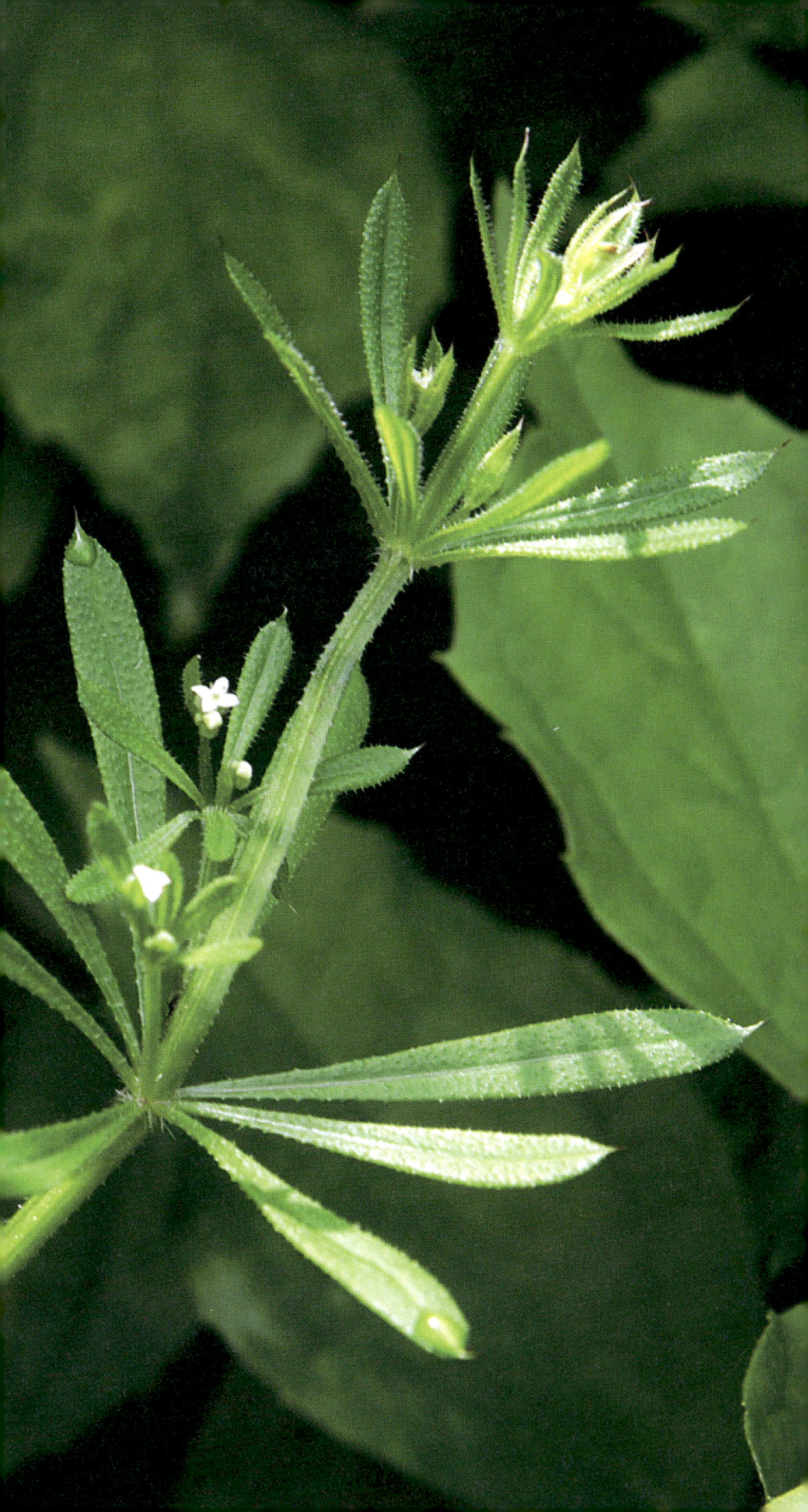

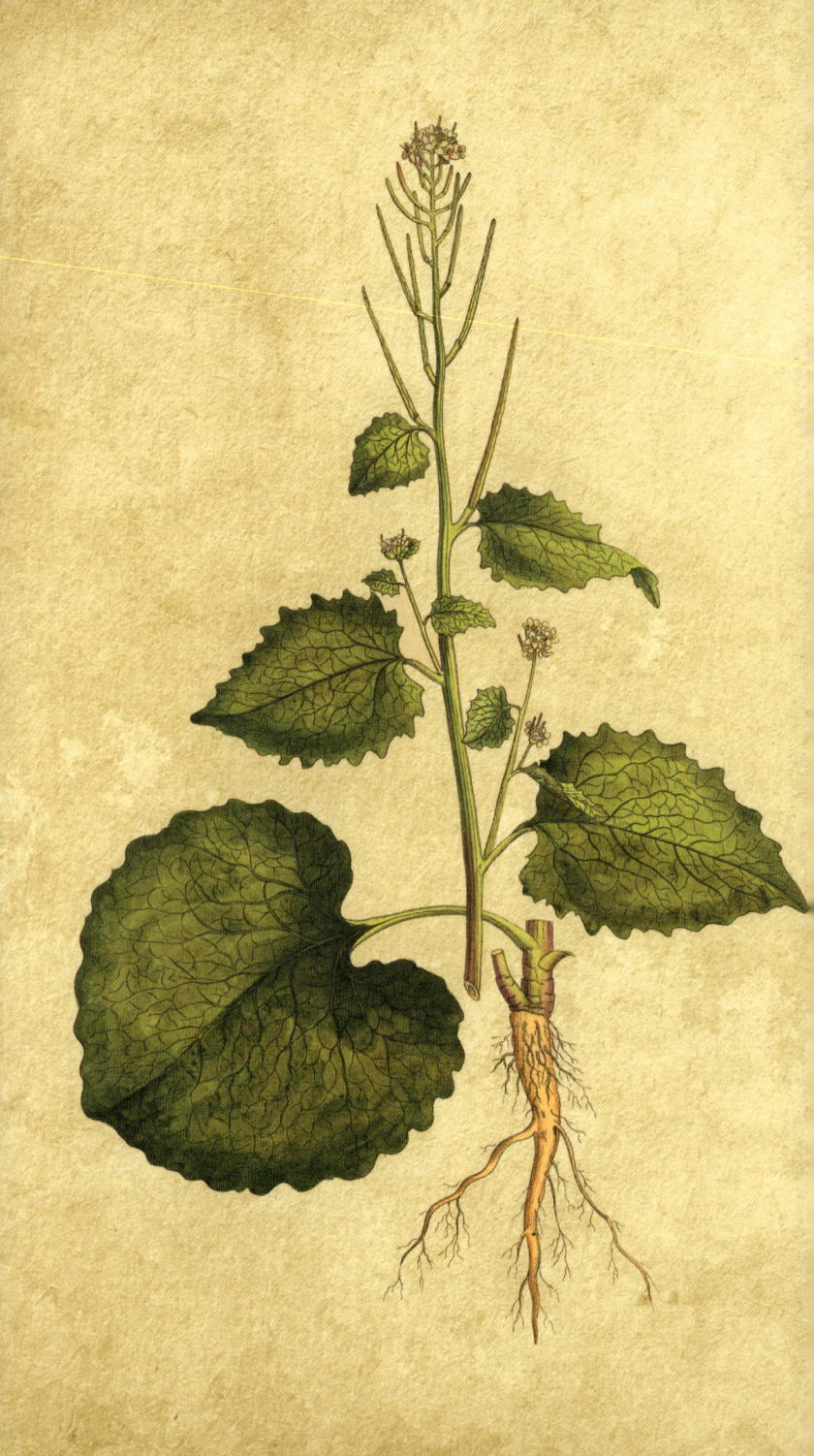

KNOBLAUCHSRAUKE
Alliaria petiolata

Die Knoblauchsrauke zählt zur Familie der Kreuzblütler. Sie wird zwischen 30 und 100 cm hoch und blüht im Frühjahr weiß. Sie bevorzugt feuchte Lehmböden und sonnige bis halbschattige Standorte. Meist wächst sie in Laubwäldern, aber man findet sie auch oft auf Brachen und an Mauern.

Die Blätter riechen beim Zerreiben nach Knoblauch und schmecken pfeffrig. In der Küche können sie roh als gesundes Würzgemüse eingesetzt werden und als Ersatz für Pfeffer dienen. Die Samen der Knoblauchsrauke erinnern geschmacklich an Senf. Auch ihre Blüten sind essbar. Beim Kochen verliert sich der Geschmack allerdings.

Die Pflanze gehört zu den Frühlingskräutern, mit denen eine den Stoffwechsel anregende, entgiftende und entschlackende Kur durchgeführt werden kann. Schon im Altertum war sie ein beliebtes Gemüse. Als Heilpflanze hat sie zuletzt an Bedeutung verloren, weil ihre Wirksamkeit nur mäßig ausgeprägt ist – gesundheitsfördernd ist sie dennoch. Sie wirkt antiseptisch, schleimlösend, appetitanregend, verdauungsfördernd und harntreibend. Man kann sie äußerlich zur Unterstützung der Wundheilung und bei Entzündungen des Zahnfleischs oder der Mundschleimhaut anwenden. Die Anwendungsformen reichen von Tee und Kompressen aus frischen Blättern bis zum frischen Pflanzensaft.

Die Knoblauchsrauke kann leichte Hautreizungen hervorrufen. Ihre Blätter sollten immer frisch verwendet werden, weil sie durch Trocknung an Wirksamkeit verlieren.

INHALTSSTOFFE: Senfölglykoside, ätherisches Öl, Saponine, Vitamin A und C

ANWENDUNGSGEBIETE: Wunden, Zahnfleischentzündungen, Ekzeme, Atemwegserkrankungen

REZEPTE

Knoblauchsrauke
Alliaria petiolata

PRESSSAFTKUR FÜR GESUNDE DARMBESIEDLUNG:
Wenn die Fehlbesiedlung des Darms zu Gärungen und Blähungen führt, kann eine Presssaftkur mit Knoblauchsrauke durchgeführt werden. Die frischen Blätter pressen und 3-mal täglich likörglasweise zu sich nehmen. Auch Entzündungszustände im Verdauungstrakt werden gelindert.

TEE FÜR MUNDSPÜLUNGEN:
Für den Tee frische oder getrocknete Blätter sehr fein zerkleinern oder mörsern. 1 Teelöffel Kraut mit 1 Tasse kochendem Wasser überbrühen, abgedeckt 10 Minuten ziehen lassen und dann abseihen. Danach abgedeckt auf Körpertemperatur abkühlen lassen. Mit dem Tee den Mund gründlich spülen. Knoblauchsrauke festigt lockere Zähne und heilt eiterndes Zahnfleisch.

TEE BEI HARTNÄCKIGEM HUSTEN:
Sitzt der Husten fest und hält sich lange, kann der Tee der Knoblauchsrauke probiert werden. Hier hilft ihre auswurffördernde und immunsystemunterstützende Wirkung. Für den Tee frische oder getrocknete Blätter sehr fein zerkleinern oder mörsern. 1 Teelöffel Kraut mit 1 Tasse kochendem Wasser überbrühen, abgedeckt 10 Minuten ziehen lassen und dann abseihen. In kleinen Schlucken 3- bis 5-mal täglich 1 Tasse trinken.

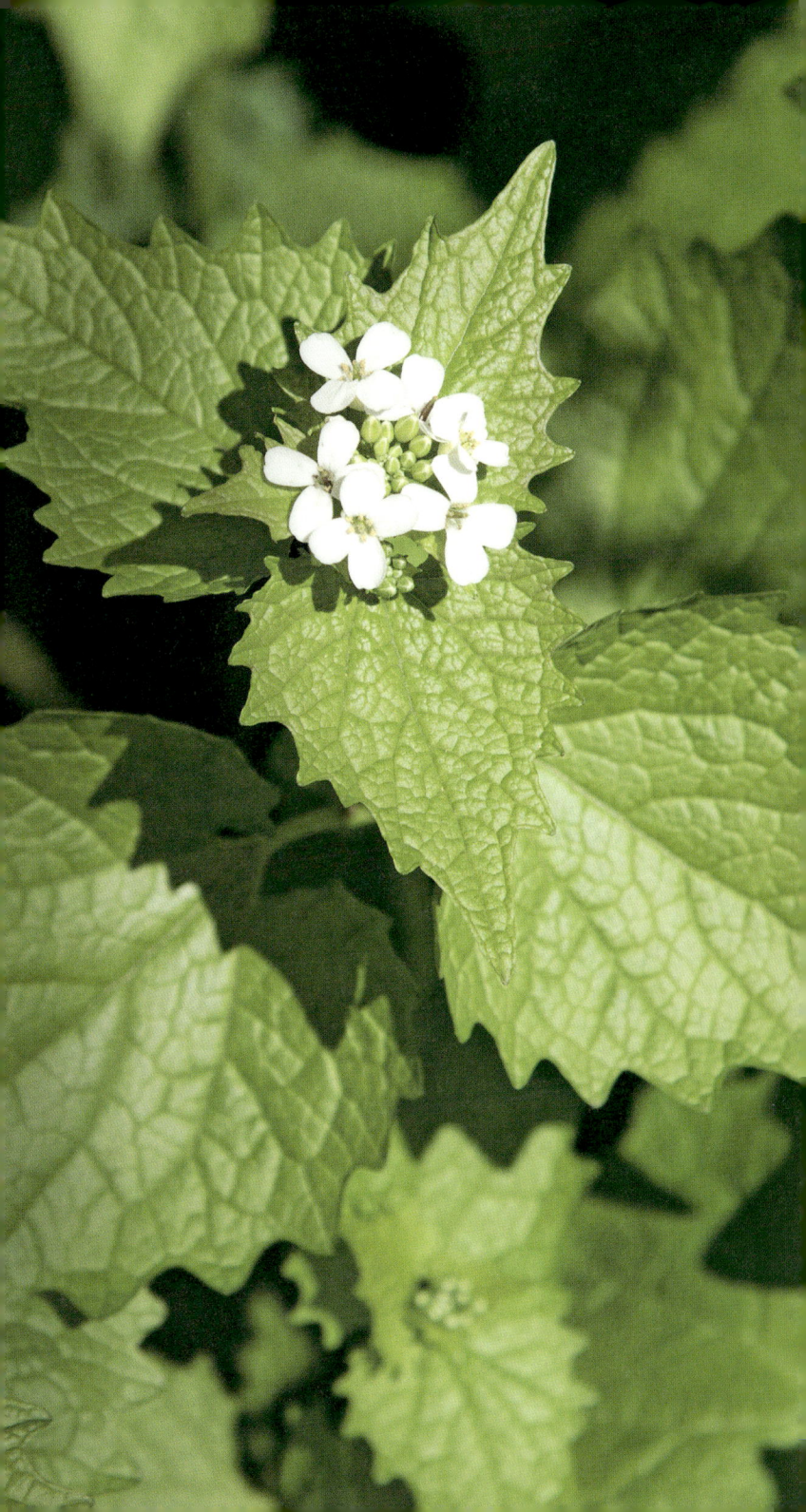

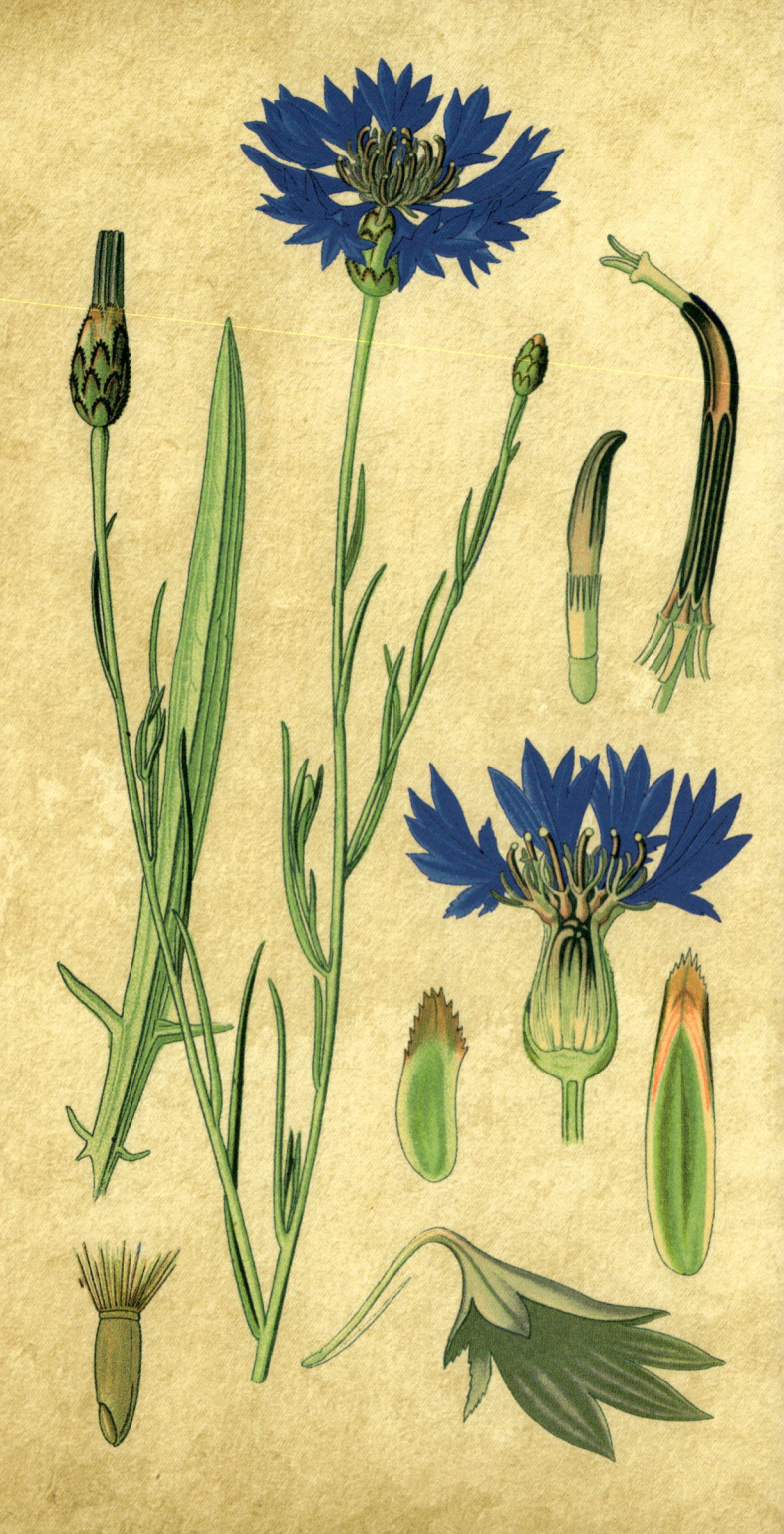

KORNBLUME
Centaurea cyanus

Seitdem der Mensch Ackerbau betreibt, begleitet ihn die Kornblume als Kulturfolger. Sie wächst am Feldrain und lehnt sich an die Getreidehalme.

Das strahlende Blau ihrer Blüten ist weithin sichtbar. Verantwortlich dafür sind Anthocyane, Farbstoffe, die die Ultraviolettstrahlung stark reflektieren. Darüber hinaus sind diese sekundären Pflanzeninhaltsstoffe bedeutende Radikalfänger, sie schützen die Zelle vor Alterung, begünstigen die Zellatmung und beugen u. a. Arteriosklerose vor. Die lebensbejahende und beruhigende Ausstrahlung der Kornblume spiegelt sich in den lichtvollen und federleichten Blüten wider.

In der Heilkunde und Kosmetik spielen sie ebenfalls eine bedeutende Rolle. Sie werden bei Hauterkrankungen, wie Entzündungen, Rötungen, Akne oder Pilzinfektionen, eingesetzt. Dabei sind sie besonders zur Pflege allergiebedingter Hautbeschwerden der Augenpartie und von trockenem Gewebe geeignet. In kosmetischen Anwendungen wird vorrangig das Blütenwasser oder Hydrolat genutzt.

Die Kornblume ist als altgedientes Heilmittel für die Augen bekannt. Daher trägt sie auch den Namen „Brillenbrecher". Bei Augenentzündungen, Bindehautreizung, strapazierten oder müden Augen hat sie sich bewährt.

Unsere Vorfahren schätzten sie des Weiteren als Bittermittel bei Verdauungsstörungen und Appetitlosigkeit. Da sie Husten stillt und Schleim löst, kommt sie bei Atemwegserkrankungen zum Einsatz. Überdies wirkt sie antirheumatisch, harntreibend und blutreinigend.

INHALTSSTOFFE: Anthocyane, Flavonoide, Bitterstoffe, Gerbstoff, Glykoside, Harz, Salicylsäure, Salze, Schleim, Succinylcanin, Wachs

ANWENDUNGSGEBIETE: Hauterkrankungen, Wunden, Augen- und Bindehautentzündungen, Bittermittel bei Verdauungsstörungen

REZEPTE

Kornblume
Centaurea cyanus

WOHLTUENDE SOMMERTEEMISCHUNG:
Jeweils eine Handvoll Blütenblätter von Kornblumen, Blütenblätter von Mohnblumen, Blütenblätter von duftenden Rosen, von den Stielen befreite Holunderblüten, Blüten des Echten Labkrauts und Blätter von Zitronenverbene mischen und in Gläser verpacken. Diese hübsche Teemischung duftet nach Sommer und macht gute Laune. Gerade für den Winter wohltuend und wärmend. 1 Teelöffel der Mischung mit 200–400 ml kochendem Wasser übergießen, abgedeckt 5 Minuten ziehen lassen und dann abseihen. Warm einkuscheln und genießen. Nicht bei Korbblütenallergie anwenden.

WASCHUNG BEI AUGENRINGEN:
1 Teelöffel Kornblumenblütenblätter mit 200 ml kochendem Wasser übergießen, abgedeckt 5 bis 7 Minuten ziehen lassen und dann abseihen. Auf Körpertemperatur abkühlen lassen. Damit mehrmals täglich Waschungen der Augenpartie durchführen. Die dunklen Ringe verschwinden und die feine Haut um die Augen wird weich und glatt.

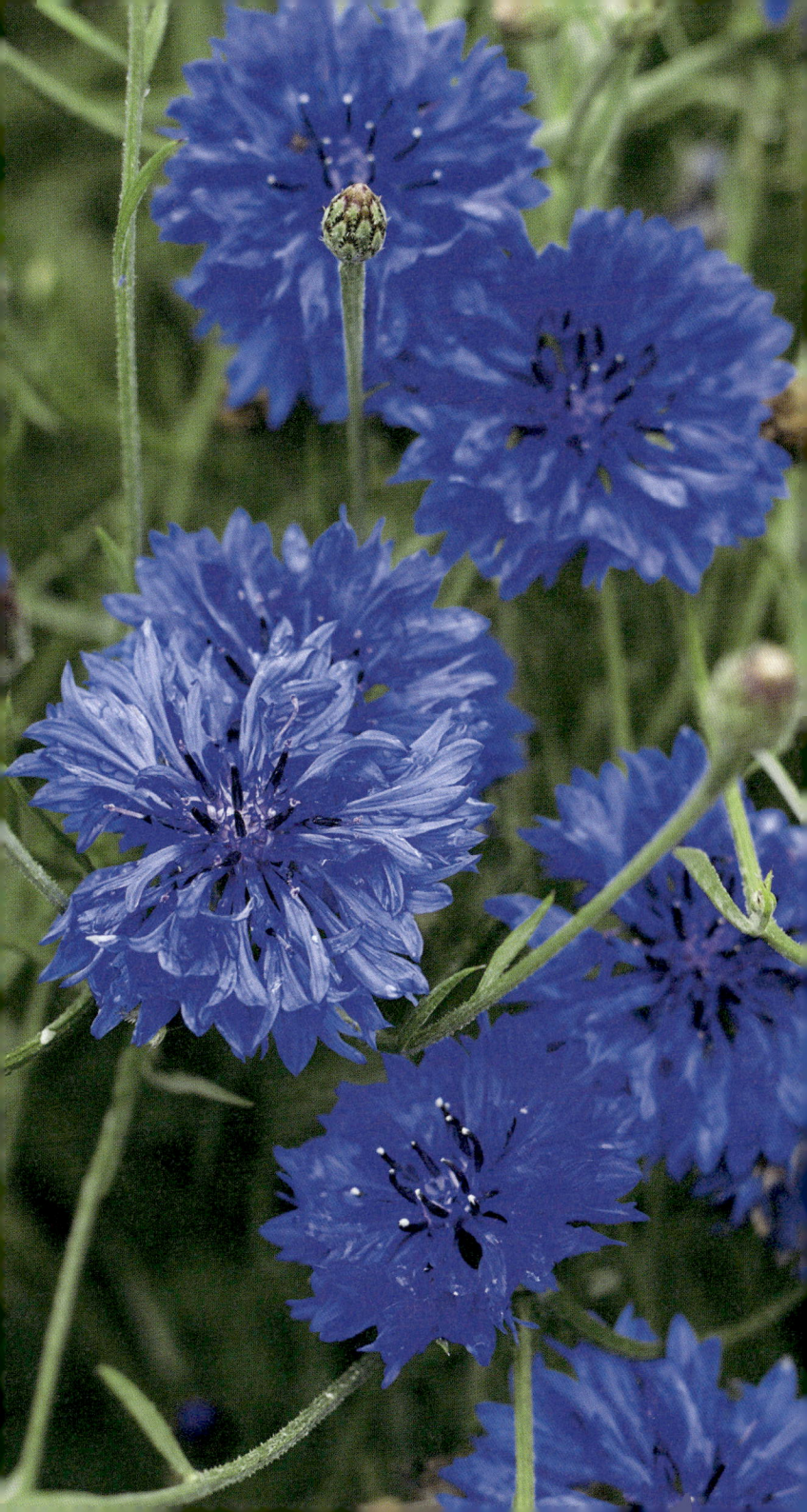

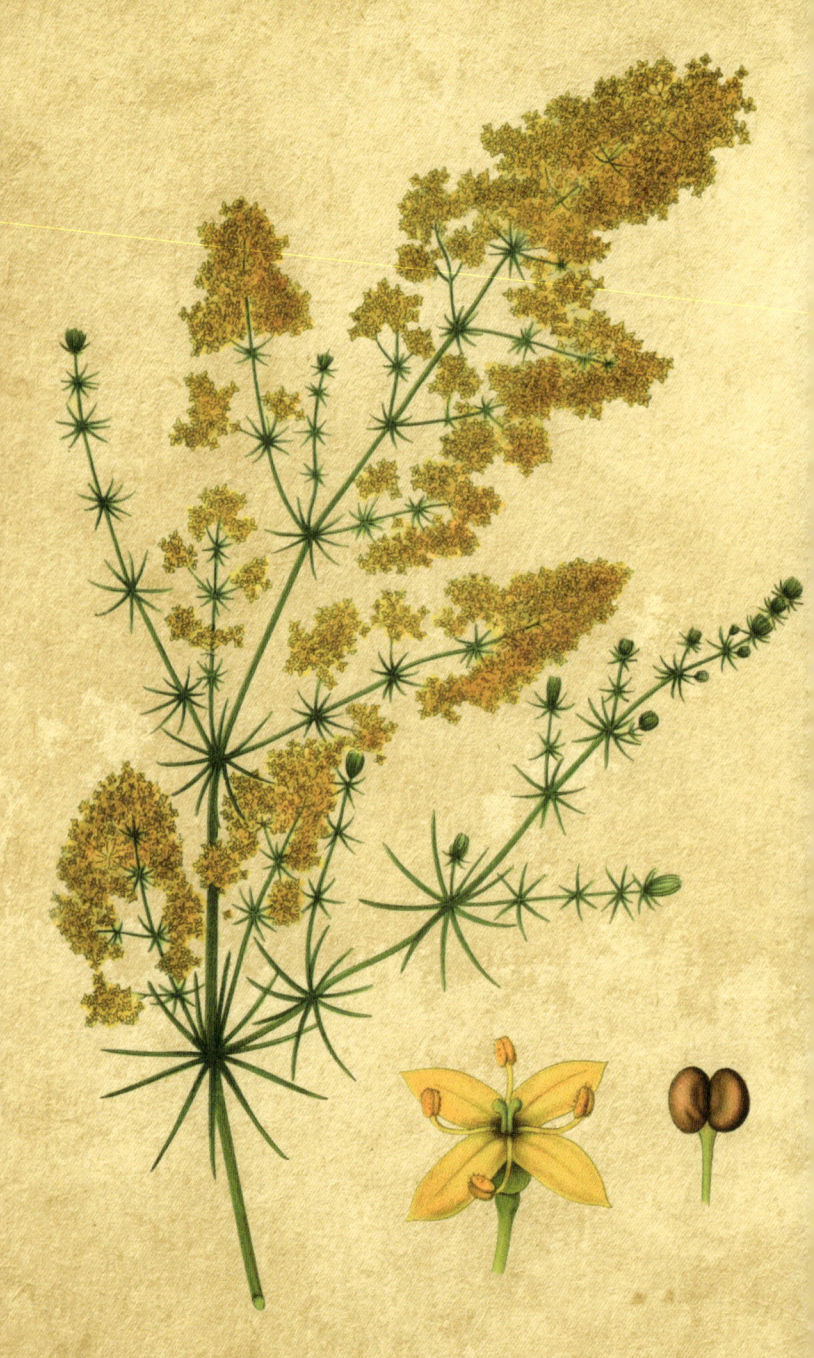

LABKRAUT
Galium verum

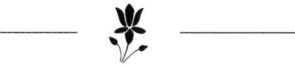

Das Echte Labkraut ist mit dem Waldmeister verwandt und wächst weit verbreitet an sonnigen, trockenen Standorten wie Wiesen und Böschungen. Die Pflanze erreicht eine Wuchshöhe von 30 bis 80 cm.

An den meist kurz behaarten Stängeln erscheinen im Sommer – von Mai bis September – gelbe, süßlich duftende Blütenrispen. Ihr Geruch erinnert an Honig.

Die Blüten und Wurzeln des Echten Labkrauts wurden früher zum Färben verwendet; die Blüten färben gelb, die Wurzeln rot. Die Pflanze enthält auch ein Labferment, das bei der Käseherstellung genutzt werden kann.

Echtes Labkraut verströmt seinen typischen Cumaringeruch besonders stark kurz vor einem Gewitter. Traditionell wird es Frauen ins Gebärbett gelegt, um eine Erleichterung der Geburt zu erreichen. Es wird auch als Blutstiller, etwa bei Nasenblutungen, eingesetzt.

Das Echte Labkraut wirkt beruhigend, blutstillend, krampflösend, leicht harntreibend, wundheilend und regt das Lymphsystem an.

Es kann anstelle von Johanniskraut zur Gemütsaufhellung und bei leichten Depressionen als Tee eingenommen werden.

Bei Sonnenbrand können mit dem Teeauszug Auflagen zur Hautberuhigung bereitet werden, auch der Frischsaft kann bei Verbrennungen und zum Einreiben bei Krampfadern Hilfe und Erleichterung bringen.

Zurzeit forscht man an einer Verwendung der Droge in der Krebstherapie.

INHALTSSTOFFE: ätherisches Öl, Flavonoide, Glykoside, Enzyme, Kieselsäure, Gerbstoffe

ANWENDUNGSGEBIETE: Blasenentzündung, Nierenleiden

REZEPTE

Labkraut
Galium verum

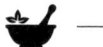

GUTE-LAUNE-TEE:
Echtes Labkraut, Zitronenmelisse, Johanniskraut, Gänseblümchen, Ringelblume, Schlüsselblume und Damiana zu gleichen Teilen mischen. Für ½ Liter Tee 2 Esslöffel der Mischung mit kochendem Wasser überbrühen, abgedeckt 7 Minuten ziehen lassen, abseihen und in kleinen Schlucken trinken. Der Tee hilft, wenn „dunkle Wolken" den Blick verschleiern, hüllt in einen Schutzmantel von Licht und Wärme und fördert ein sonniges Gemüt.

DAMPFBAD FÜR DIE SCHÖNHEIT:
Echtes Labkraut, Rosenblüten und Rosmarin zu gleichen Teilen mischen. Von der Mischung 1 Handvoll für ein Gesichtsdampfbad verwenden. Je nach Hauttyp das kochende oder heiße Wasser mit der Kräutermischung versetzen, Gesicht über den Dampf beugen und mit Tüchern abdecken. Nach 10 Minuten das Dampfbad beenden. Das Gesicht mit lauwarmem Wasser oder Gesichtswasser nachbehandeln, um die Poren zu schließen. Es ist bei welker, müder oder schlecht durchbluteter und zu Mitessern neigender Haut geeignet.

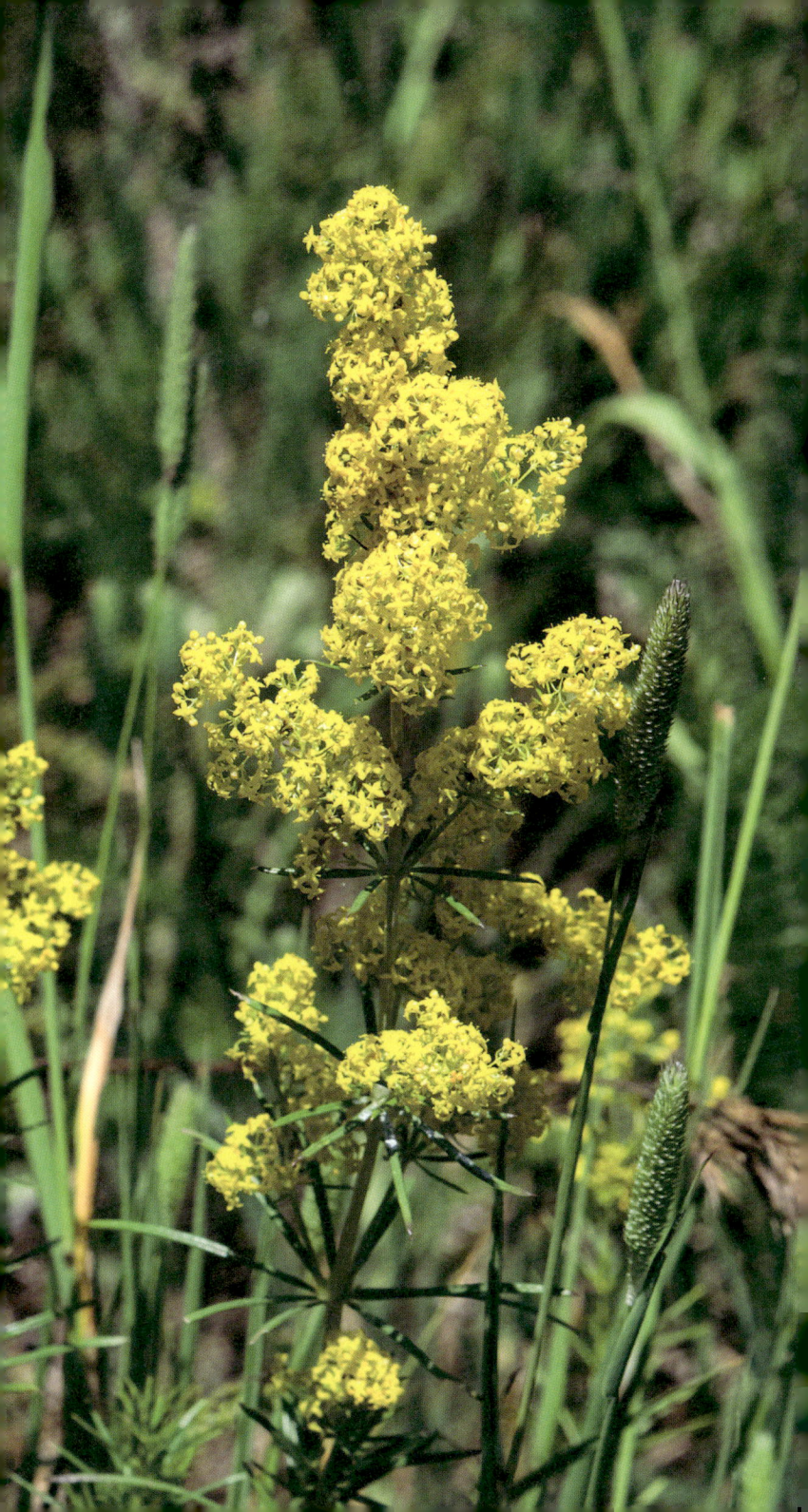

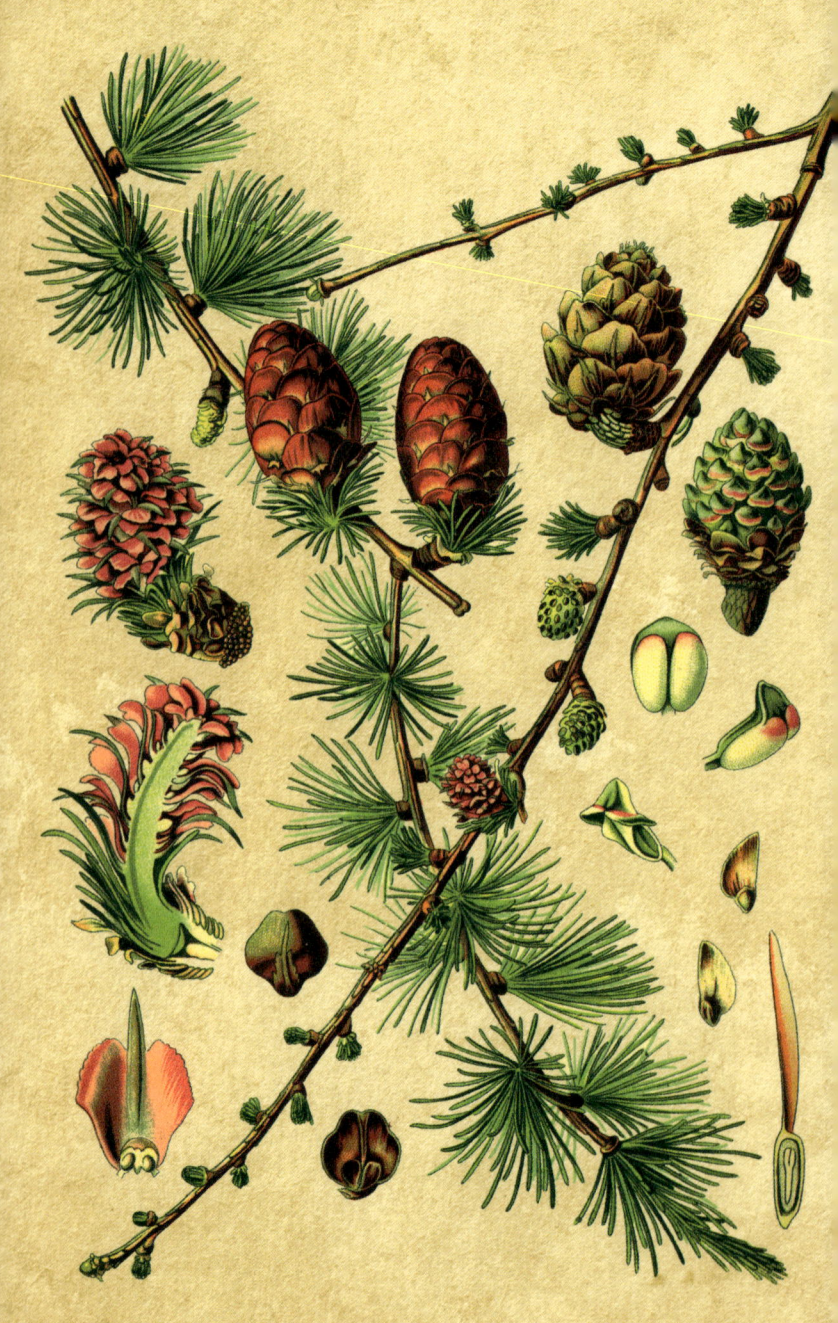

LÄRCHE
Larix decidua

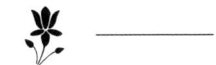

Die Europäische Lärche ist gut zu erkennen, denn sie ist der einzige Nadelbaum, der seine Blätter über den Winter abwirft. Ursprünglich wuchs sie nur in den Alpenregionen, jetzt kommt sie jedoch in ganz Europa vor. Sie ist ein schlanker Baum, der bis zu 40 m hoch werden kann und die hellsten Standorte bevorzugt.

Neben ihrem wertvollen Holz bildet sie heilsame Inhaltsstoffe wie Harz, ätherisches Öl oder Bitterstoffe. Bereits Plinius (24 n. Chr.) berichtete von der Zubereitung einer Lärchensalbe und Paracelsus lobte sie als vielseitige Heilpflanze. Auch heute wird sie in etlichen naturheilkundlichen Präparaten verarbeitet und bei entzündlichen Erkrankungen der Harnwege, Blase und Nieren sowie der Atemwege eingesetzt. Bei Erkältungen heilt sie durch ihre hustenreizlindernden, entkrampfenden, antiinfektiösen und antibakteriellen Effekte. Der gesamte Organismus wird befreit, durchwärmt und stabilisiert. Sie löst vor allem festsitzenden Schleim bei Husten oder Nasennebenhöhlenerkrankungen.

Die schon vor 2.000 Jahren erwähnte Salbe, die aus dem Harz hergestellt wird, findet nach wie vor Anwendung bei rheumatischen Erkrankungen, Gelenk- und Muskelschmerzen, Gicht, Neuralgien und Hexenschuss. Sogar bei Wunden, Hautleiden, Furunkeln und als Zugbalsam ist sie von Bedeutung.

Der Duft der Lärche belebt nicht nur die Atemwege und schenkt den Lungen frische Energie, sondern ist auch eine wirksame Hilfe bei Überreiztheit und Nervosität. Hierfür kann das ätherische Öl sinnvoll genutzt werden.

INHALTSSTOFFE: Terpentinöl, ätherisches Öl, Bernsteinsäure, Bitterstoff, Farbstoff, Laricinolsäure, Harzsäuren

ANWENDUNGSGEBIETE: Erkrankungen der Atemwege, Rheuma, Furunkel

REZEPTE

Lärche
Larix decidua

LÄRCHENHARZBALSAM:
60 g Lärchenharz, 50 ml Johanniskrautöl, 6 g Bienenwachsplättchen (ungebleicht), 6 g Kakaobutterplättchen

Das zerkleinerte Harz wird in einem Emailletopf langsam geschmolzen. Sobald es flüssig wird, das Öl hinzugießen. Weiter erhitzen und gut umrühren. Nach ca. 5 Minuten kommt der Topf mit der Harz-Öl-Mischung für 2 bis 3 Stunden in ein Wasserbad, das warm gehalten wird. Anschließend durch einen Nylonstrumpf oder ein Baumwolltuch abseihen. Die Harz-Öl-Mischung mit dem Bienenwachsplättchen und der Kakaobutter im Emailletopf erwärmen, bis eine klare Flüssigkeit entstanden ist. Dabei immer umrühren. Nun vom Herd nehmen und weiter umrühren. Nach ca. 2 Minuten in Salbengefäße gießen. Nach dem Abkühlen der Salbe die Gefäße verschließen und beschriften.

Dieser Balsam ist vielseitig einsetzbar, z. B. als Brustsalbe bei Husten und Erkältungen, bei Kiefer- und Nebenhöhlenentzündungen, bei Wunden und Hauterkrankungen wie Furunkel oder Abszesse, bei Rheuma, Gicht, Ischias, Hexenschuss sowie Muskel- und Gelenkschmerzen. Kühl und dunkel aufbewahrt hält er 2 bis 3 Jahre.

EINSATZ IN DER DUFTLAMPE:
Das ätherische Öl der Lärche wird in eine Duftlampe getropft und mit Wasser versetzt. Die Anzahl der Tropfen richtet sich nach der Raumgröße und dem Duftempfinden. Normalerweise werden zwischen 5 und 10 Tropfen mit etwas Wasser in die Duftlampe gegeben. Der milde Waldduft erleichtert das Atmen und unterstützt die Abheilung bei Erkrankungen der Atemwege. Des Weiteren kann es zum Beruhigen und zur Nervenstärkung eingesetzt werden.

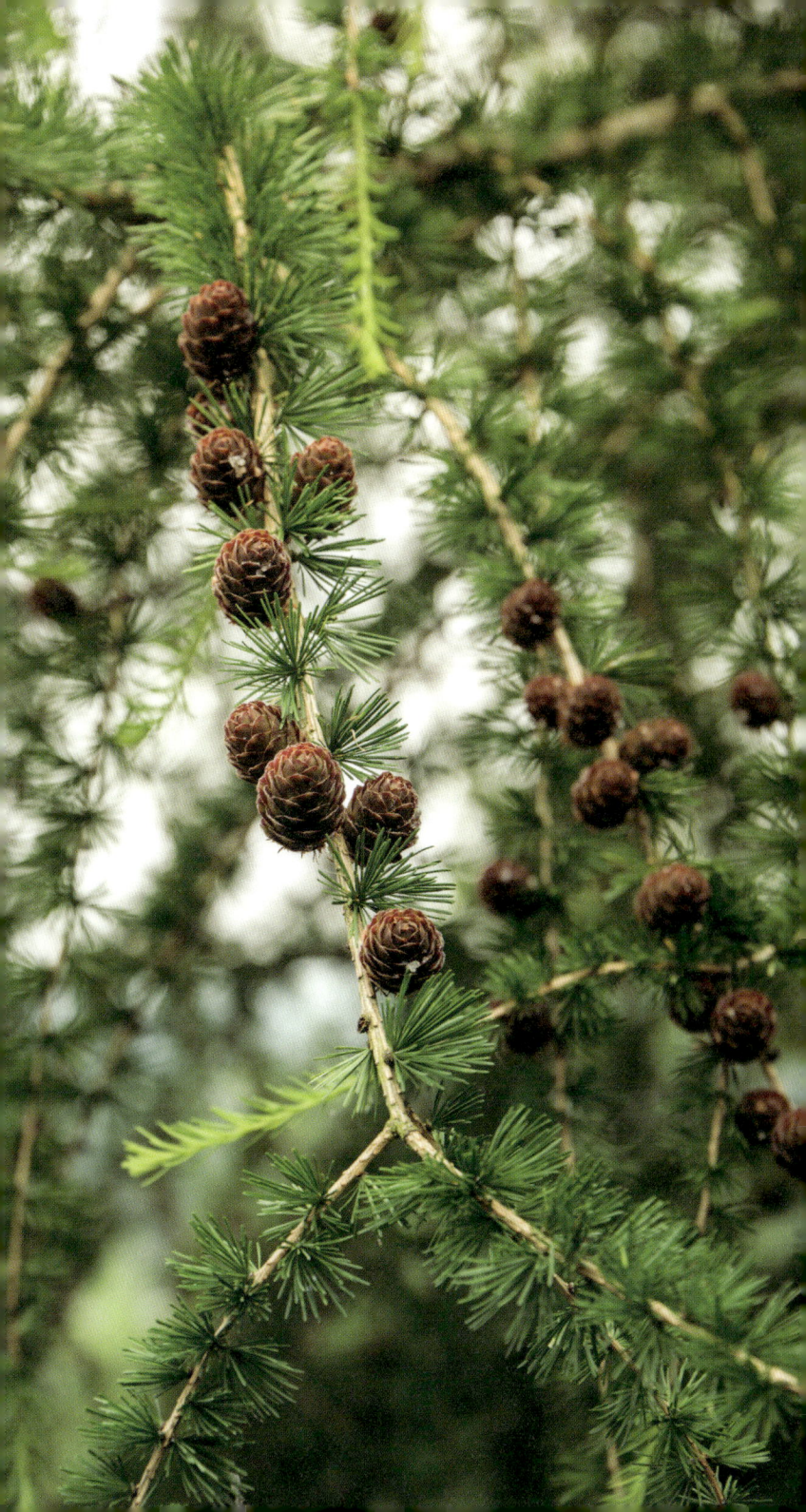

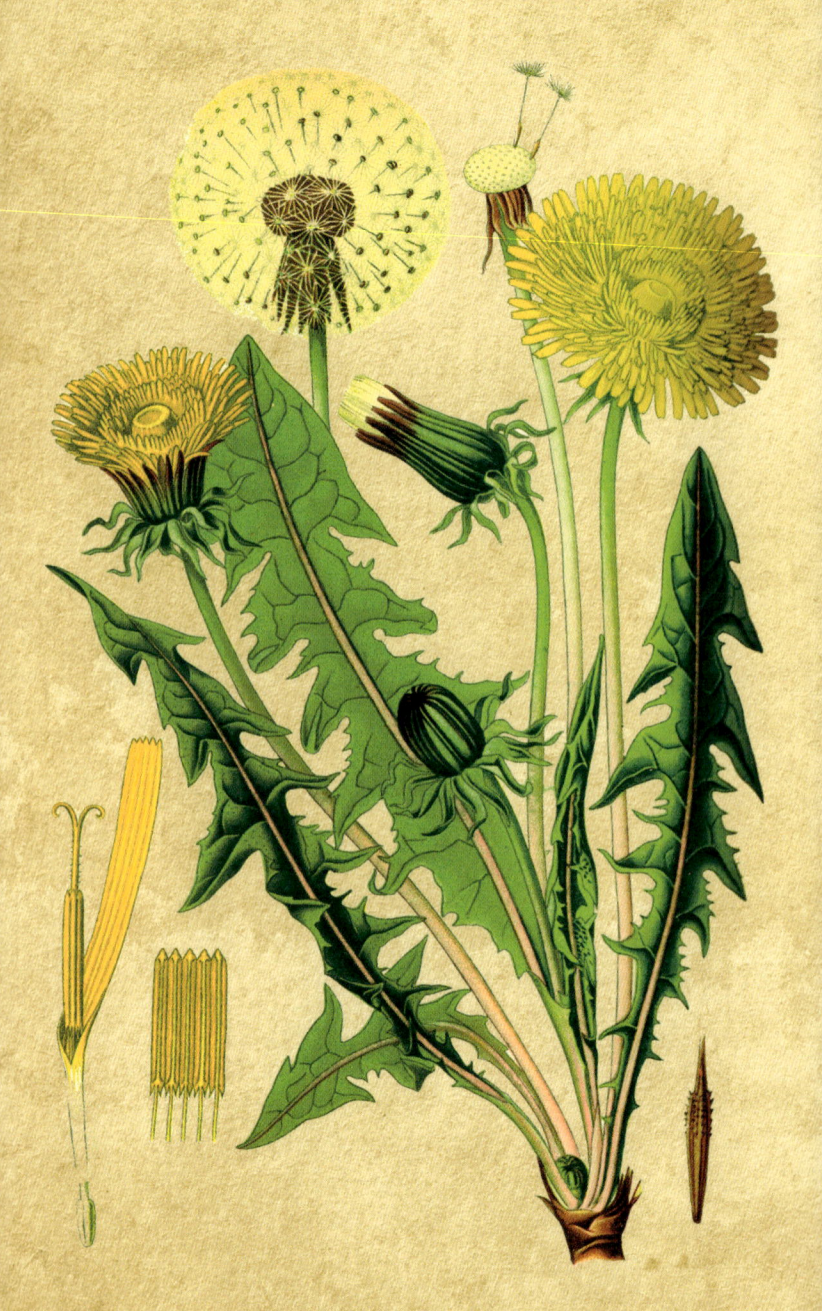

LÖWENZAHN
Taraxacum officinale

Der Löwenzahn zählt wahrscheinlich zu den bekanntesten Pflanzen unserer Region. Jeder hat wohl schon einmal als Kind versucht, alle Samen der „Pusteblume" mit einem Atemstoß wegzublasen.

Der Löwenzahn zählt zu den Korbblütlern. Er kommt häufig auf Wiesen, Rasen, Brachen und in Gärten vor und wird oft als „Unkraut" eingestuft. Das ist schade, denn er ist nicht nur eine vorzügliche Gemüsepflanze, die sich für Salate eignet, sondern auch eine bewährte Heilpflanze.

Man verwendet die im Frühjahr vor der Blüte geernteten oberirdischen Teile inklusive der Blüten, auch die Wurzel kann für Heilzwecke genutzt werden.

Löwenzahn wirkt entschlackend, blutreinigend, abführend, gallentreibend, harntreibend und entzündungshemmend. Die enthaltenen Bitterstoffe regen die Ausscheidung von Magensaft an, was bei Überdosierung zu Magenbeschwerden führen kann. Das Kalium wirkt harntreibend und regt die Leber- und Nierentätigkeit an.

Löwenzahn enthält im Herbst besonders viel Inulin, weshalb er auch bei der Diabetestherapie zum Einsatz kommen kann. Aufgrund der entzündungshemmenden Wirkung nutzt man ihn oft zur Behandlung von Rheuma. Empfohlen wird eine mehrwöchige Kur im Frühjahr. Eine positive Wirkung bei verschiedenen Krebserkrankungen wird noch erforscht. Patienten mit Gallenleiden sollten Löwenzahn nur nach Rücksprache mit einem Arzt anwenden.

INHALTSSTOFFE: Bitterstoffe, Triterpene, Flavonoide, Cumarine, Inulin, Kaliumsalze

ANWENDUNGSGEBIETE: Gallenbeschwerden, Verdauungsbeschwerden, Harnwegsinfektionen, Nierengrieß, Rheuma, Arthrose, Atemwegserkrankungen

REZEPTE

Löwenzahn
Taraxacum officinale

LÖWENZAHNBLÜTENSIRUP:
2 gehäufte Doppelhände voll Löwenzahnblüten mit 1 Liter kaltem Wasser ansetzen, abdecken und langsam zum Kochen bringen. Einmal aufwallen lassen und den Topf von der Herdplatte ziehen. Über Nacht stehen lassen, am nächsten Tag durch ein Tuch abseihen und die Blüten gut ausdrücken. In die Flüssigkeit 700 g Honig einrühren und ½ in Scheiben geschnittene Bio-Zitrone dazugeben. Den Topf nun ohne Deckel auf den Herd stellen und die Flüssigkeit auf geringster Stufe langsam eindicken lassen, ohne zu kochen. Um die richtige Konsistenz zu finden, ab und an eine Probe nehmen und erkalten lassen. Der Sirup sollte so dickflüssig sein, dass er als Aufstrich auf einem Brot oder Brötchen gegessen werden kann. Der Sirup schmeckt nicht nur gut, sondern ist auch ein Heilmittel bei Atemwegerkrankungen. Dazu kann er in Tee eingerührt werden.

REINIGUNG DES VERDAUUNGSTRAKTS:
Zerkleinerte Blätter und gemahlene Wurzel des Löwenzahns mischen und von dieser Mischung 1 Esslöffel mit ¼ Liter kochendem Wasser übergießen. Abgedeckt 10 Minuten ziehen lassen und abseihen. In kleinen Schlucken über den Tag verteilt bis zu 1 Liter trinken. Den Tee 6 bis 7 Wochen täglich zu sich nehmen und insgesamt ausreichend trinken – neben dem entschlackenden Tee noch Wasser, weitere dünne Tees oder Saftschorle. Es werden Leber, Galle, Magen, Darm, Bauchspeicheldrüse, Milz und die Nieren stabilisiert und angeregt. Dadurch wird der Stoffwechsel verbessert, das Immunsystem unterstützt sowie Blut und Haut gereinigt. Der Körper wird entlastet und die Gesundheit gefördert.

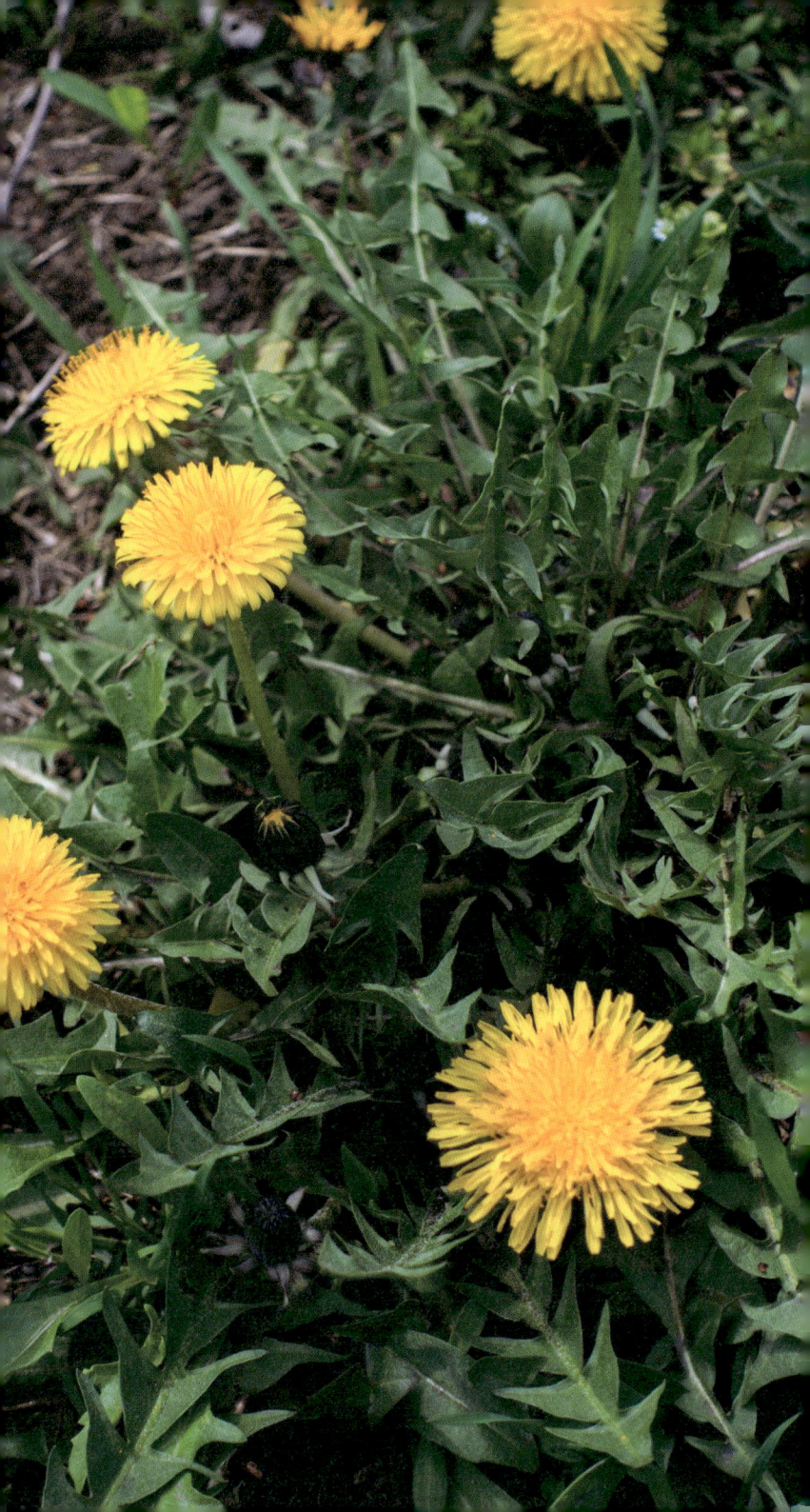

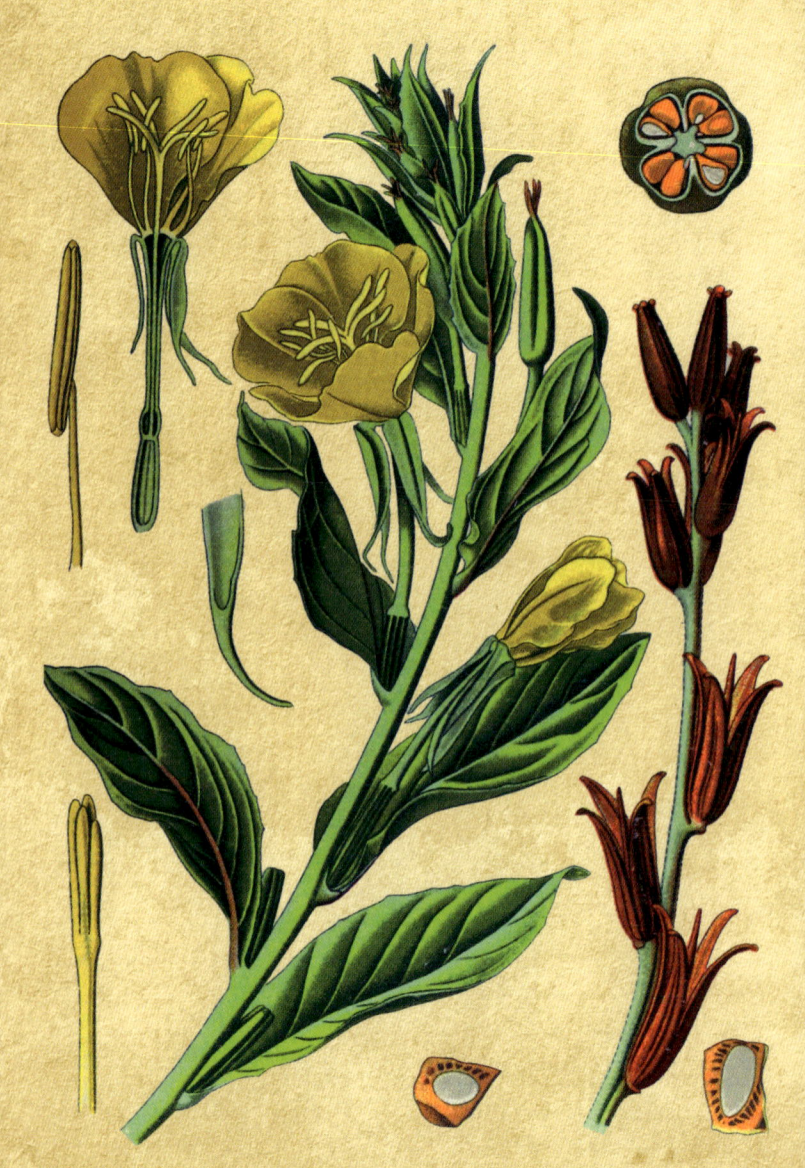

NACHTKERZE
Oenothera biennis

Ursprünglich war es ihre Schönheit, die im 17. Jahrhundert Menschen dazu bewogen hat, sie aus der neuen Welt zu importieren, außerdem nutzte man sie als Gemüsepflanze. Dass sie auch eine vorzügliche Heilpflanze ist, war zwar den amerikanischen Indianern bekannt, in Europa bemerkte man dies jedoch erst später.

Medizinisch wirksam ist das in den Samen enthaltene Öl. Nachdem die länglichen Kapseln im zweiten Jahr voll ausgereift sind, können die Samen geerntet werden.

Die Pfahlwurzel der Nachtkerze kann roh oder gekocht als Gemüse gegessen werden, sie muss während der Ruhephase der Pflanze im Winter geerntet werden.

Die Gemeine Nachtkerze wirkt stimulierend auf das Immunsystem, regt die Fettverbrennung an, senkt Cholesterinspiegel und Blutdruck.

Äußerlich angewandt wirkt Nachtkerzenöl entzündungshemmend und kommt vor allem bei Neurodermitis zum Einsatz, da es helfen kann, den Juckreiz zu lindern. Wegen seiner hervorragenden Wirkung bei Hautreizungen ist Nachtkerzenöl auch in vielen Kosmetikprodukten enthalten.

Innerlich angewandt in Form von Kapseln hilft das Öl ebenfalls bei Neurodermitis, da es deren Ursachen entgegenwirkt. Auch beim prämenstruellen Syndrom und bei Migräne können die Kapseln helfen.

INHALTSSTOFFE: Linolsäure und Gamma-Linolensäure, Gerbstoffe

ANWENDUNGSGEBIETE: Neurodermitis, Hautreizungen, Asthma, Migräne. Unverträglichkeitserscheinungen in Form von Verdauungsbeschwerden oder Übelkeit sind beobachtet worden.

REZEPTE

Nachtkerze
Oenothera biennis

ÖLEINNAHME BEI HAUTERKRANKUNGEN:
Das Nachtkerzenöl gibt es als Lebensmittel in Bioqualität und als Nahrungsergänzungsmittel. 1 Teelöffel bis 1 Esslöffel Öl täglich in Speisen und Getränke, die nicht erhitzt werden, einrühren und zu sich nehmen. Das Öl darf natürlich auch so heruntergeschluckt werden, nur liegt das nicht jedem. Es hat sich insbesondere zur Linderung bei Neurodermitis bewährt und wirkt entzündungshemmend. Das Hautbild verbessert sich, Haut und Schleimhaut sind feuchter und gesünder.

NACHTKERZENSAMEN ZUR GESUNDHEITSUNTERSTÜTZUNG:
2 Teelöffel Nachtkerzensamen in einem Mörser oder einer Gewürzmühle zerkleinern und täglich zu sich nehmen, pur oder in Speisen, die nicht erhitzt werden. Die Samen der Nachtkerzen stärken die Nerven und unterstützen Haut und Schleimhaut, die auch weniger austrocknen. Selbst Wechseljahresbeschwerden, prämenstruelles Syndrom und Menstruationsbeschwerden werden gelindert. Das Öl in den Samen aktiviert den Stoffwechsel, steigert die Leistungsfähigkeit und sorgt für allgemeines Wohlbefinden, innerlich wie äußerlich.

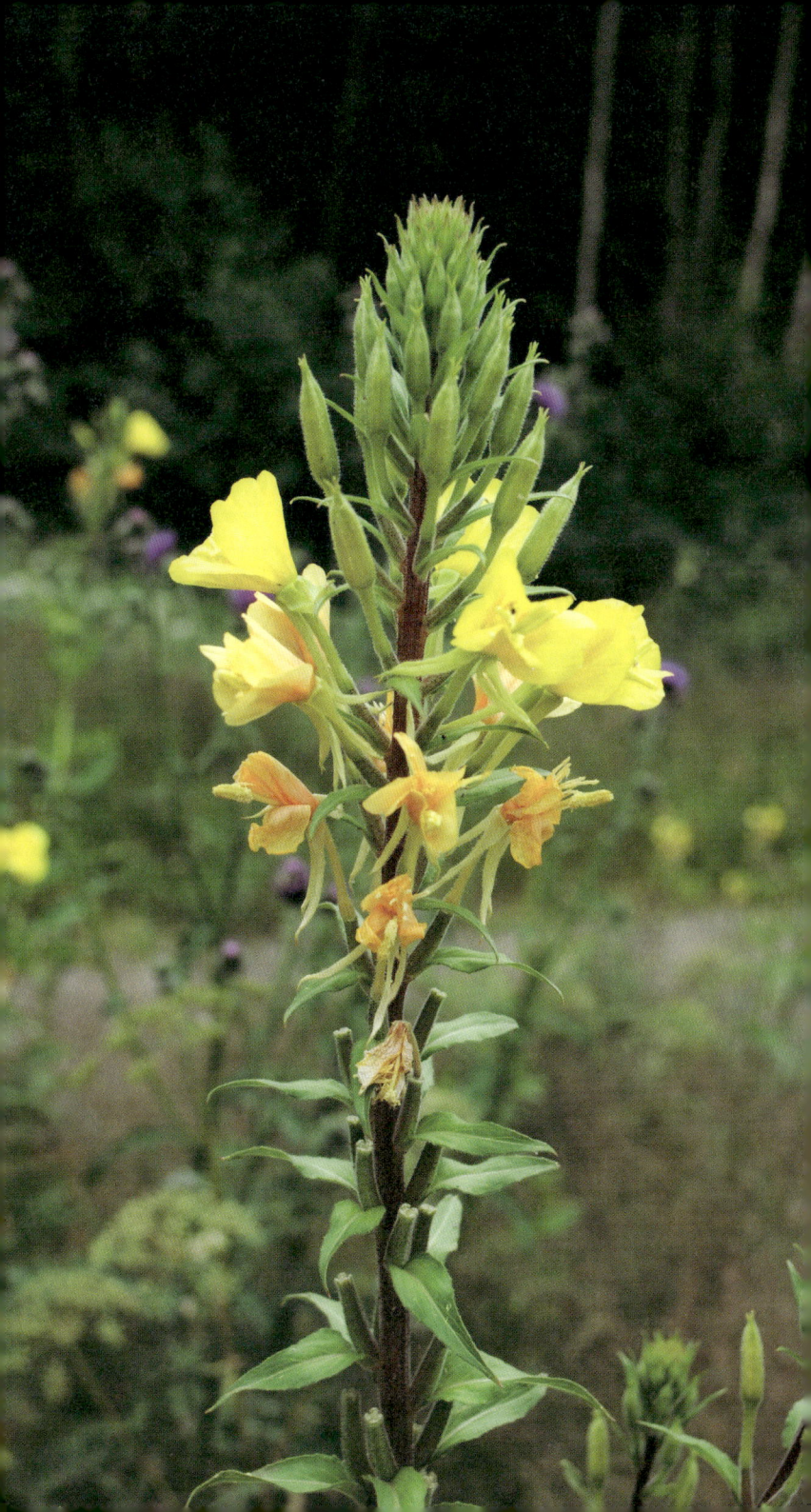

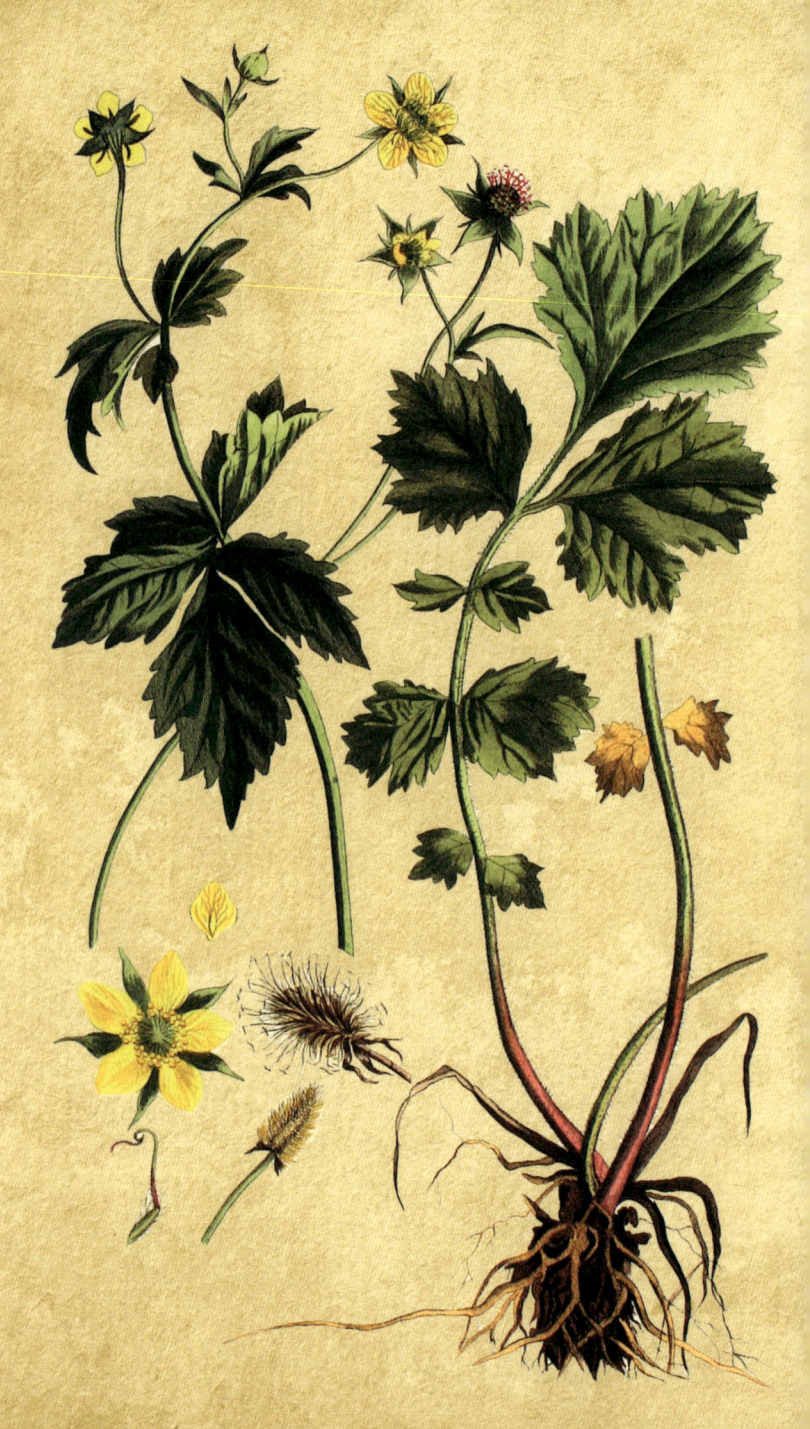

NELKENWURZ

Geum urbanum

Die Echte Nelkenwurz ist eine eher unscheinbare Pflanze, die gelbe Blütchen bildet, aus denen sich Früchte mit Haken entwickeln.

Heute kennen nur noch wenige diese wichtige Heilpflanze, die bereits von Plinius, Paracelsus oder Tabernaemontanus vielseitig eingesetzt wurde. Dabei sind ihre Fähigkeiten für den modernen Menschen äußerst nützlich. Sie tut dem gesamten Verdauungstrakt gut, unterstützt Leber, Galle, Magen, Darm und Pankreas und kann bei allerhand Erkrankungen in diesem Bereich angewendet werden. Besonders erwähnt seien Durchfall, Entzündungen, Krämpfe, Lebererkrankungen und Magenschwäche. Da sie zusätzlich reinigend und stimmungsaufhellend wirkt, kann sie helfen, Frühjahrsmüdigkeit zu vermeiden sowie Erschöpfung und depressive Verstimmung zu lindern. Darüber hinaus wird sie in Kombination mit Doldenblütengewächsen, wie Angelikawurz, Meisterwurz oder Koriander, zur Ausleitung von Pestiziden, Schwermetallen und anderen Giftstoffen im Körper verwendet.

Ihre schmerzlindernden, antiseptischen, entzündungshemmenden und adstringierenden Eigenschaften machen sie auch zur einer wichtigen Wund- und Hautheilpflanze. Wirkungsvoll ist der Tee oder die Urtinktur zum Spülen und Gurgeln bei Entzündungen von Zahnfleisch, Mund- und Rachenschleimhaut.

Aufgrund ihres Einflusses auf das Gehirn empfahl sie nicht nur Paracelsus zur Vorbeugung und Nachsorge bei Schlaganfall und Neigung zu Schwindel.

INHALTSSTOFFE: Gerbstoffe, vorwiegend Gallotannine, ätherische Öle mit ca. 0,15 % Eugenol (bekannt aus der Gewürznelke), Bitterstoffe und Flavonoide

ANWENDUNGSGEBIETE: Magen-Darm-Beschwerden, Erkrankungen von Leber, Gallenblase oder Pankreas, Wunden, Frühjahrsmüdigkeit

REZEPTE

Nelkenwurz
Geum urbanum

URTINKTUR ZUM SPÜLEN UND GURGELN:
Im Oktober die Wurzeln der Echten Nelkenwurz ausgraben, unter Wasser gründlich reinigen und 2 bis 3 Stunden nachtrocknen lassen. Im Mörser die Wurzeln zu einem Pflanzenbrei zerstoßen und ein Glas zur Hälfte damit befüllen. Dann mit Primasprit (69,5 % Alkohol) randvoll aufgießen und das Glas fest verschließen. Die Wurzelurtinktur auf die warme Fensterbank stellen und täglich schütteln. Nach 6 bis 8 Wochen durch ein Tuch abseihen und in Tropfflaschen füllen. Bei Entzündungen und Wunden im Mund- und Rachenraum 10 bis 20 Tropfen mit etwas Wasser aufgießen und damit den Mund spülen oder gurgeln. Die adstringierende, d. h. zusammenziehende, Urtinktur eignet sich auch zur Vorbeugung von Parodontose und als Heilmittel bei Heiserkeit und Mandelentzündung.

TEE ZUR STÄRKUNG DES MAGEN-DARM-TRAKTS:
Die zerkleinerten Wurzeln von Nelkenwurz, Löwenzahn, Angelikawurz, Meisterwurz und Galgant zu gleichen Teilen mischen und in Gläser verpacken. 1 Esslöffel der Mischung mit 250 ml kaltem Wasser ansetzen, abgedeckt zum Kochen bringen und leise 5 Minuten köcheln lassen. Danach kurz 5 Minuten ziehen lassen und durch ein Teesieb abseihen. In kleinen Schlucken ungesüßt trinken. 3 bis 4 Tassen täglich vor oder nach den Mahlzeiten. Damit 6 bis 7 Wochen fortfahren. Der Tee stärkt den gesamten Verdauungstrakt, insbesondere Magen und Darm, und ist bei kleineren und größeren Verdauungsbeschwerden zu empfehlen.

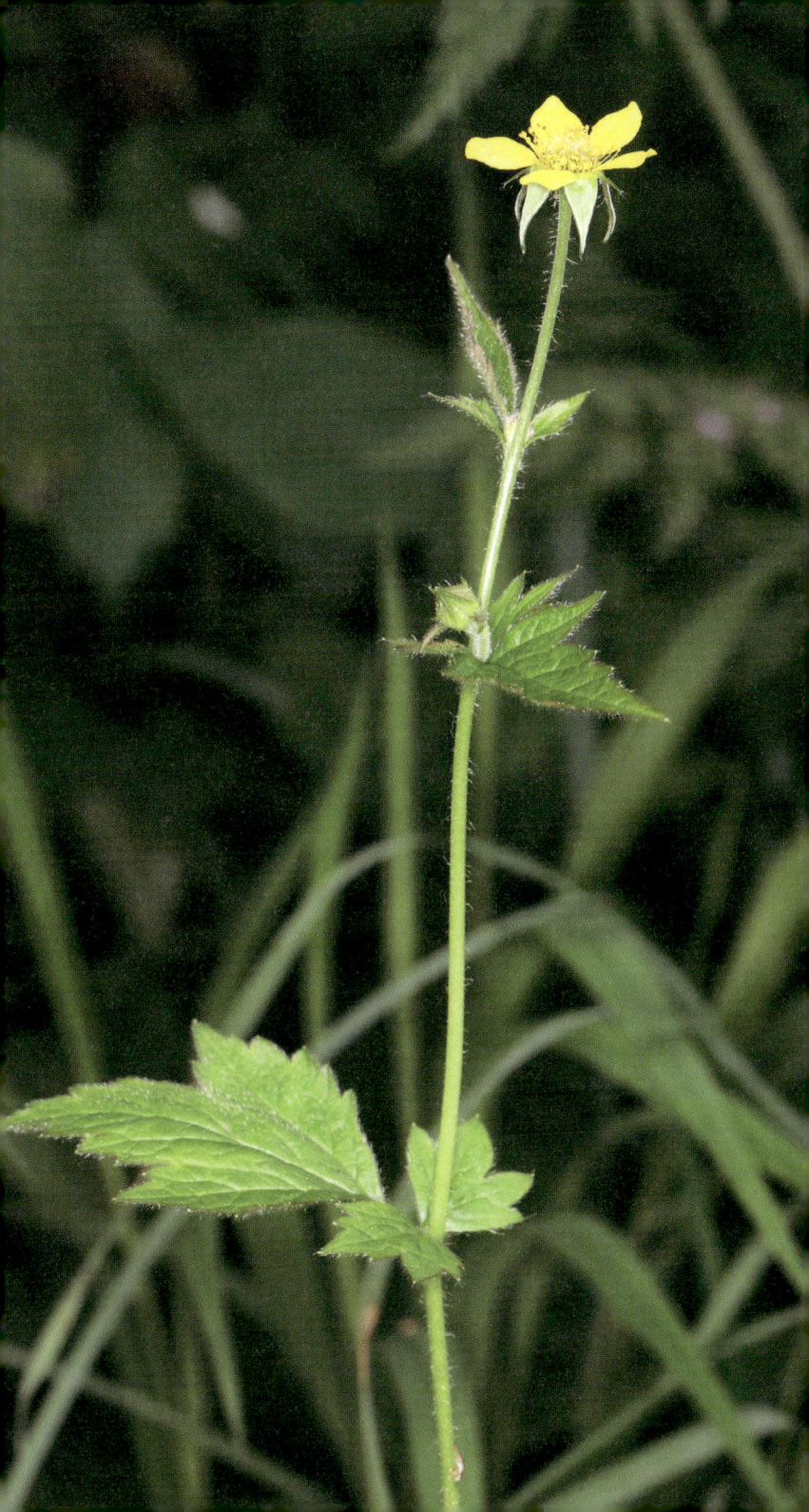

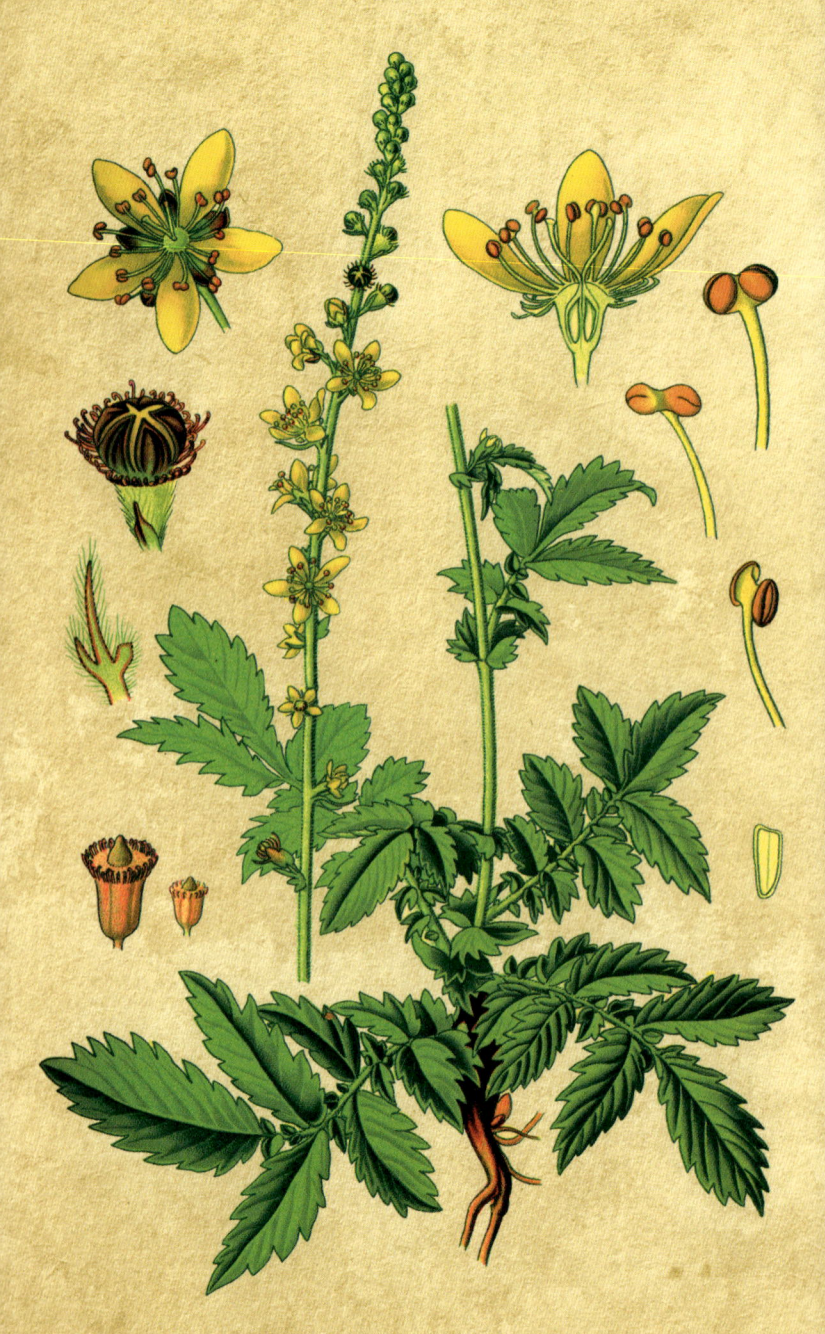

ODERMENNIG
Agrimonia eupatoria

Der Gewöhnliche Odermennig ist eine mehrjährige Pflanze aus der Familie der Rosengewächse. Man findet ihn auf Wiesen und an Wegen. Er bevorzugt sonnige bis halbschattige und eher nährstoffarme, trockene Standorte.

Er wird zwischen 30 und 100 cm, manchmal sogar bis 1,5 m hoch, ist mehrjährig und zählt zu den Bienenweiden. Im Sommer – zwischen Juni und August – erscheinen die duftenden gelben Blütentrauben, die gern von Honigbienen angeflogen werden. Nach der Blüte bilden sich die Klettfrüchte, die der Pflanze auch den Namen Klettenkraut eingebracht haben. Man sammelt die blühenden Triebe und die Blätter.

Als Heilpflanze war der Odermennig schon in der Antike und im Mittelalter sehr angesehen. Traditionell verwendet man ihn gern, um gereizte Stimmbänder oder Entzündungen im Rachenraum zu heilen, deshalb lautet ein weiterer Trivialname Sängerkraut. Seine ihm gelegentlich zugesprochene Wirkung als den Gallenfluss unterstützendes Heilmittel ist wissenschaftlich nicht belegt.

Odermennig enthält Gerbstoffe, die nicht nur traditionelle Hilfsmittel bei Durchfall sind, sondern äußerlich angewendet auch bei Hautproblemen helfen können, den Juckreiz zu lindern. Außerdem wirkt die Pflanze adstringierend, antiviral, antimikrobiell, antidiabetisch, stopfend, entzündungshemmend und leicht schmerzstillend.

INHALTSSTOFFE: Gerbstoffe, Flavonoide, Glykoside, ätherisches Öl, Triterpene, Kieselsäure

ANWENDUNGSGEBIETE: Durchfall, Schleimhautentzündungen im Mund und Rachen, Hautentzündungen

REZEPTE

Odermennig
Agrimonia eupatoria

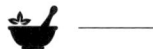

SPÜLEN UND GURGELN BEI MUND-, HALS UND RACHENENTZÜNDUNGEN:

Vom Odermennig wird das blühende Kraut verwendet. Davon 1 Teelöffel mit 1 Tasse kochendem Wasser überbrühen, 10 Minuten abgedeckt ziehen lassen und dann abseihen. Den Tee auf angenehme Temperatur abkühlen lassen, damit mit ihm mehrmals täglich gespült und gegurgelt werden kann. Dieses Vorgehen eignet sich bei allen Mund-, Hals- und Rachenentzündungen, bei Angina, Halskrankheiten, Mundfäule oder Entzündungen der Mundschleimhaut. Menschen, die viel reden oder singen, können mit diesem Tee vorbeugend spülen und gurgeln.

ODERMENNIGBAD:

Bereits Maria Treben schrieb, dass ein jeder Mensch sich der Mühe unterziehen sollte, 1- bis 2-mal im Jahr von einem Odermennigaufguss ein Kräuterbad zu nehmen. Dazu reichen 50 g getrocknetes Kraut oder 100 g frisches Kraut der blühenden Pflanze. Zunächst einen Tee herstellen, 10 Minuten ziehen lassen und dann in das Badewasser abseihen. Das Bad lindert Wunden und Hauterkrankungen, hebt die Stimmung und unterstützt die Gesundheit.

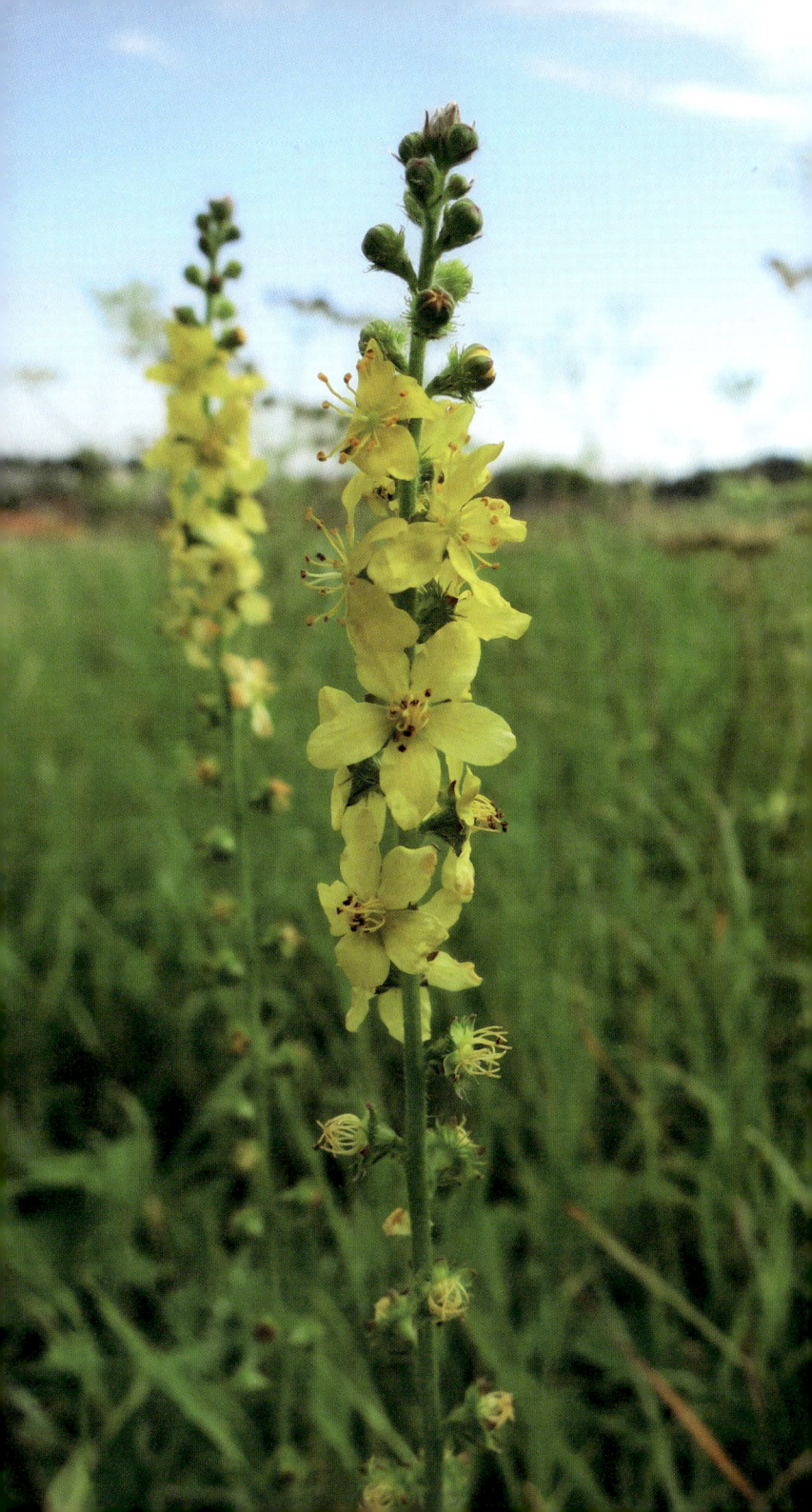

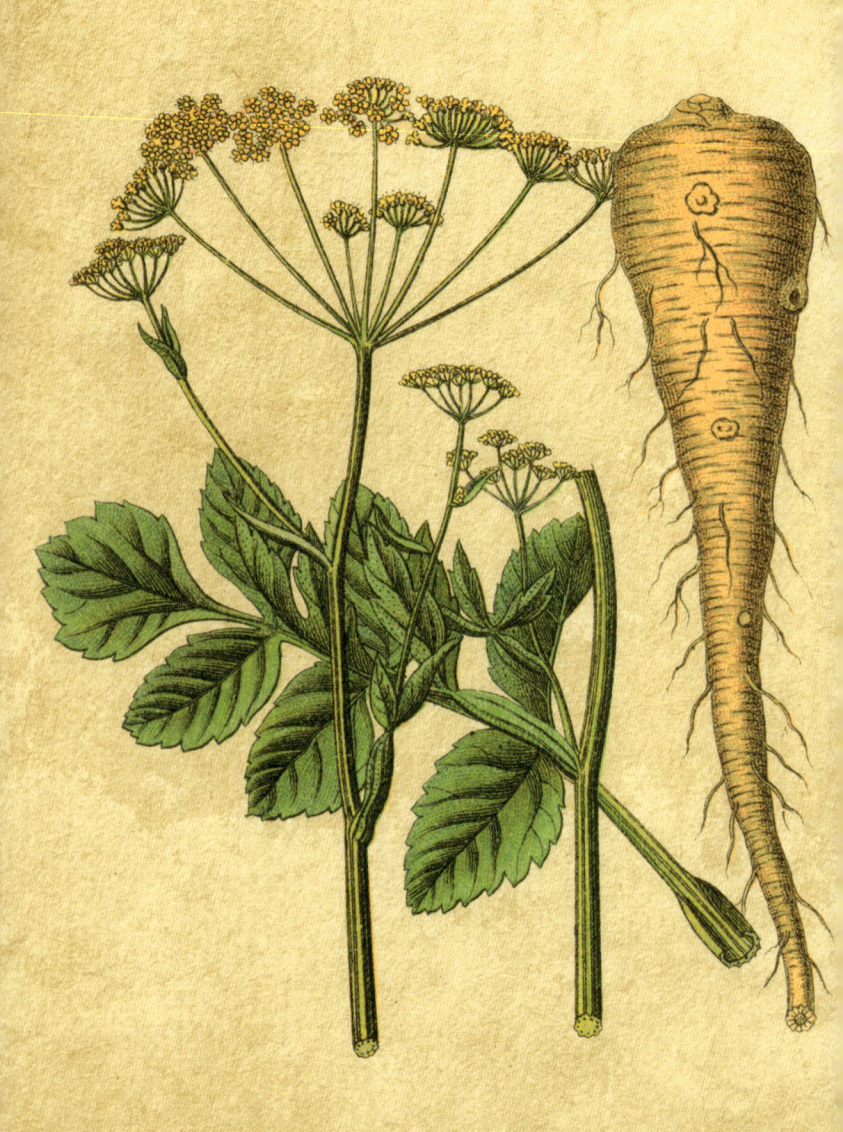

PASTINAK
Pastinaca sativa

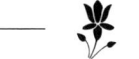

Der Pastinak – oft auch in der weiblichen Form die Pastinake – zählt zu den Doldenblütlern und war früher eine sehr beliebte Gemüsepflanze. Sie geriet lange in Vergessenheit und erlebt mittlerweile eine kleine Renaissance auf den Wochenmärkten. Er wächst auf Wiesen und an Wegesrändern und bevorzugt sonnige und kalkhaltige Standorte, wo er Wuchshöhen von über 1 m erreichen kann. Die Blüten des Pastinaks sind gelb, seine Blätter gefiedert.

Die Pflanze sprießt rosettenförmig aus einer Pfahlwurzel, die im zweiten Jahr zur Rübe anwächst. Sie verströmt einen fenchelähnlichen Geruch. Der Pastinak ähnelt vom Aussehen und Geschmack her der ebenfalls als Gemüsepflanze kultivierten Wurzelpetersilie.

Unerfahrenen Sammlern ist die Wildpflanze nicht zu empfehlen, denn die Verwechslungsgefahr mit ähnlich aussehenden Doldenblütlern – etwa mit dem sehr giftigen Gefleckten Schierling (Conium maculatum) – ist einfach zu groß. Kaufen Sie den Pastinak lieber auf dem Wochenmarkt oder pflanzen Sie ihn in Ihrem Garten an.

Die Pflanze – besonders die Unterart *Pastinaca sativa subsp. urens*, „Brennender Pastinak" – kann bei Berührung Hautreizungen hervorrufen.

Pastinak wirkt appetitanregend, verdauungsfördernd, harntreibend, entzündungshemmend, fiebersenkend und leicht sedierend. In der Volksheilkunde wird er unter anderem gegen Magen-Darm-Beschwerden eingesetzt.

INHALTSSTOFFE: ätherisches Öl, Furocumarine, Mineralstoffe, Kalium, Vitamin A und C, Protein, Inulin

ANWENDUNGSGEBIETE: Magen- und Darmbeschwerden, Schlaflosigkeit, Fieber

REZEPTE

Pastinak
Pastinaca sativa

WURZELTINKTUR ZUR STEIGERUNG DER POTENZ:
Pastinak, Petersilienwurzel, Selleriewurzel, Meisterwurz und Angelikawurz zu gleichen Teilen. Stücke von den frischen Wurzeln von Pastinak, Petersilie und Sellerie (möglichst Bioqualität) im Mörser zu einem Pflanzenbrei verarbeiten und in ein Glas füllen. Die Wurzelstücke von Meisterwurz und Angelikawurz fein vermahlen und mit in das Glas füllen. Das Glas sollte bis zur Hälfte mit Pflanzenmaterial gefüllt sein. Dann mit Primasprit (69,5 % Alkoholgehalt) auffüllen und verschließen. An einen sonnigen oder warmen Platz stellen. Jeden Tag einmal schütteln. Nach 8 Wochen durch ein Tuch seihen und in Tropfflaschen füllen. Von der Tinktur 3-mal täglich 10 bis 20 Tropfen in etwas Wasser einnehmen.

ROHKOSTSALAT ZUR STÄRKUNG DER NIEREN:
Frische Pastinakwurzeln (möglichst Bioqualität) raspeln und mit einem Dressing der Wahl, z. B. Öl-Essig oder Öl-gepresste Orangen, anmachen. Sie wirken verdauungsregulierend und harntreibend. Bei Blasenerkrankungen oder leichten Nierenproblemen lindert der Salat die Beschwerden. Dazu ausreichend trinken.

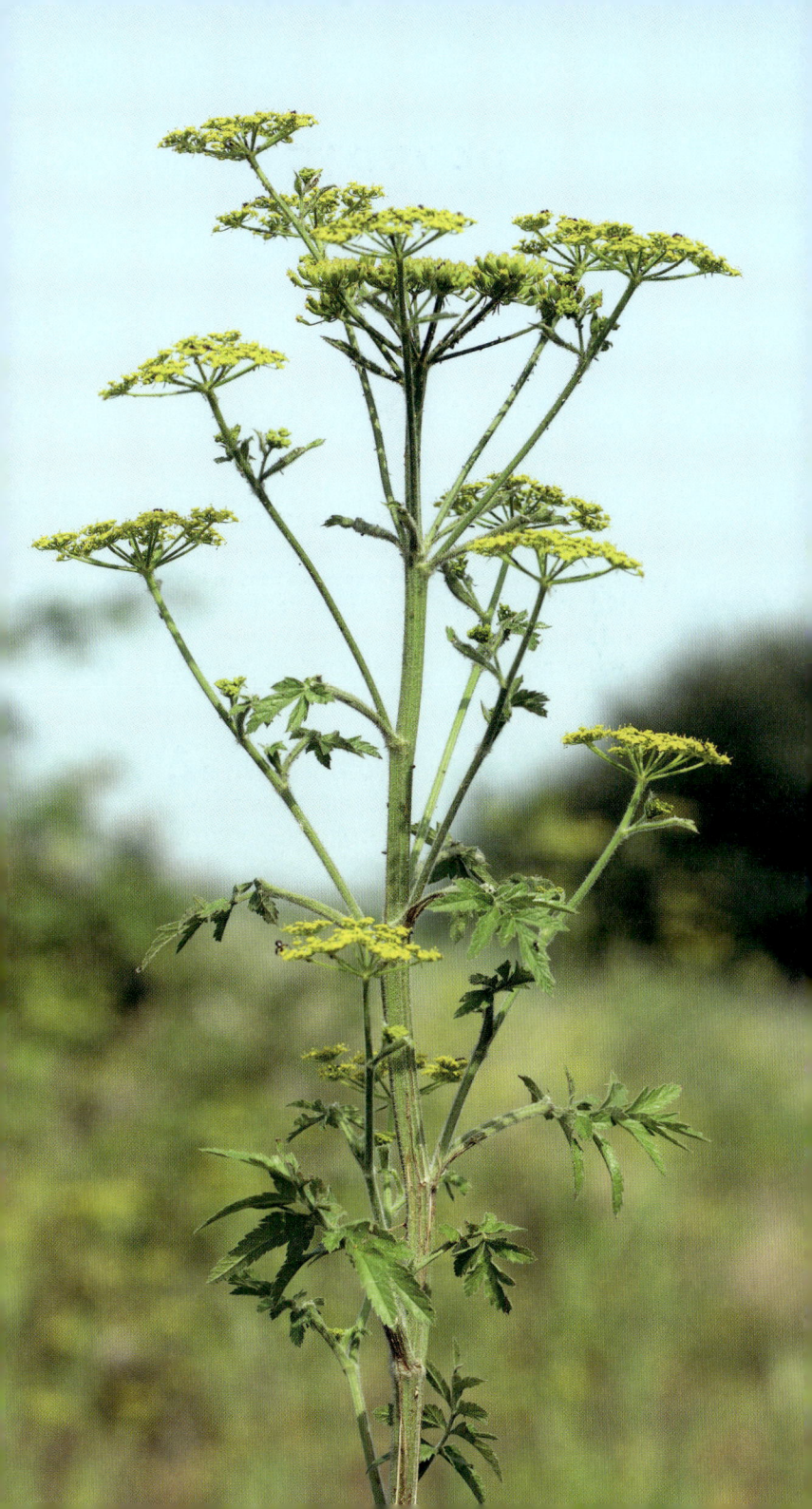

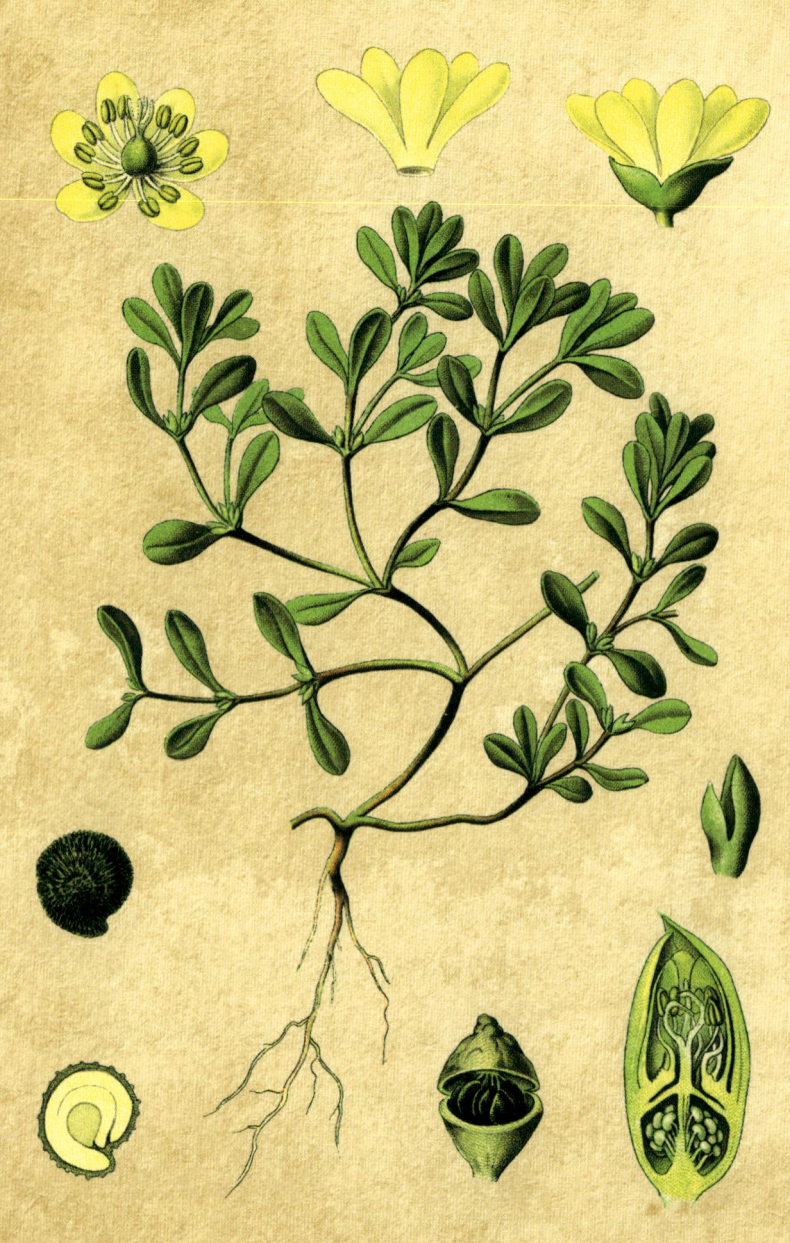

PORTULAK
Portulaca oleracea

Ursprünglich stammt der Portulak vermutlich aus Asien, denn er wird bereits in antiken Dokumenten aus Babylon erwähnt. Die schnell wachsende Sukkulente gedeiht an sonnigen und sandigen Standorten und ist wärmeliebend. Man findet sie an Wegesrändern, aber auch auf Brachen, wo sie eine Pionierpflanze ist. Die einjährige Pflanze wird zwischen 15 und 30 cm hoch. Ihre roten Stängel wachsen sternförmig und treiben fleischige Blätter. Die Blüten sind gelb und recht unscheinbar.

Obwohl er oft als Unkraut betrachtet wird, ist er doch eine nützliche Gemüsepflanze und wertvoller Lieferant von Vitaminen und Mineralstoffen. Der hohe Gehalt an wichtigen Inhaltsstoffen macht ihn zum idealen und rundum gesundheitsfördernden Bestandteil einer Frühjahrskur.

Die im Frühjahr geernteten frischen Blätter kann man Salaten oder Quarkspeisen beimischen. Sie schmecken leicht säuerlich. Für medizinische Anwendungen eignet sich der frisch gepresste Saft.

Portulak wirkt entzündungshemmend, harntreibend, antibakteriell und blutreinigend. Der Saft wird traditionell gegen Darmparasiten eingesetzt.

Die Pflanze enthält zwar Eisen, aber auch Oxalsäure, die die Eisenaufnahme hemmt.

INHALTSSTOFFE: Mineralstoffe, Spurenelemente, Vitamin A, B, C und E, Folsäure, Schleimstoffe, Saponine, Cumarine, Flavonoide, Omega-3-Fettsäuren

ANWENDUNGSGEBIETE: Vitaminmangel, Frühjahrskur, Erkältungen, Darmparasiten, Blasenentzündung

REZEPTE

Portulak
Portulaca oleracea

SANFTE REINIGUNGSKUR IM SOMMER:
Eine Fastenkur oder entschlackende Teekur findet im zeitigen Frühjahr oder im Herbst statt. Wer darüber hinaus auch in der warmen Jahreszeit eine sanfte Reinigung wünscht, kann mit dem schmackhaften Portulak gut bedient sein. Über 3 bis 6 Wochen täglich Portulak frisch als Salat oder Smoothie zu sich nehmen. Er versorgt den Körper mit wichtigen Vitaminen, Mineralien, Spurenelementen und weiteren sekundären Pflanzeninhaltsstoffen und regt die körpereigene Entschlackung an. Seine Omega-3-Fettsäuren helfen Herz-Kreislauf-Erkrankungen vorzubeugen.

PRESSSAFT BEI SODBRENNEN:
Den frisch geernteten Portulak zu Presssaft verarbeiten und täglich vor und nach den Mahlzeiten likörglasweise trinken. Er hilft bei Sodbrennen, stärkt das Verdauungssystem und lindert Entzündungen in Magen und Darm. Zudem hat er eine leicht beruhigende Wirkung, was auch den Nerven der Bauchorgane zugutekommt.

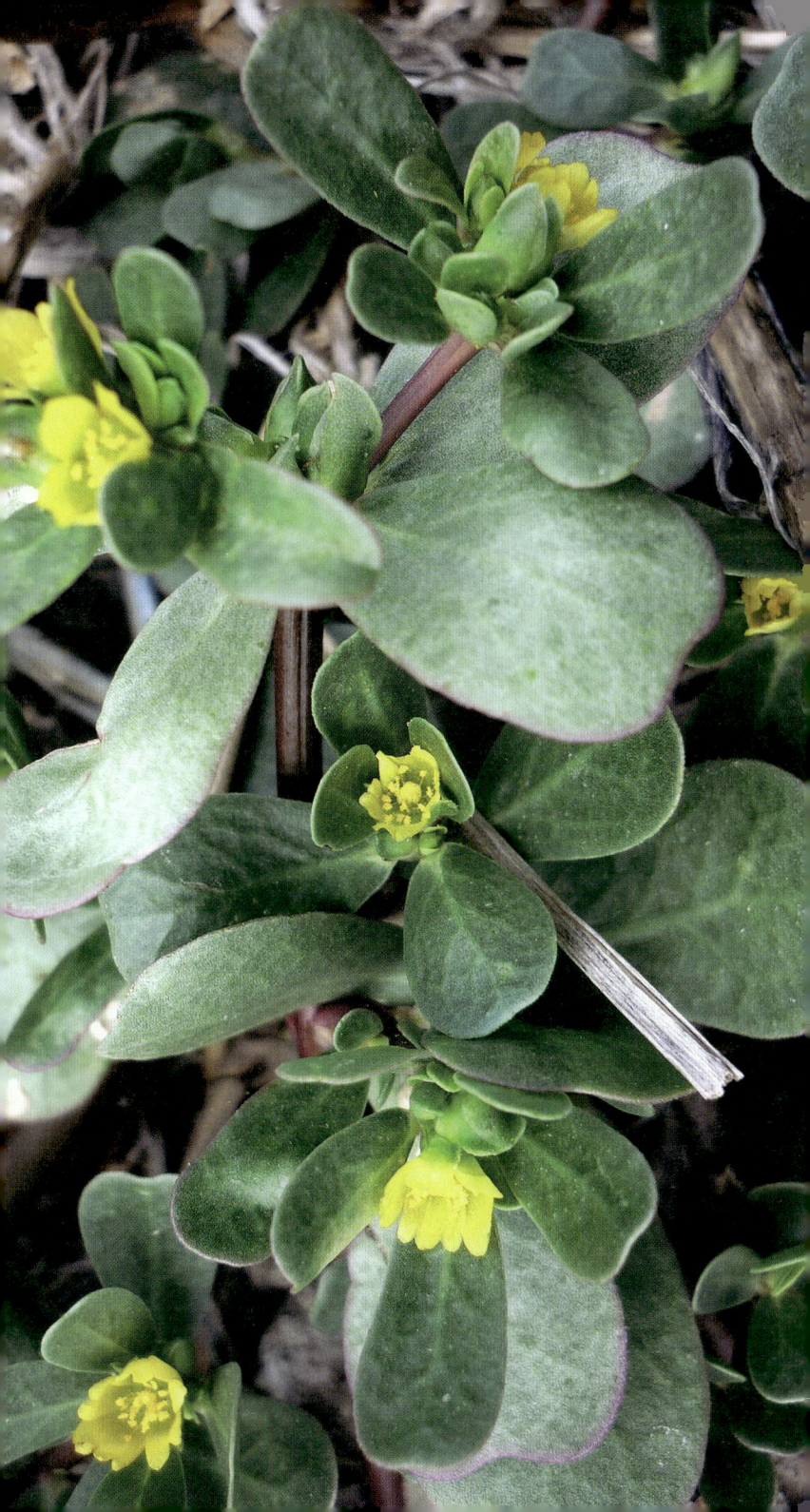

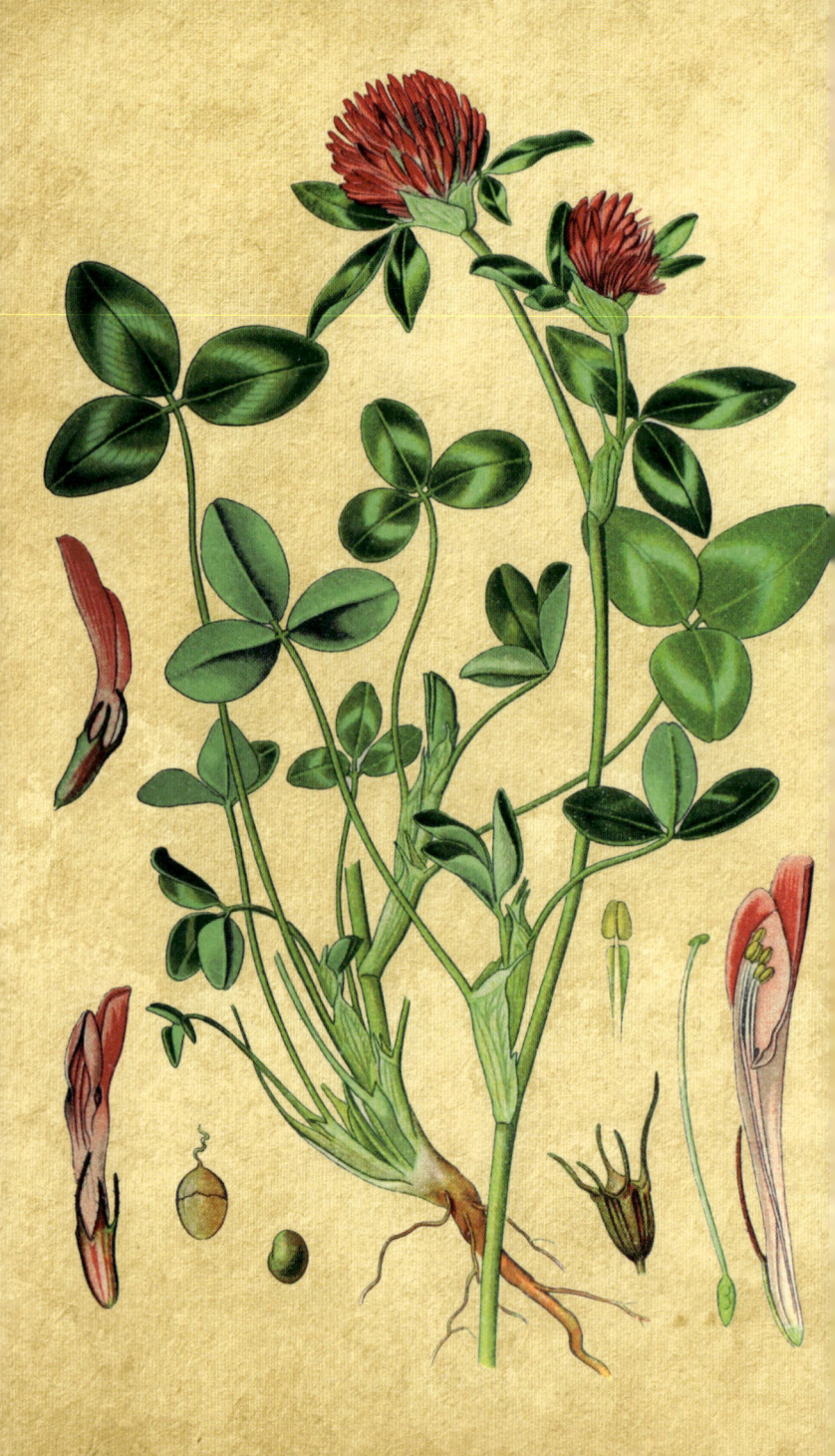

ROTKLEE
Trifolium pratense

Das vierblättrige Kleeblatt hat wohl jedes Kind schon einmal gesucht und mit Bedauern festgestellt, dass Klee in Wirklichkeit meistens dreiblättrig ist. Die Bienen und das Vieh auf der Weide schert das wenig, denn für sie ist Rotklee eine wichtige Nahrungspflanze.

Rotklee wirkt entzündungshemmend, adstringierend, schleimlösend, blutreinigend und kann gegen leichte Beschwerden in den Wechseljahren helfen.

Besonders die enthaltenen Phytoöstrogene haben den Rotklee zu einer begehrten Heilpflanze für Wechseljahresbeschwerden gemacht. Dahinter steht die Hoffnung, dass eine klassische Hormontherapie mit ihren Nebenwirkungen hier einen verträglicheren Ersatz findet. Allerdings ist der Einsatz von pflanzlichen Östrogenen nicht unumstritten und auch eine derartige Anwendung von Rotklee muss unbedingt mit einem Arzt besprochen werden. Ob Rotklee eine bessere Alternative zu Soja ist, vor allem im Hinblick auf das Brustkrebsrisiko, wird noch erforscht. Aber besonders für Frauen, die bereits an Krebs erkrankt sind oder ein erhöhtes Brustkrebsrisiko haben, gilt eine Warnung des Bundesamts für Risikobewertung vor Anwendungen mit Rotklee. Auch problematische Wechselwirkungen mit Krebsmedikamenten sind möglich.

Rotklee darf nicht in der Schwangerschaft und während der Stillzeit angewendet werden. Äußerlich kann Rotklee bei Hautproblemen wie Ekzemen oder Schuppenflechten angewendet werden.

INHALTSSTOFFE: Phytoöstrogene (Isoflavone), ätherisches Öl, Gerbstoffe, Cumarine, Glykoside

ANWENDUNGSGEBIETE: Beschwerden des Klimakteriums und der Menopause, Ekzeme, Atemwegserkrankungen

REZEPTE

Rotklee
Trifolium pratense

AUFGUSS ZUR ANREGUNG DES LYMPHSYSTEMS:
Frische oder getrocknete Rotkleeblüten zerkleinern und für einen Tee mit kochendem Wasser übergießen. Bei frischen Rotkleeblüten 1 gehäuften Teelöffel und bei getrockneten 1 Teelöffel für 1 Tasse Wasser verwenden. Abgedeckt 10 Minuten ziehen lassen, abseihen und in kleinen Schlucken 3-mal täglich 1 Tasse trinken. Nach einer überwundenen Infektion regt der Tee das Lymphsystem an. Sind die Lymphdrüsen angeschwollen, unterstützt der Rotklee das Lymph- und Immunsystem. Auch bei trockenem Husten hat sich die schleim- und krampflösende Wirkung bewährt.

FRUCHTBARKEITSFÖRDERNDER TEE:
20 g Rotklee, 20 g Stinkstorchschnabel, 20 g Frauenmantel, 10 g Beifuß, 20 g Melisse

Alle Bestandteile mischen und in einem Glas verpacken. 1 Teelöffel der Mischung mit einer Tasse kochendem Wasser übergießen, 10 Minuten ziehen lassen und abseihen. In kleinen Schlucken 1 bis 3 Tassen täglich trinken.

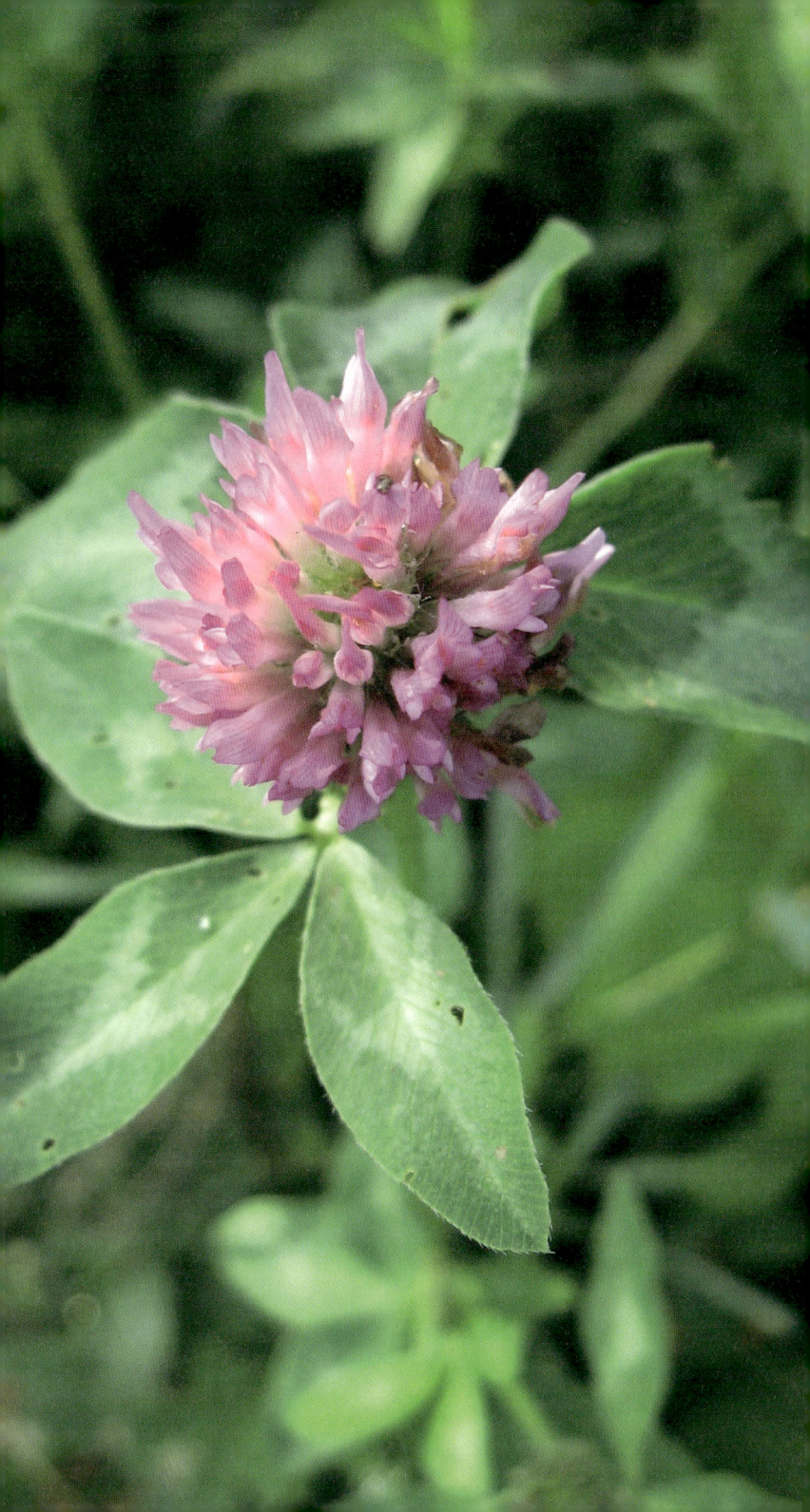

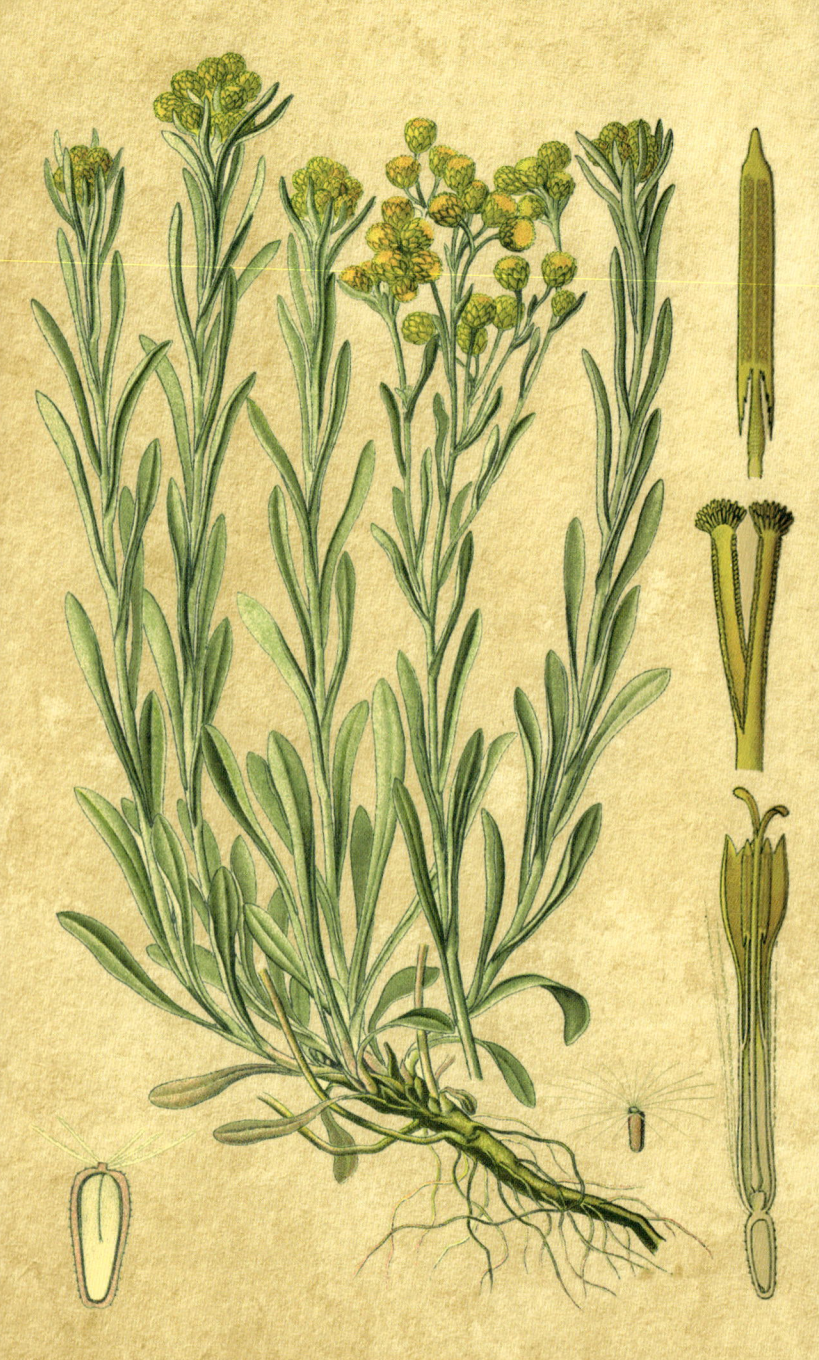

SAND-STROHBLUME
Helichrysum arenarium

Die Sand-Strohblume bevorzugt trockene bis stark trockene, lockere, warme und entkalkte Sandböden und wächst z. B. in Kiefernwäldern, Sandfluren sowie auf Trockenrasen, Heiden und Dünen. Weil es immer weniger solche mageren Standorte gibt und der Mensch kaum mehr Flächen offenlässt, ist sie inzwischen ein gefährdetes und besonders geschütztes Kräutlein.

Ihre wohltuende Wärme und ihr energetisches Wesen durchdringen den Verdauungstrakt und Unterleib. Helfen kann sie bei körperlichen Beschwerden, wie Lebererkrankungen, Übergewicht, Diabetes, Essstörungen sowie Verdauungs- und Stoffwechselprobleme. Sie gehört zu den bewährten Heilmitteln bei Gallenleiden. Insbesondere Gallenstein und -grieß sowie Gallenblasenentzündungen können mit ihr behandelt werden. Sie wirkt krampflösend, antibiotisch, entzündungshemmend, verdauungsregulierend und harntreibend. Mit ihrem feurigen Temperament schmilzt sie Verschlackungen, löst Gifte und bringt den Körper in einen gesunden Fluss. Zusätzlich helfen ihre Bitterstoffe bei der Regeneration und Genesung. Außerdem ist sie wichtig zur Anregung der Milz, wenn chronischen und schleichenden Erkrankungen vorgebeugt oder Verschleiß und Alterserscheinungen entgegengewirkt werden soll. Sogar Geist und Seele profitieren von ihrem sonnigen Gemüt. Sie fördert Freude, Wärme und Vitalität in uns.

INHALTSSTOFFE: Flavonoide, ätherisches Öl, Phthalide, Sequiterpenbitterstoffe, Gerbstoffe, Pyridinderivate, Harz, Phytosterole, Carotinoide, Chalkone

ANWENDUNGSGEBIETE: Gallenbeschwerden, Durchfall und Darmbeschwerden, Harnwegsbeschwerden, in der Homöopathie bei Ischiasschmerzen

REZEPTE

Sand-Strohblume
Helichrysum arenarium

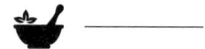

GALLEN-LEBER-ANREGUNG:

20 g Sand-Strohblume (nicht selbst sammeln, da geschützt), 30 g Löwenzahnblätter, 30 g Brennnesselkraut, 20 g Odermennig, 20 g Mariendistelfrüchte, gemahlen, 20 g Wegwartenwurzel (gemahlen), 20 g Zitronenmelisse

Alle Bestandteile mischen und in Gläser verpacken. 1 Esslöffel der Mischung mit 250 ml kochendem Wasser überbrühen, 10 Minuten abgedeckt ziehen lassen und durch ein Teesieb in eine Thermoskanne abseihen. In kleinen Schlucken trinken. 3 bis 4 Tassen täglich vor oder nach den Mahlzeiten. Damit 6 bis 7 Wochen fortfahren. Der Tee regt Leber und Galle in ihrer Funktion an und unterstützt den gesamten Verdauungstrakt. Zusätzlich wirkt er stimmungsaufhellend und reinigend. Er passt in eine Frühjahrskur, lindert Erschöpfung und hilft bei Beschwerden der Leber, Galle und auch bei Verstopfung. Der Tee ist bitter und sollte auf keinen Fall gesüßt werden.

TEE BEI DURCHFALL:

Sand-Strohblume, Echte Nelkenwurz, die Wurzel gemahlen, Frauenmantel, Schafgarbe und Kanadische Goldrute zu gleichen Teilen mischen. Von der Mischung 1 Teelöffel mit 1 Tasse kochendem Wasser überbrühen, abgedeckt 10 Minuten ziehen lassen und dann durch ein Teesieb gießen. In kleinen Schlucken trinken. Es ist möglich, bis zu 1 Liter davon über den Tag verteilt zu sich nehmen. Der Tee lindert Schmerzen, Krämpfe und Entzündungen und hilft, Keime aus dem Darm auszuscheiden. Da bei Durchfall reichlich Flüssigkeit verloren wird, ist es wichtig, zusätzlich sehr viel zu trinken, wie z. B. Wasser oder dünne Gemüsebrühen.

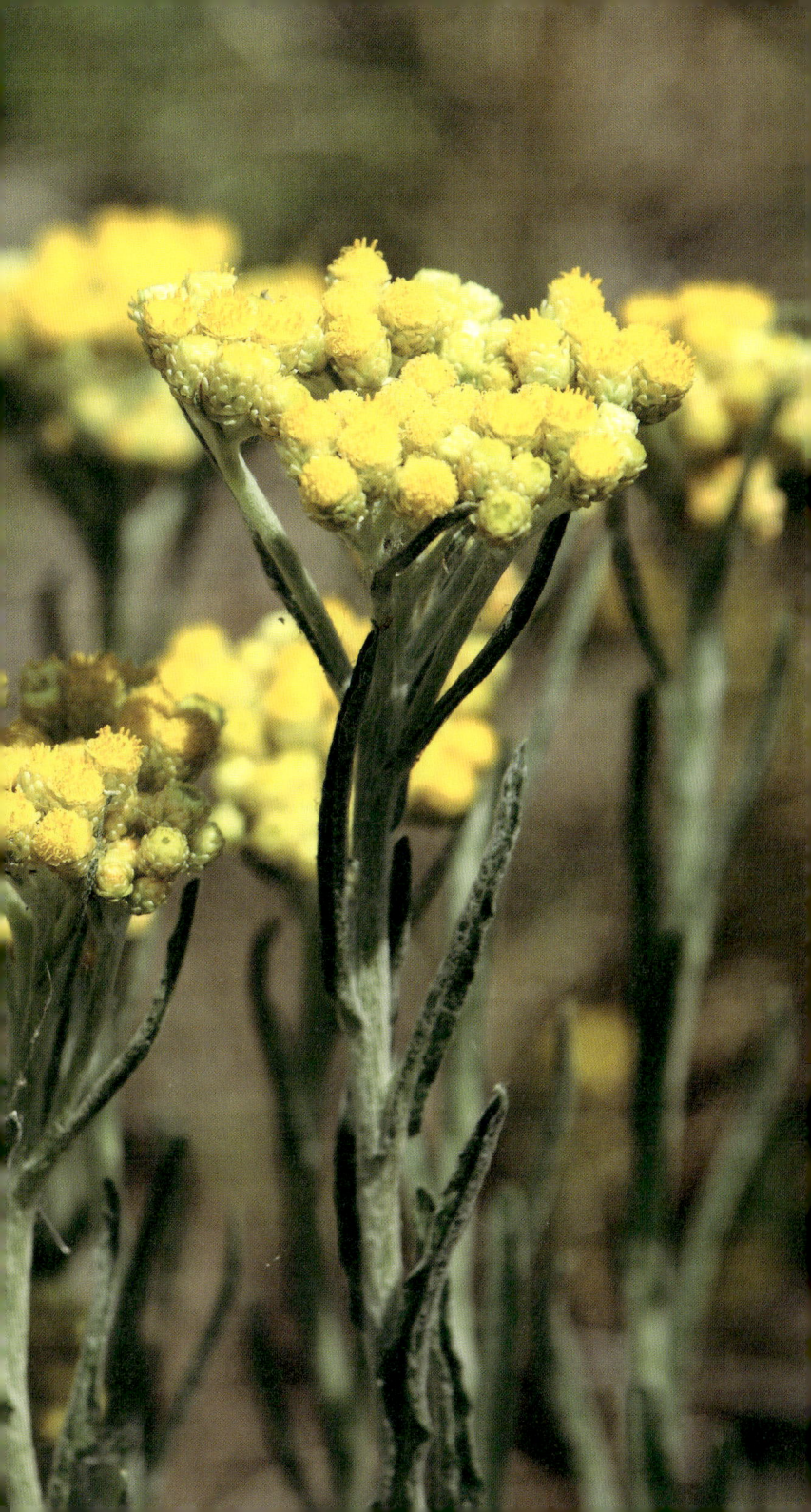

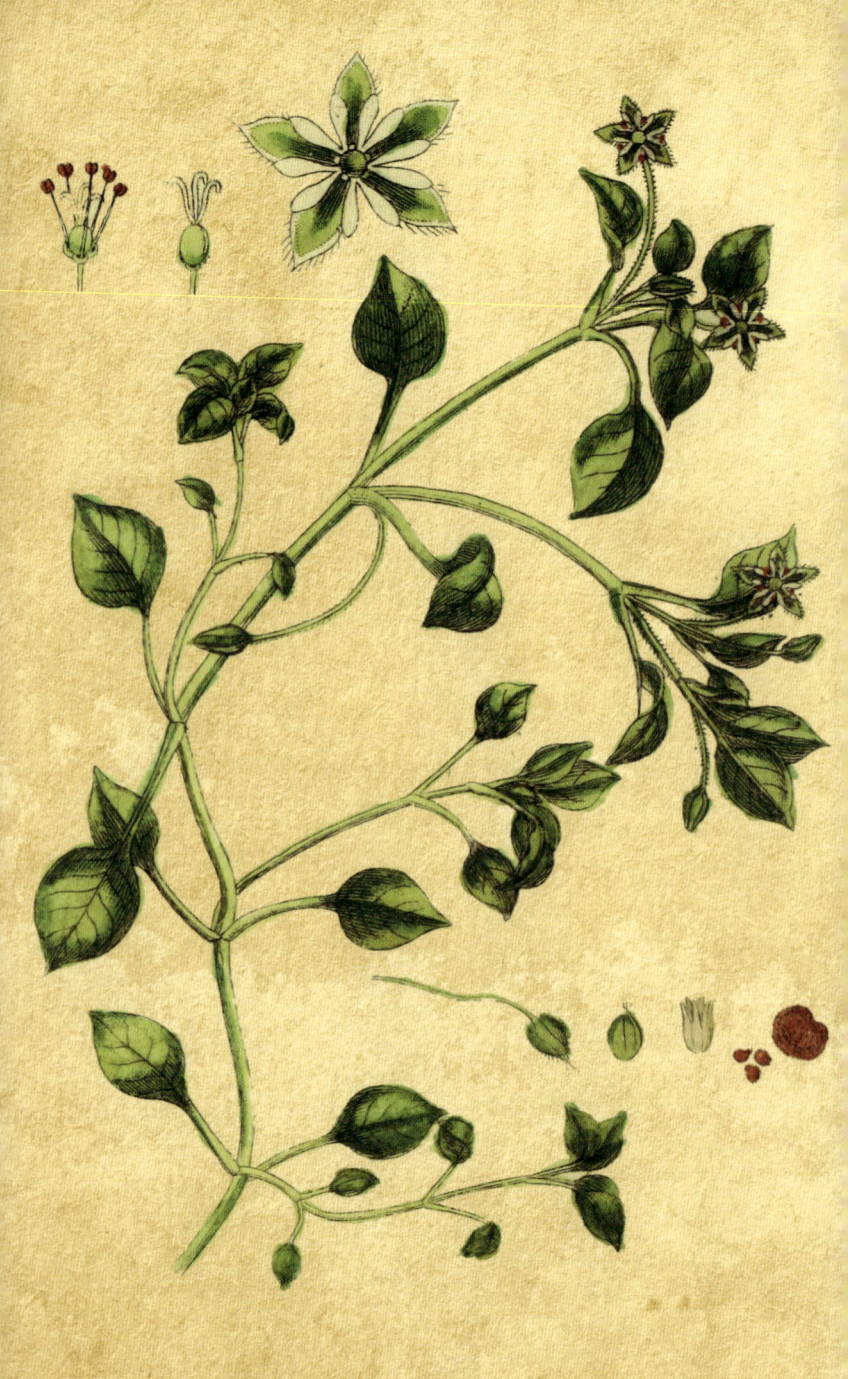

VOGELMIERE
Stellaria media

Die Vogelmiere wird heute als Unkraut bezeichnet, dabei ist sie eine wichtige Pionierpflanze, die den Boden vor Erosion, Kälte und Austrocknung schützt.

Sie steht fast ganzjährig, außer bei Frost und Schnee, als schmackhafte Nahrung zur Verfügung. Sie verzichtet auf Bitterkeit und ist umso reicher an pflanzlichem Eiweiß, Vitaminen, Mineralien und Spurenelementen, die vom Körper hervorragend aufgenommen werden. Hinzu kommen Kieselsäure, Saponine, Rutin, Gerbstoffe, ätherisches Öl und Cumarin, die sie als wertvolle Heilpflanze auszeichnen und die Aufnahme im Darm verbessern. Des Weiteren wurde bei ihr Aucubin nachgewiesen, bekannt für seine das Immunsystem unterstützende und den vorzeitigen Alterungsprozess aufhaltendn Wirkung. Dieses Glykosid ist darüber hinaus gefäß-, leber- und nervenschützend und gegen Krebs bis in die DNA-Strukturen wirksam.

Häufig verspeist oder als Heilmittel eingesetzt profitieren Knochen, Sehnen und Bänder von der Zusammensetzung und dem Wesen dieser Wildpflanze. Sie eignet sich zur Vorbeugung und Behandlung von Osteoporose sowie als Medizin bei Rheuma, Gicht oder Gelenkleiden. Ihre kühlende, regenerierende und schmerzstillende Wirkung kommt bei Fieber, Infektionen und Entzündungen zum Tragen. Damit lindert sie Hauterkrankungen wie Ausschläge, Schweißbläschen oder Ekzeme.

INHALTSSTOFFE: Vitamin A, B und C, Kalium, Kieselsäure, Saponine, Kupfer, Magnesium, Phosphor, Zink, Kalzium, Eisen, Rutin, Gerbstoffe, ätherisches Öl, Carotin, Cumarine und ca. 80 % pflanzliches Eiweiß

ANWENDUNGSGEBIETE: Hauterkrankungen, Fieber, Infektionen, Atemwegserkrankungen, Rheuma, Gicht und Gelenkleiden, Stärkungsmittel

REZEPTE

Vogelmiere
Stellaria media

WILDKRÄUTERBRÜHE ZUR BEGLEITUNG DER FRÜHJAHRSKUR:
Vogelmiere, Gänseblümchen, Giersch, Gundermann, Brennnessel und Löwenzahn sammeln und vorsichtig abspülen, trocknen und ungefähr zu gleichen Teilen für die Brühe verwenden. Pro Suppenteller veranschlagt man 2 Esslöffel zerkleinerter Wildkräutermischung. Die Kräuter einmal kurz mit Wasser aufkochen und dann pürieren. Diese Brühe begleitet eine Frühjahrs- oder Fastenkur. Sie versorgt den Körper mit wichtigen Inhaltsstoffen und fördert die Reinigung.

OSTEOPOROSEVORBEUGUNG UND -BEGLEITUNG:
1 Esslöffel getrocknete oder 1½ Esslöffel frische, zerkleinerte Vogelmiere mit ¼ Liter kochendem Wasser aufbrühen, 7 bis 10 Minuten abgedeckt ziehen lassen und durch ein Teesieb gießen. 2-mal täglich ¼ Liter trinken. Der Körper wird mit wichtigen Mineralien und Kieselsäure versorgt, sodass Osteoporose vorgebeugt wird und Gelenkschmerzen in den Wechseljahren vermindert werden. Zudem kühlt der Tee und fördert die körpereigene Reinigung.

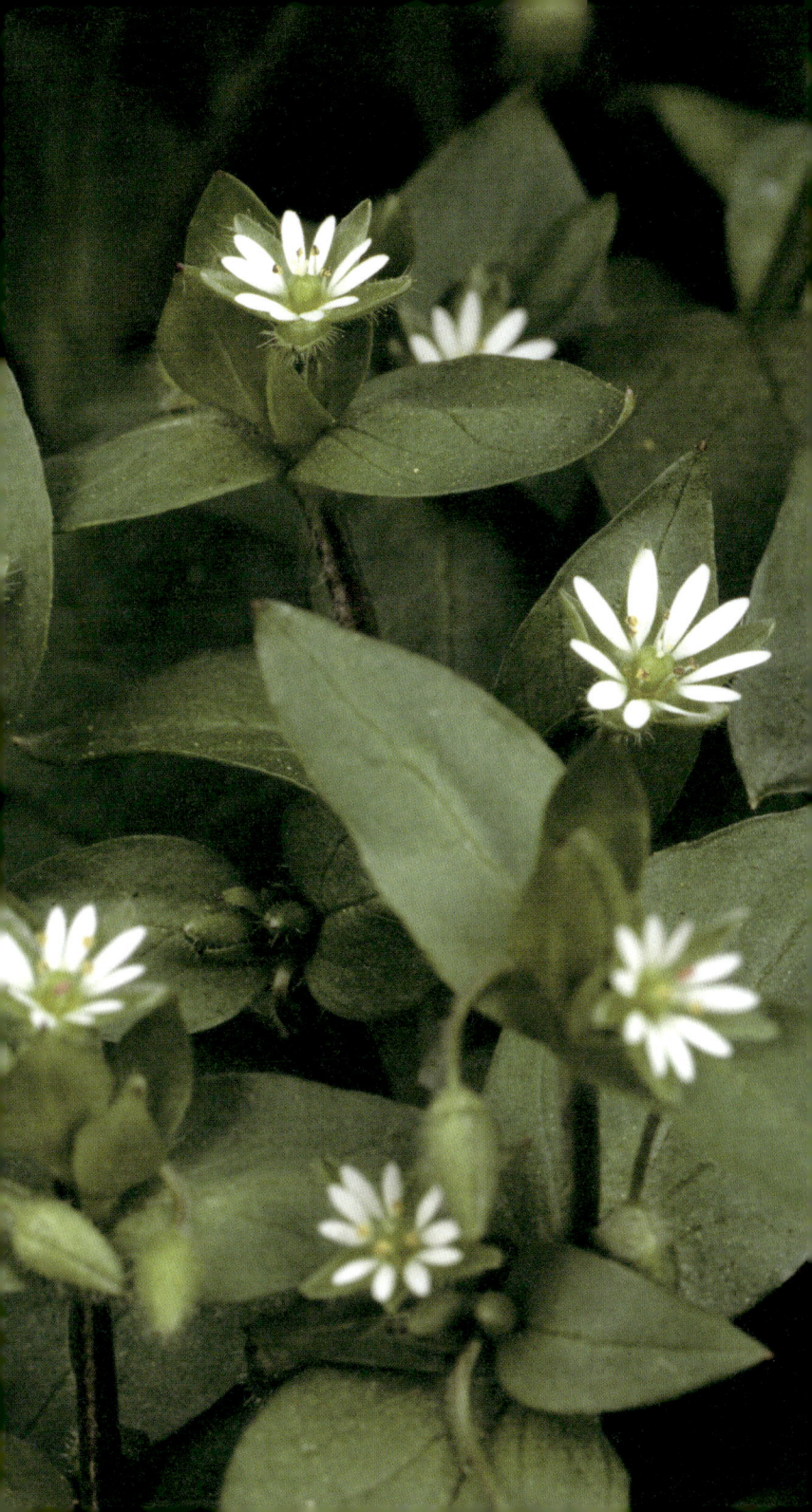

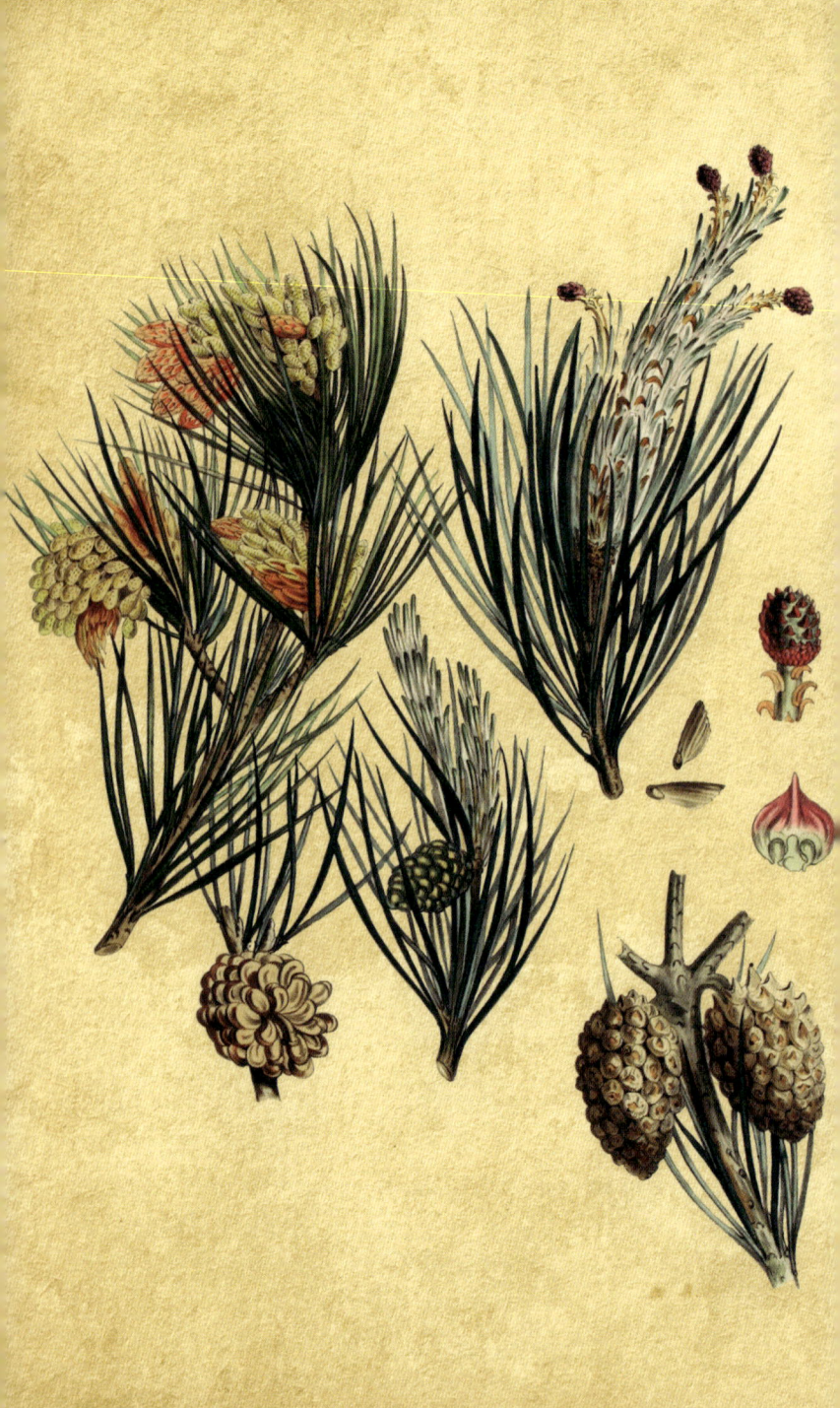

WALDKIEFER
Pinus sylvestris

Die natürlichen Standorte der Waldkiefer sind besonders nährstoffarme, trockene oder nasse Böden wie bewaldete Sanddünen oder Moorrandwälder. Die Waldkiefer gäbe es eigentlich nur selten, wäre sie nicht über Jahrhunderte großflächig angepflanzt worden. Mit ihrer tiefen Pfahlwurzel kann sie unterirdische Wasserschichten erreichen und ist deshalb für karge Böden geeignet.

In der heutigen Zeit wird ihr wenig Wertschätzung entgegengebracht. Dabei ist sie nach wie vor eine wertvolle Heilpflanze und ein attraktiver Baum. Allerdings kann sie kaum ihre Pracht und Fähigkeiten entfalten, wenn sie dicht an dicht in Monokultur angebaut wird. Steht sie frei und an ihrem arteigenen Standort, entwickelt sich eine geheimnisvolle Schönheit, weit ausladend, grazil geformt und im Detail voller Zartheit.

Der typisch waldige Duft, der an tiefes und fließendes Atmen erinnert, erschloss bereits dem frühen Menschen ihre innewohnenden Heilkräfte. Sie kuriert Lungenkrankheiten, Reizhusten sowie Bronchitis und kann bei Erkältungen und Infekten eingesetzt werden. Tatsächlich ist sie auch eine bewährte Arznei bei Nieren-Blasen-Beschwerden. Die Waldkiefer bietet zudem Hilfe bei Rheuma, Gicht, Durchblutungsstörungen, Muskel- und Nervenschmerzen, Gelenkbeschwerden sowie Hauterkrankungen. Auch bei Reizverarbeitungsstörungen wie Tinnitus, Schlaflosigkeit oder Nervosität kann sie genutzt werden.

INHALTSSTOFFE: ätherisches Öl, Terpene, Vitamin C, Gerbstoffe, Bitterstoffe, Salicinerin, Wachs, Glykoside, Flavonoide

ANWENDUNGSGEBIETE: Erkrankungen der Atemwege, rheumatische Erkrankungen, Muskelbeschwerden

REZEPTE

Waldkiefer
Pinus sylvestris

WALDKIEFERBAD:

Die jungen, noch weichen Nadeln und Sprossen im April und Mai sammeln, auf Küchenkrepp auslegen und trocknen. Nach ca. 3 Wochen in Gläser abfüllen und beschriften. In der Erkältungszeit kann bei Rheuma und Durchblutungsstörungen aus ihnen ein wohltuendes Bad hergestellt werden. Es unterstützt die Atemwege, beruhigt und hilft bei schmerzenden Gelenken, Nerven und Muskeln. Dazu werden 100 g der zerkleinerten Nadeln und Sprossen 10 Minuten abgedeckt auf dem Herd geköchelt. Danach durch ein Sieb ins Badewasser abseihen. Solange baden, wie es angenehm ist, jedoch nicht länger als 20 Minuten. Dabei, wenn möglich, tief durch die Nase atmen.

BRUSTBALSAM:

50 ml Olivenöl, 5 g Bienenwachsplättchen (ungebleicht), 5 g Kakaobutterplättchen, 15 Tropfen ätherisches Kiefernöl, 5 Tropfen ätherisches Ysopöl, 5 Tropfen ätherisches Fenchelöl (süß)

Das Olivenöl mit dem Bienenwachsplättchen und der Kakaobutter in einem Emailletopf erwärmen, bis eine klare Flüssigkeit entstanden ist. Dabei immer umrühren. Nun vom Herd ziehen und weiter umrühren. Nach ca. 2 Minuten die ätherischen Öle hineintropfen und sofort in Salbengefäße gießen. Nach dem Abkühlen der Salbe die Gefäße verschließen und beschriften. Dieser duftende Balsam kann auf Brust und Rücken bei Erkältungen, Infekten und Atemwegerkrankungen eingerieben werden.

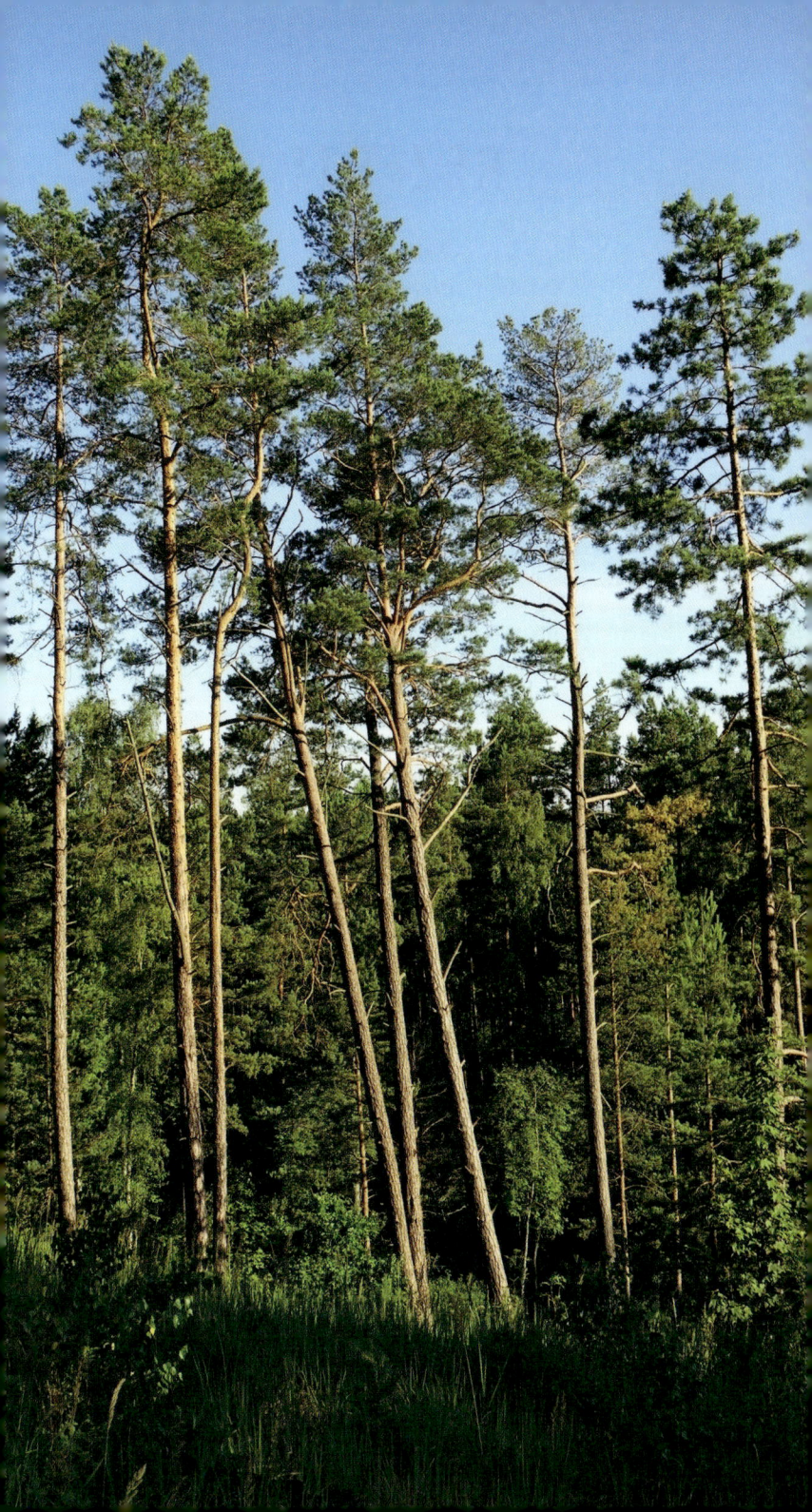

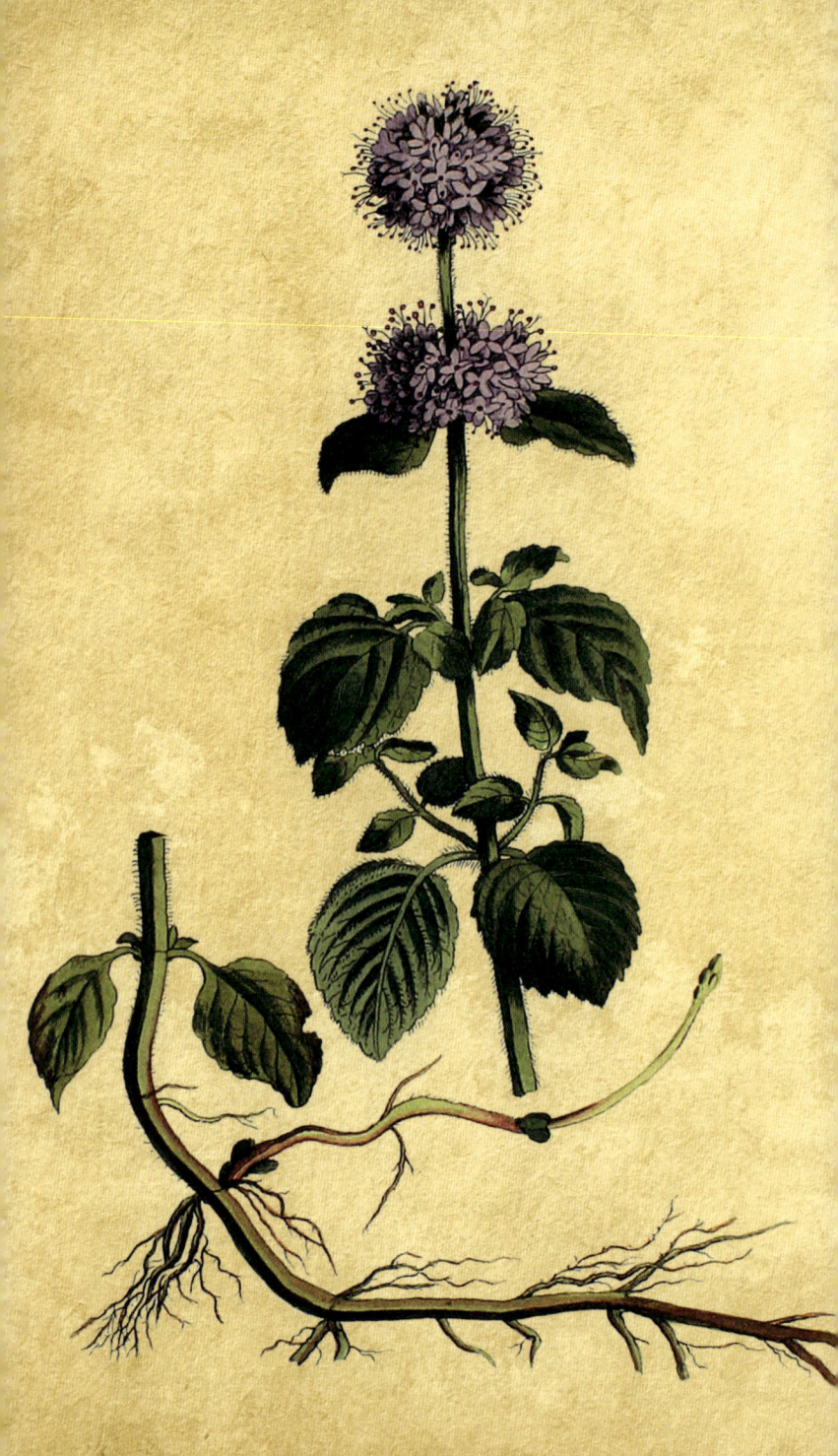

WASSERMINZE
Mentha aquatica

Für Gärtner ist die Minze eine beliebte Staude, die es heutzutage in unüberschaubaren Sorten zu kaufen gibt. Bei dieser Auswahl gerät schnell in Vergessenheit, dass es auch in unserer heimischen Natur etliche Minzearten zu finden gibt. An Gewässern, Gräben, im Schilf und auf nassen Wiesen in fast ganz Europa wächst die Wasserminze.

Aus der Kreuzung der Wasserminze und der Krausen Minze bildete sich die Pfefferminze. Die Minzearten, bis auf die Poleiminze, unterscheiden sich lediglich etwas in der Zusammensetzung der Inhaltsstoffe. Ihre Verwendung ist im Großen und Ganzen gleich.

Die Wasserminze ist hilfreich bei krampfartigen Beschwerden im Magen-Darm-Bereich sowie der Gallenblase und Gallenwege. Zuverlässig lindert sie Blähungen, Magen-Darm-Entzündungen, Übelkeit und Brechreiz. Dennoch sollte sie nicht zu hoch dosiert und zu lange (3 bis 4 Wochen) sowie nicht bei Gastritis und Gallensteinen eingesetzt werden.

Die frischen Blätter wirken abschwellend, schmerz- und juckreizstillend bei Entzündungen und Insektenstichen. Beliebt sind zudem kühlende und schmerzlindernde Einreibungen gegen rheumatische Beschwerden, bei Juckreiz, Kopfschmerzen und Neuralgien. Außerdem darf in der Erkältungszeit oder bei Beschwerden der Atemwege bzw. im Mund- und Rachenraum an die Wasserminze gedacht werden.

INHALTSSTOFFE: ätherisches Öl mit Menthofuran als Hauptkomponente, Caryophyllen, Cineol, nur wenig Menthol, Gerbstoffe, Flavonoide

ANWENDUNGSGEBIETE: Verdauungs- und Atemwegsbeschwerden

REZEPTE

Wasserminze
Mentha aquatica

TEE GEGEN BLÄHUNGEN:

20 g Wasserminze, 30 g Kamillenblüten, 10 g Fenchelsamen (gemörsert), 10 g Gänsefingerkraut, 10 g Beifußblüten

Alle Bestandteile mischen und in einem Glas verpacken. 1 Teelöffel der Mischung mit einer Tasse kochendem Wasser übergießen, 10 Minuten abgedeckt ziehen lassen und durch ein Teesieb abseihen. Bei Blähungen 1 bis 2 Tassen in kleinen Schlucken trinken.

MINZÖL:

Für ein kühlendes, regenerierendes Öl nach dem Sport oder der Sauna frische Wasserminze zu einem Pflanzenbrei im Mörser zerstoßen. Ein Glas halbvoll mit dem Pflanzenbrei füllen und mit einem Oliven- oder Jojobaöl (möglichst in Bioqualität) aufgießen. Das Glas verschließen und auf die sonnige Fensterbank stellen. Täglich schütteln und nach 3 bis 5 Wochen durch ein Tuch abseihen. In eine Braunglasflasche abfüllen und im Kühlschrank aufbewahren.

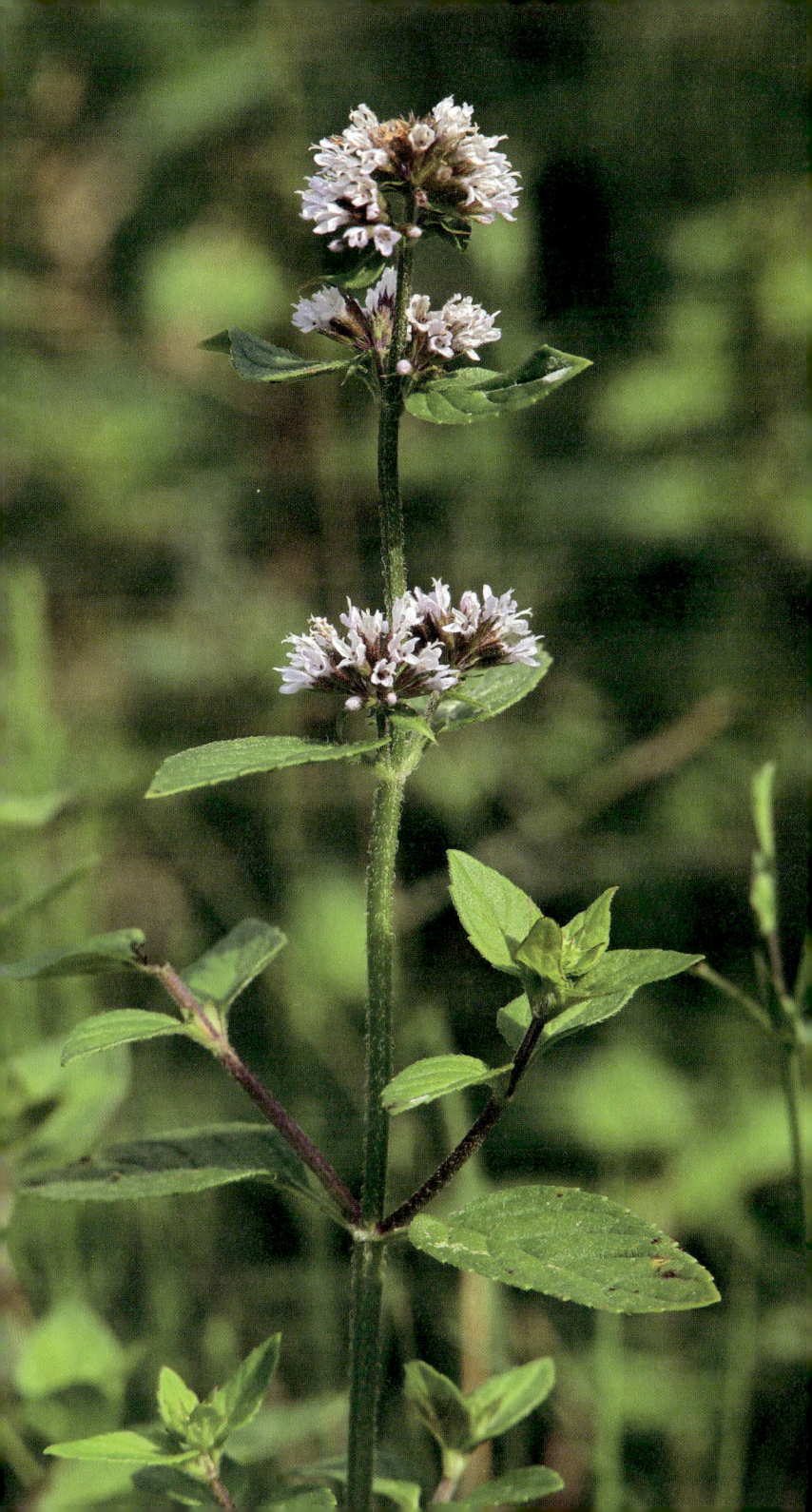

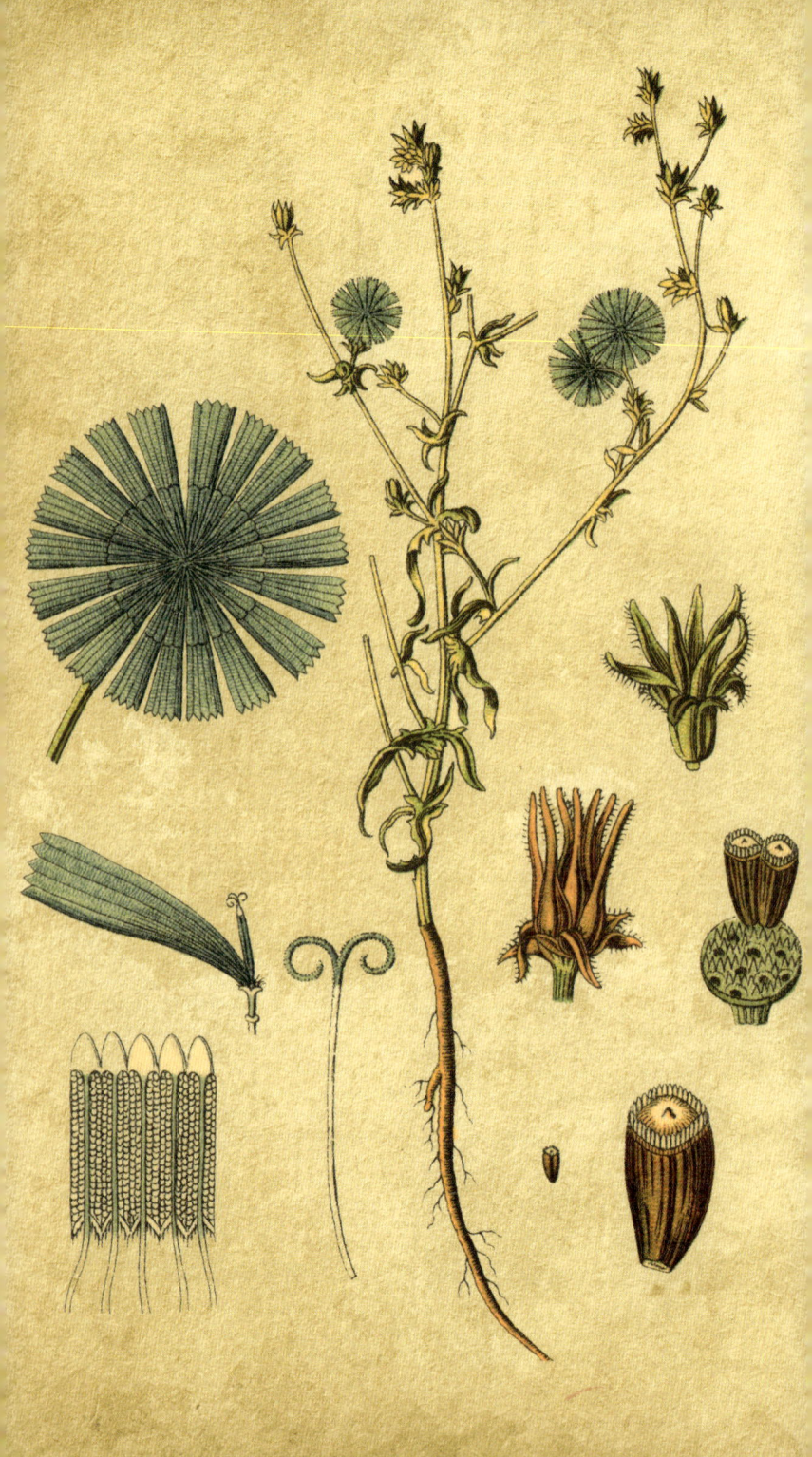

WEGWARTE
Cichorium intybus

Ab Juli bis in den Herbst hinein leuchten die blauen Blüten der Wegwarte am Wegesrand. Seltener blüht sie in rosa und weiß. Die zarten Blütenblätter öffnen sich nur für wenige Stunden. Je nach Standort um 6 Uhr. Danach schließen sie sich wieder um ca. 11 Uhr und verlieren rasch ihre leuchtende Farbe.

Die Wurzel ist reich an Inhaltsstoffen, die den Einsatz als Heilpflanze und Nahrungsmittel rechtfertigt. Mit ihr werden Gallen- und Leberstörungen, Milzbeschwerden, Pankreasschwäche, Verstopfung u. v. m. behandelt. Der gesamte Verdauungstrakt wird angeregt und gestärkt. Des Weiteren kann sie bei der Entschlackung des Körpers und der Ausleitung von Schwermetallen helfen. Ihr hautreinigender Einfluss ist nützlich bei Ekzemen, Unreinheiten und Hauterkrankungen. Beim innerlichen Gebrauch ist sie sogar eine Hilfe zur Bewältigung von depressiven Verstimmungen.

Heutzutage werden verschiedene Varietäten kultiviert: Die Wurzelzichorie liefert Inulin als Stärkeersatz für Diabetikernahrung und als präbiotischen Ballaststoff. Die gerösteten Wurzeln werden als Kaffeeersatz verwendet. Chicorée und Radicchio ergeben einen schmackhaften Salat. Selbst ohne diese Sorten ist die wilde Wegwarte ein leckeres Gemüse. Von September bis März geerntet, bereichert die Wurzel die Pflanzenkost und die Blüten ergeben eine tolle Speisendekoration.

INHALTSSTOFFE: Sesquiterpenlactone, Zimtsäurederivate, Gerbstoffe, Stärke, Minerale, Vitamine, Eisen, Flavonoide, Anthocyanin, Rutin, Pentosane, Inulin

ANWENDUNGSGEBIETE: Erkrankungen der Verdauungsorgane inkl. der Milz und zur Reinigung und Ausleitung, Augenmüdigkeit, Niedergeschlagenheit

REZEPTE

Wegwarte
Cichorium intybus

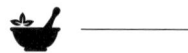

TEEKUR BEI VERSTOPFUNG:

1 Teelöffel der zerkleinerten, am besten gemörserten oder gemahlenen, Wurzel mit 200 ml heißem Wasser übergießen, abgedeckt 5 Minuten ziehen lassen und dann abseihen. In kleinen Schlucken 2 Tassen morgens auf nüchternen Magen trinken. Die Wegwartenwurzel unterstützt Leber und Galle in ihrer Funktion und regt den gesamten Verdauungstrakt an. Diese Teekur kann 6 bis 7 Wochen fortgesetzt werden. Nicht bei Korbblütenallergie anwenden.

STÄRKUNG DES VERDAUUNGSTRAKTS:

30 g Wegwartenwurzel (gemahlen), 20 g Löwenzahnwurzel (gemahlen), 20 g Tausendgüldenkraut, 30 g Schafgarbenblüten, 20 g Brennnesselkraut, 30 g Zitronenmelissenkraut, 20 g Galgantwurzel (gemahlen)

Alle Bestandteile mischen und in Gläser verpacken. 1 Esslöffel der Mischung mit ¼ Liter kochendem Wasser überbrühen, 10 Minuten abgedeckt ziehen lassen und durch ein Teesieb in eine Thermoskanne abseihen. In kleinen Schlucken trinken. 3 bis 4 Tassen täglich vor oder nach den Mahlzeiten. Damit 6 bis 7 Wochen fortfahren. Dieser Tee bringt bei Völle und Appetitlosigkeit die Verdauung in Schwung. Er bietet Hilfe bei Sodbrennen, schwacher Verdauung, Verdauungsstörungen, wie Fettunverträglichkeit und Eisenmangelanämie. Auch im Rahmen einer Reinigungskur der Verdauungsorgane kann dieser Tee eingesetzt werden, z. B. nach Antibiotikagaben. Der Tee ist bitter und sollte auf keinen Fall gesüßt werden.

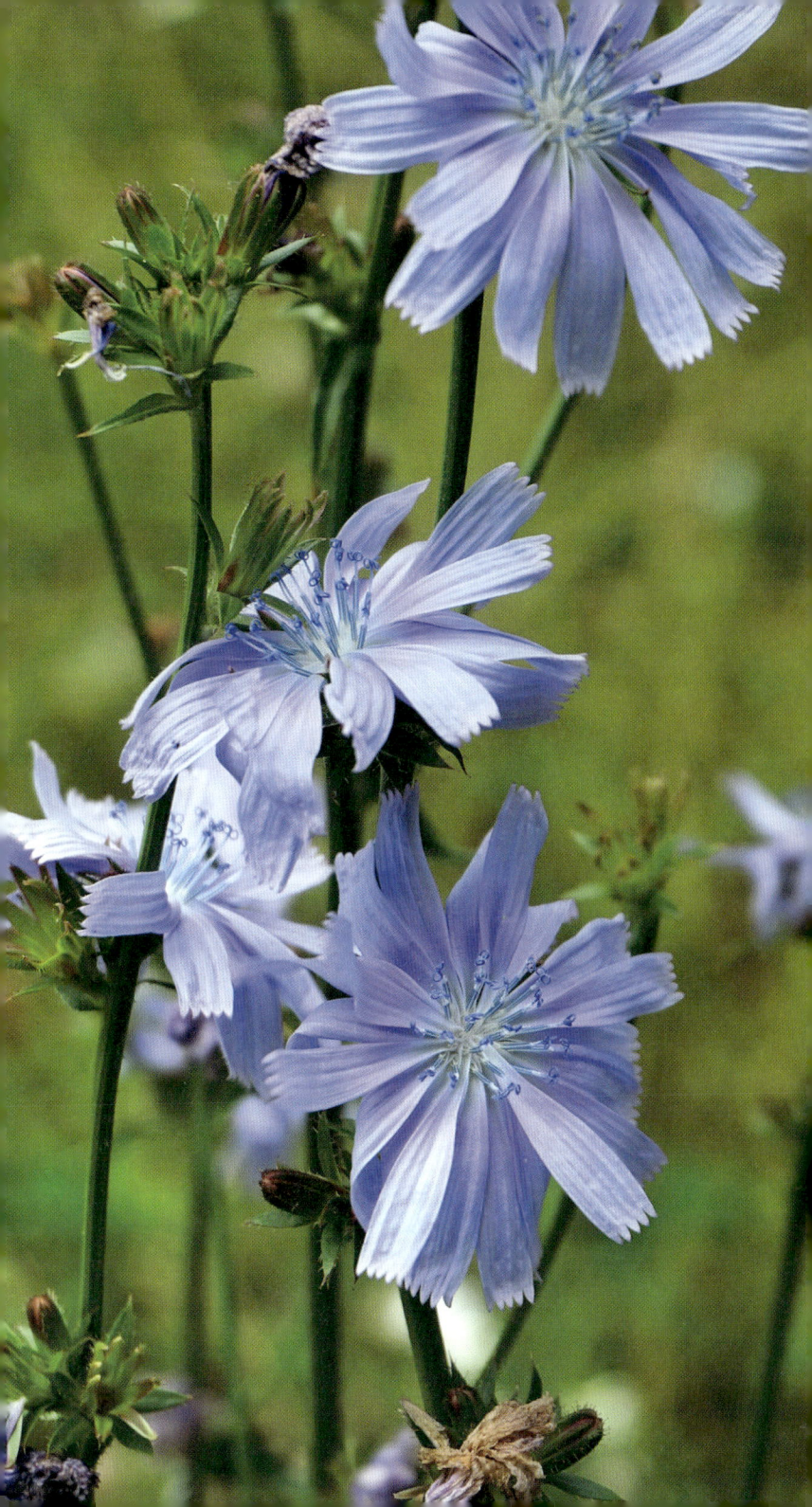

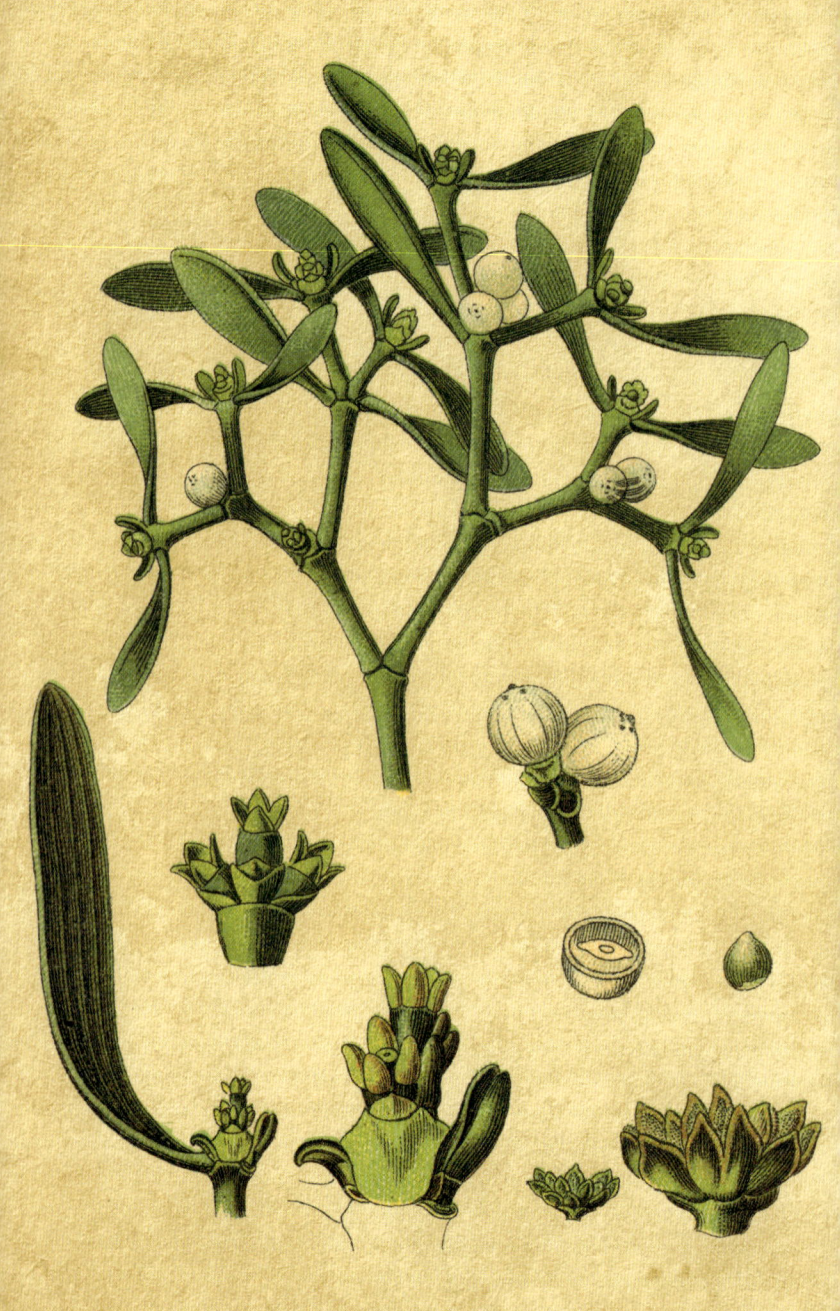

WEISSBEERIGE MISTEL
Viscum album

Die Mistel, genauer die Weißbeerige Mistel ist eine Pflanze, die vor allem im Winter, wenn die Bäume kahl sind, kaum zu übersehen ist. Als Halbschmarotzer wächst die immergrüne Pflanze in Baumkronen, wo sie Kugeln von bis zu 1 m Durchmesser bildet. Ihre Wurzeln wachsen in die Äste des Wirtsbaums hinein und zapfen so den Nahrungssaft ab. Sie bildet unscheinbare blassgelbe bis grünliche Blüten und anschließend weiße Beeren. Diese sind insbesondere im Winter eine wichtige Nahrung für Vögel, an deren Schnäbel die klebrigen Reste hängen bleiben und auf den nächsten Wirtsbaum getragen werden. Für medizinische Zwecke sind die Beeren allerdings bedeutungslos, genutzt wird nur das Kraut.

Traditionell werden Teeaufgüsse der Mistel gegen Bluthochdruck, Arteriosklerose und zur Herzstärkung eingesetzt, auch wenn die Wirksamkeit einer oralen Anwendung als Tee oder Tropfen wissenschaftlich angezweifelt wird. Stattdessen forscht man heute verstärkt zu den Einsatzmöglichkeiten von Mistelpräparaten in der Krebstherapie.

Interessanterweise hat bereits die anthroposophische Medizin diesen Aspekt vorweggenommen, denn sie setzte die Mistel aufgrund ihres (Halb-)Schmarotzertums in Korrelation zu Tumoren. Die heutige Forschung bestätigt dies.

Die tatsächliche medizinische Wirkung der Mistel ist zurzeit noch Gegenstand der wissenschaftlichen Forschung, besonders die vermutete, das Immunsystem stärkende und das Tumorwachstum hemmende Wirkung im Rahmen von Krebstherapien, sofern der Wirkstoff injiziert wird.

INHALTSSTOFFE: Lektine, Viscotoxine (Polypeptide), Polysaccharide, Flavonoide, Triterpene, Lignane, Phytosterole

ANWENDUNGSGEBIETE: Krebstherapie, Bluthochdruck, Arteriosklerose

REZEPTE

Weißbeerige Mistel
Viscum album

URTINKTUR ZUR STEIGERUNG DER FRUCHTBARKEIT:
Zur Winter- oder Sommersonnenwende frische Mistelzweige sammeln, am besten von der Mistel, die im Apfelbaum wächst. Im Mörser die Blätter und wenig verholzten Zweige zu einem Pflanzenbrei zerstoßen und ein Glas zur Hälfte damit befüllen. Dann mit Primasprit (69,5 % Alkohol) randvoll aufgießen und das Glas fest verschließen. Die Mistelurtinktur auf die warme Fensterbank stellen und täglich schütteln. Nach 6 bis 8 Wochen durch ein Tuch abseihen und in Tropfflaschen füllen. Zur Steigerung der Fruchtbarkeit 1- bis 3-mal täglich 5 bis 8 Tropfen in wenig Wasser einnehmen. Es empfiehlt sich, mit einer niedrigen Dosierung zu beginnen, die allmählich erhöht wird. Auch bei Schwindelgefühl, Angstzuständen, Albträumen und Mondsucht kann diese Urtinktur helfen.

KREISLAUF- UND BLUTHOCHDRUCKTEE:
Die Mistel wird für den Tee kalt angesetzt. 1 gehäuften Teelöffel zerkleinerte Mistel in ¼ Liter kaltem Wasser über Nacht ziehen lassen, morgens leicht anwärmen und dann durch ein Teesieb abseihen. Davon täglich 3 Tassen trinken, möglichst jeweils ½ Tasse vor und nach den drei Mahlzeiten. Der Misteltee hilft bei Kreislaufstörungen, zu hohem oder zu niedrigem Blutdruck, beruhigt das unruhige Herz und unterstützt die Herzleistung.

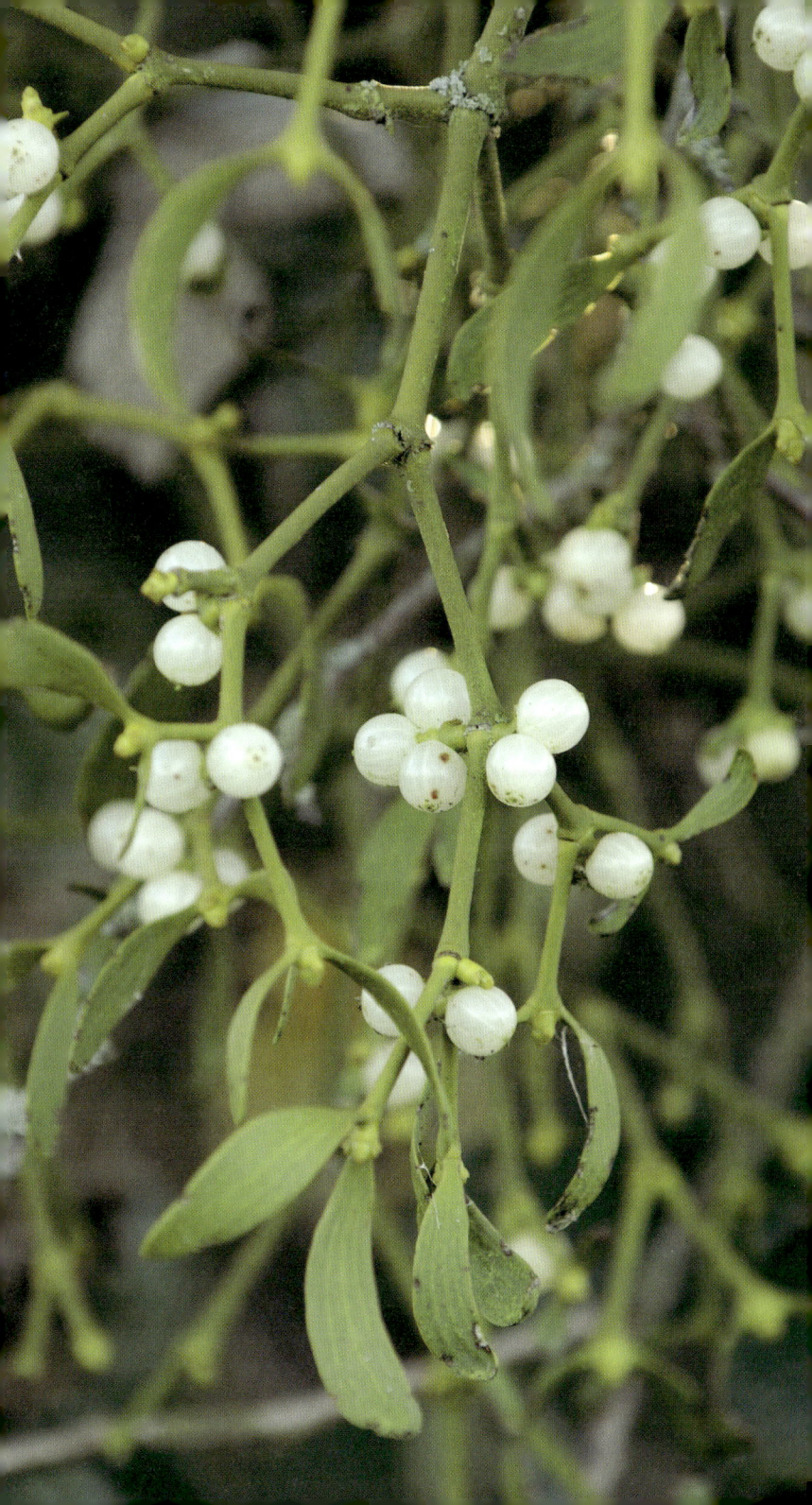

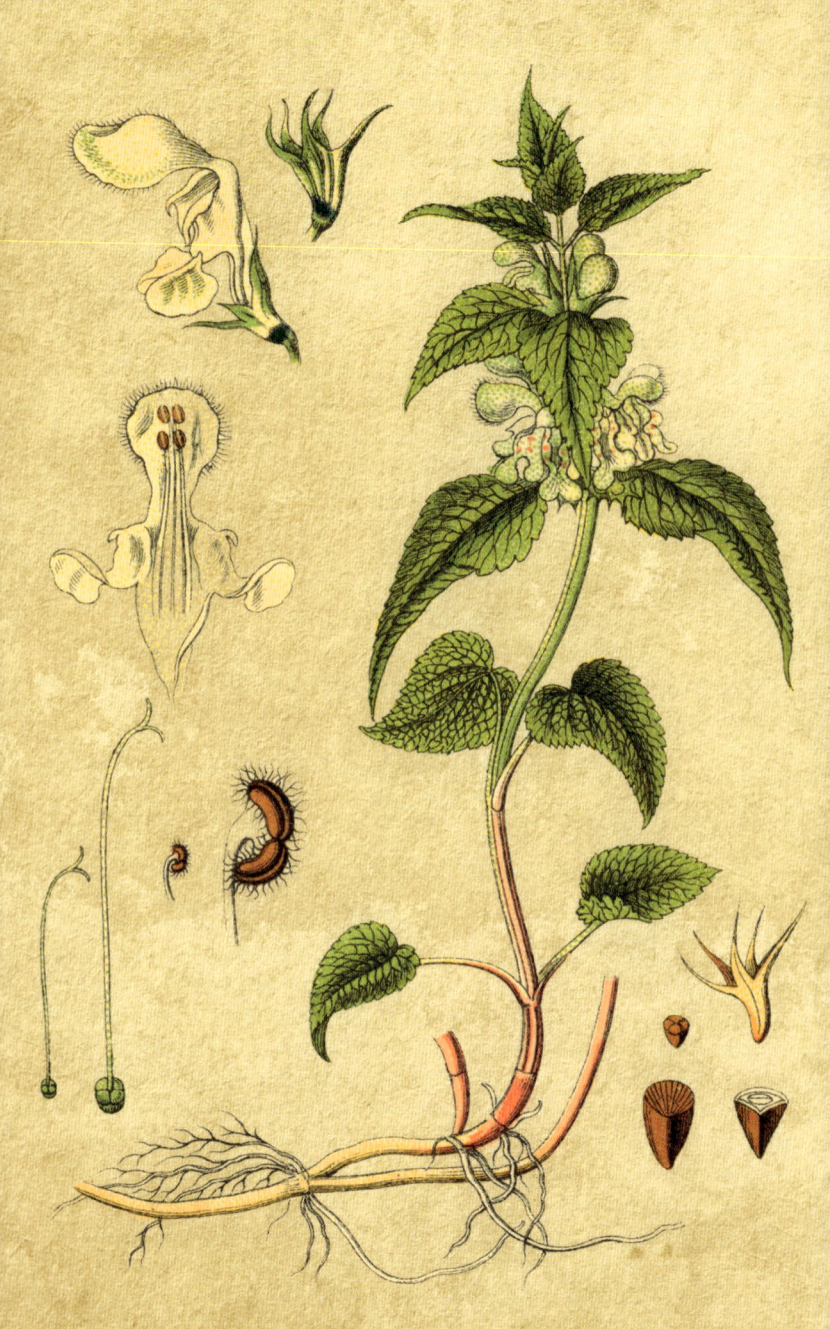

WEISSE TAUBNESSEL
Lamium album

Sie heißt zwar Nessel, aber sie ist keine. Anders als die ähnlich aussehende Brennnessel, mit der sie nur namentlich verwandt ist, besitzt die Taubnessel keine unangenehmen Brennhaare, die eine Berührung zum schmerzhaften Erlebnis machen. Sie können die Taubnessel also bedenkenlos anfassen.

Der Lippelblütler wird bis zu 70 cm hoch und wächst auf Wiesen, Brachen und Schuttplätzen.

Die weißen Blüten erscheinen vom Frühling bis in den Herbst. Aufgrund der spezifischen Blütenform wird die Pflanze vor allem von Hummeln bestäubt, aber auch gerne von Honigbienen angeflogen.

Für Heilzwecke verwendet man die Blüten und die frischen, im Frühjahr gesammelten Triebe

Die Weiße Taubnessel wird traditionell innerlich bei Ausfluss eingesetzt. Äußerliche Anwendungen helfen bei Hautentzündungen.

Sie wirkt auswurffördernd, was bei trockenem Husten hilfreich ist. Saponine und Schleimstoffe erzeugen einen schützenden Film bei Entzündungen der Schleimhaut. Außerdem ist sie adstringierend, antibakteriell, entzündungshemmend und harntreibend.

Die Weiße Taubnessel eignet sich auch für eine Frühjahrskur.

INHALTSSTOFFE: Glykoside, Flavonoide, Gerbstoffe, Schleimstoffe, Saponine

ANWENDUNGSGEBIETE: Atemwegserkrankungen, Menstruationsbeschwerden, Ausfluss, Hautentzündungen und Schleimhautentzündungen

REZEPTE

Weiße Taubnessel
Lamium album

GESICHTSWASSER MIT WEISSER TAUBNESSEL:
1 Esslöffel Blüten der Weißen Taubnessel mit 250 ml kochendem Wasser überbrühen, 10 Minuten abgedeckt ziehen lassen und durch ein Teesieb abseihen. Abgedeckt abkühlen lassen, sodass der Tee als Gesichtswasser genutzt werden kann. Dazu ins Gesicht sprühen, spülen oder mit einem Wattepad auftupfen. Die Weiße Taubnessel wirkt sanft entfettend sowie regulierend auf die Talgdrüsen und eignet sich deswegen bei einer Neigung zu fettender Haut. Darüber hinaus unterstützt das Gesichtswasser die Reinigung und Abheilung der Haut, z. B. bei hormonbedingter Akne.

TEE ZUR VORBEUGUNG VON PROSTATALEIDEN:
10 g Taubnesselblüten, 20 g Weidenröschenkraut, 20 g Brennnesselwurzel (gemahlen), 10 g Frauenmantel

Alle Kräuter mischen und in einem Glas verpacken. 1 gehäuften Teelöffel der Mischung mit 1 Tasse kochendem Wasser überbrühen, 10 Minuten abgedeckt ziehen lassen und abseihen.
2 Tassen täglich in kleinen Schlucken trinken. Dazu ausreichend Flüssigkeit zu sich nehmen. Der Tee unterstützt die Vorbeugung und Heilung von Prostataleiden. Er wirkt entzündungs- und tumorhemmend.

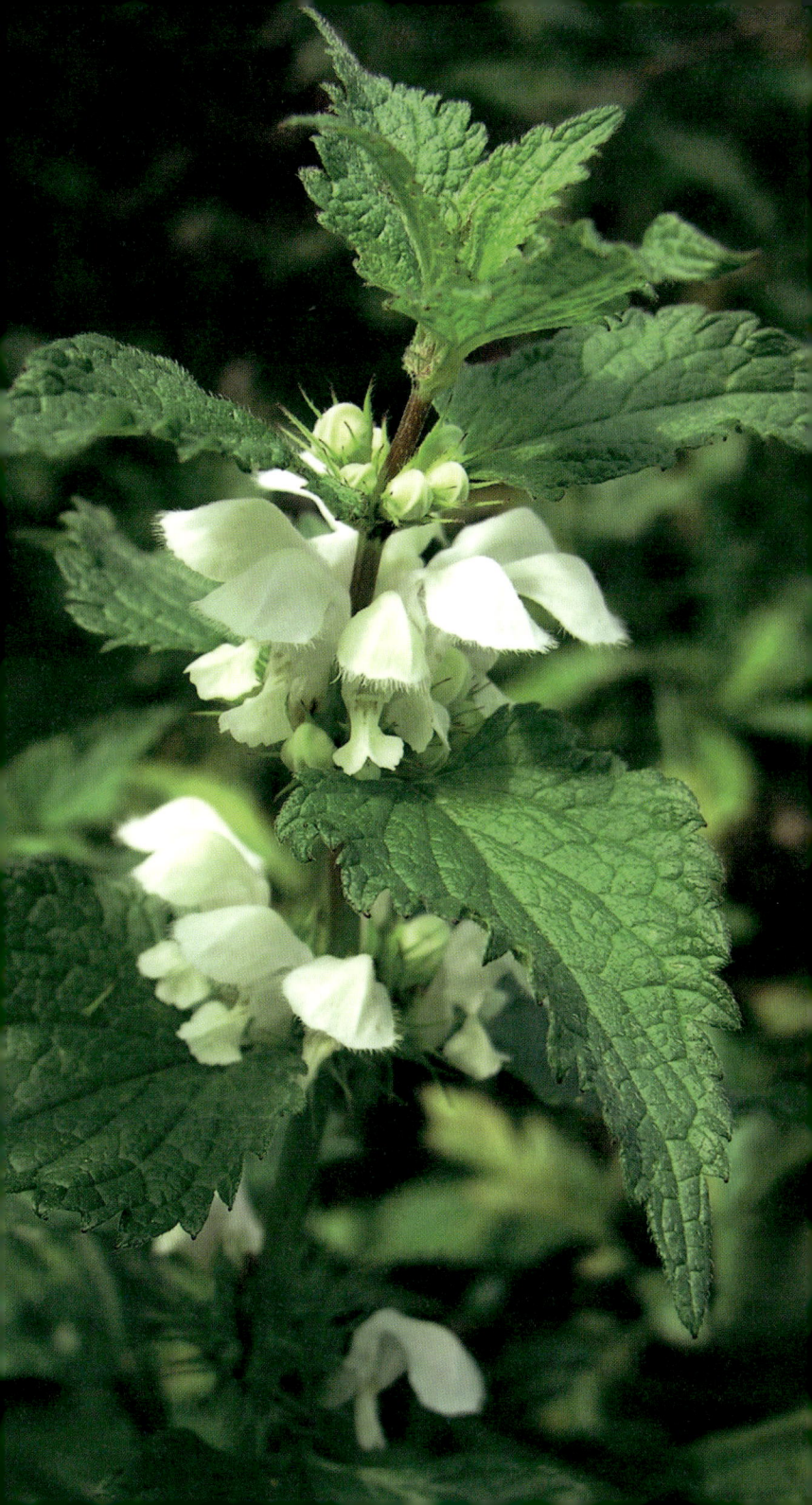

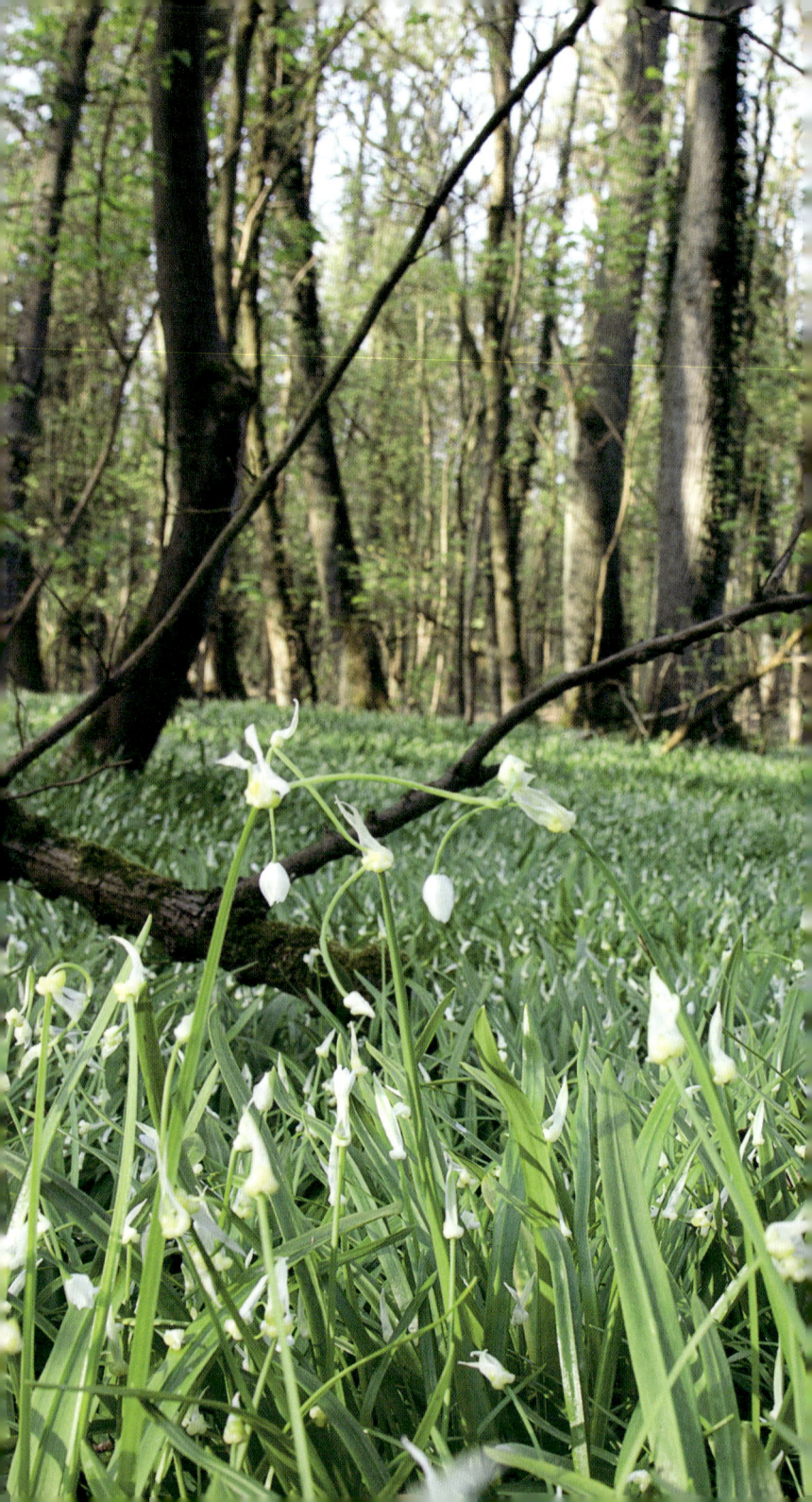

WUNDERLAUCH
Allium paradoxum

Mit dem Wunderlauch ist ein gesunder Start ins Jahr möglich. Bereits ab März bildet er dichte Bestände in einigen Stadtparks und Mischforsten, z. B. im Treptower Park. Er ist eine Berlin-Brandenburgische Spezialität, obwohl er eng mit dem Bärlauch verwandt ist. Ursprünglich stammt er aus dem Kaukasus, von den Bergen in Zentralasien und dem Nordiran.

Die Blätter des heilsamen Frühlingswunders sind ca. 20 cm lang und bis zu 2,5 cm breit, also viel schmaler als die des Bärlauchs. Die Oberseite ist deutlich gekielt und glänzt erfrischend in Maigrün. Auch geschmacklich unterscheiden sie sich von den Blättern des süddeutschen Verwandten. Sie sind knackig, saftig, mit leichter Schärfe und dezent süßer Note. Während der Bärlauch stärker nach Knoblauch schmeckt, erinnert der Wunderlauch eher an Zwiebeln, nur etwas milder.

Der zwieblig scharfe Geschmack und der schweflige Geruch zeigen die Wirkung auf die Darmsymbionten an. Die enthaltenen Schwefelverbindungen wirken gegen pathogene Keime sowie Darmpilz und fördern so eine gesunde Darmflora. Dabei unterstützen sie die Darm- und Pankreasfunktion und können zur Darmreinigung eingesetzt werden. Der hohe Gehalt an schwefelhaltigen Wirkstoffen ermöglicht die Ausleitung von Schwermetallen. Das Immunsystem wird ebenfalls durch sie entgiftet. Bei Infekten werden Bakterientoxine beseitigt oder bei Viruserkrankungen bakterielle Begleitinfektionen in Schach gehalten. Der Gehalt an Flavonoiden macht den Wunderlauch zu einem wichtigen Prophylaktika für Herz-Kreislauf-Erkrankungen und Krebs.

INHALTSSTOFFE: hoher Anteil Allicin, Vitamin C, ätherische Öle, Flavonoide, Mineralstoffe, Schwefelverbindungen

ANWENDUNGSGEBIETE: Verdauungsbeschwerden, Herz-Kreislauf-Erkrankungen

REZEPTE

Wunderlauch
Allium paradoxum

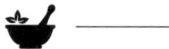

WUNDERLAUCHKUR:
Zur Unterstützung des Darms, der Bauchspeicheldrüse und der Darmbesiedlung kann eine Wunderlauchkur durchgeführt werden. Sie ist auch als Vorbeugung von Herz-Kreislauf-Erkrankungen und zur allgemeinen Gesundheitsförderung einsetzbar. Dazu werden täglich die frisch geernteten Blätter in einem Salat oder als Presssaft verarbeitet und zu sich genommen.

100 g Wunderlauchblätter klein schneiden und zu Salat verarbeiten, z. B. mit anderen Blattsalaten oder zu Saft auspressen. 4 bis 6 Wochen anwenden.

WUNDERLAUCHSIRUP:
50 g Wunderlauchblätter sehr fein hacken und mit 3 Esslöffeln Honig und 125 ml Wasser in einer Schüssel über Nacht ziehen lassen. Durch ein Leinentuch gut auspressen und den Sirup in eine dunkle Flasche füllen. Bei Husten, Erkältungskrankheiten und fiebrigen Infekten 3-mal täglich 1 Esslöffel einnehmen, Kinder nehmen 3-mal täglich 1 Teelöffel.

WUNDERLAUCHAUFLAGE:
3 Wunderlauchblätter zerkleinern und auf Insektenstiche auflegen und fixieren. Das kann eventuell auch bei Furunkeln und kleinen Wunden helfen.

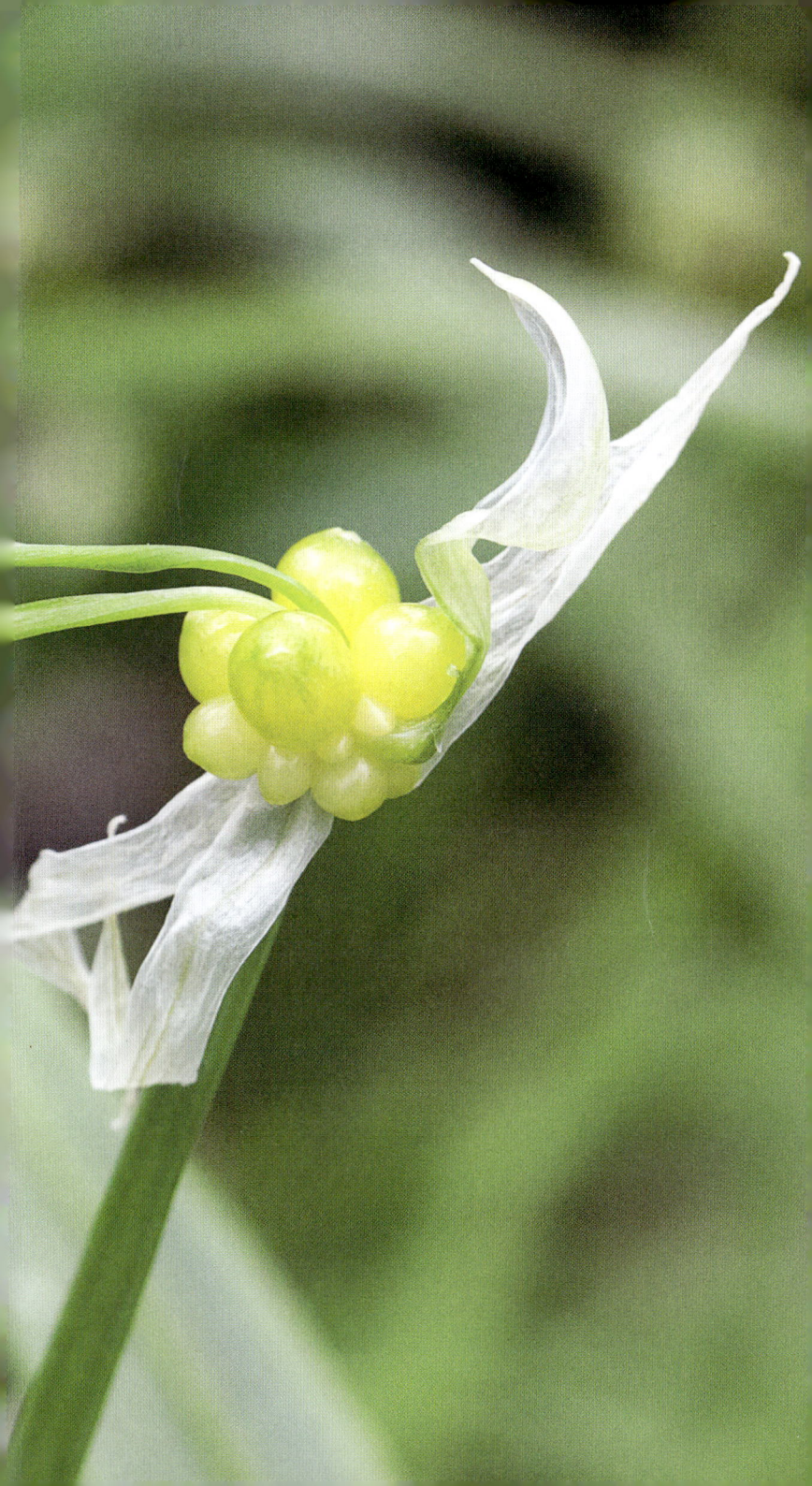

WARNHINWEIS UND HAFTUNGSAUSSCHLUSS

Die angegebenen Pflanzenporträts, Rezepte und Gesundheitshinweise ersparen in keinem Fall den Besuch beim Arzt oder Heilpraktiker. Jeder Anwender muss sich vor der Einnahme eines Heilmittels über Gegenanzeigen, Nebenwirkungen und mögliche Allergien informieren und einen Arzt oder Heilpraktiker konsultieren.
Die Autoren und der Verlag übernehmen keinerlei Garantie für den Heilerfolg oder die Verträglichkeit der Rezepte. Bitte beachten Sie alle Warnhinweise, besonders die für schwangere Frauen und Kinder. Schwangere Frauen und Kinder dürfen ausschließlich unter Aufsicht eines Arztes oder Therapeuten behandelt werden.

Die aufgeführten Pflanzenporträts, Rezepte und Behandlungshinweise verstehen sich ausschließlich als Beispiele. Die Einnahme der Heilmittel oder Rezepturen geschieht auf eigene Verantwortung und ist im Einzelfall sorgfältig abzuwägen. Alle Informationen sind nach bestem Wissen und Gewissen überprüft, dennoch übernehmen die Autoren und der Verlag keinerlei Haftung für Schäden irgendeiner Art, die sich direkt oder indirekt aus dem Gebrauch der Rezepturen und des Buches ergeben.

Dieses Buch ersetzt kein botanisches Bestimmungsbuch.

Die Autoren des Buches sind Bernd Pieper (S. 7-13), Dr. Kristin Peters (S. 53, 61, 65, 73, 77, 81, 89, 97, 109, 129, 133, 137, 141, 145, 157) und Karsten Freund. Alle Rezepte stammen von Dr. Kristin Peters.

QUELLENANGABEN

Bäumler, Siegfried: Heilpflanzenpraxis heute. Urban und Fischer Verlag, München, 2007.
Baur-Müller, Birgit: Westliche Heilpflanzen in der chinesischen Medizin. Springer Verlag, Heidelberg, 2016.
Breindl, Ellen: Das Gesundheitsbuch der Hl. Hildegard v. Bingen. Bassermann, München, 2004.
Frohn, Birgit: Lexikon der Heilpflanzen und ihrer Wirkstoffe. Weltbild, Augsburg, 2007.
Frohne, Dietrich: Heilpflanzenlexikon. Wissenschaftliche Verlagsgesellschaft mbH Stuttgart, 2006.
Hirsch, Siegfried und Grünberg, Felix: Die Kräuter in meinem Garten. Weltbild, Augsburg, 2006.
Puhle, Annekatrin, Trott-Tschepe, Jürgen und Möller, Birgit: Heilpflanzen für die Gesundheit. Kosmos, Stuttgart, 2013.

BILDNACHWEIS

© Kerstin Brandau S. 15 / © Katja Gurkasch S. 38-45 / © Ina Will S. 79, 156, 159
© Wikimedia Commons, Isidre blanc S. 123
© Fotolia.com S. 2, 9, 11, 12, 14, 21, 22, 34, 35, 46, 67, 71, 87, 91, 99, 107, 127
© 123rf.com S. 8, 13, 17, 25, 26, 29, 30, 33, 36, 37, 63, 75, 95, 103, 147
© shutterstock.com S. 6, 55, 59, 83, 111, 115, 119, 131, 135, 139, 143, 151, 155
© pixabay.com S 51
Illustrationen: www.BioLib.de und plantillustrations.org

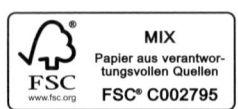

© 2018 Emons Verlag GmbH
Alle Rechte vorbehalten
Konzept, Redaktion und Produktion: Feierabend Unique Books,
peterfeierabend.de
Korrektorat: Alexander Kerkhoffs
Gestaltung: Frank Behrendt, artwork-factory.com
Printed in the EU
Druck und Bindung: Livonia Print, Lettland
ISBN 978-3-7408-0326-1

Der Inhalt dieses Buches wurde auf dem FSC-zertifizierten Papier
GardaPat 13 KIARA des Herstellers Papier Union GmbH gedruckt.

Originalausgabe

Unser Newsletter informiert Sie regelmäßig über Neues von emons:
Kostenlos bestellen unter www.emons-verlag.de

OTMAR SCHNURR

Alemann der Papagei

Die wundersame Geschichte
des Papageis,
der lange zur See gefahren war
und schließlich im Schwarzwald
eine Heimat fand

MICHAEL LEY
Illustrationen

Achertäler Druckerei und Verlag

IMPRESSUM

Gestaltung, Titel	Martin Bruder
Illustrationen	Michael Ley
Titelfoto	©chamnan phanthong/fotolia.com
Satz	Astrid Bujara-Bruder/Isabelle Armbruster
Druck	Achertäler Druckerei GmbH & Co. KG

Erste Ausgabe 2017
© Achertäler Verlag
Binzig 12
77876 Kappelrodeck/Baden
info@achertaeler.com

Alle Rechte vorbehalten

ISBN 978-3-939538-24-0

Vorwort

Am Anfang stand eine Geschichte über einen Papagei, eine Art Weihnachtsgeschichte, die ich vor einigen Jahren geschrieben habe. In dieser Weihnachtsgeschichte hatte der Papagei noch keinen Namen.

Das Seltsame war, dass mich dieser Papagei nicht mehr losließ, er nistete sich in meinem Kopf ein und beflügelte meine Phantasie. Ich malte mir aus, der Papagei, dem ich den Namen Alemann gab, da er der alemannischen Sprache mächtig wurde, würde den Schwarzwald, genauer gesagt: das Achertal „erobern".

Nach und nach sah ich Szenen vor mir, in denen Alemann sich in das Leben der Bewohner des Achertals einmischt und nach und nach zu einem typischen Talbewohner wird, was für einen Papagei ja sehr außergewöhnlich ist.

Papageien-Experten werden eventuell die Hände über dem Kopf zusammenschlagen und monieren, dass die Geschichten, die in diesem Büchlein erzählt werden, völlig aus der Luft gegriffen seien, denn kein Papagei könne das leisten, was Alemann in diesen Geschichten leistet. Ich kann den Experten selbstverständlich nicht widersprechen, sie haben ziemlich recht.

Doch ich hatte einfach Lust, von einem Papagei zu erzählen, der im Schwarzwald eine Heimat gefunden hat und sich nach und nach zu einem Schwarzwälder entwickelt.

Ein Exot wird ein Einheimischer, der vor allem den charakteristischen Wortschatz der Einheimischen nach und nach verinnerlicht.

Manches, was ich geschrieben habe, ist vielleicht ein wenig boshaft, doch für mich ist es eine Liebeserklärung an das Tal und an das Dorf, in dem ich lebe.

Otmar Schnurr
Ottenhöfen, im Herbst 2017

Inhalt

Verdichteter Prolog	8
Dulci jubilo	12
Was isch? Wie gäht´s?	19
Her mit euch!	26
Mach's gued! Bis morge!	36
O je! O je!	45
Faul Sau! Faul Sau!	54
Bass uff! Liabschder!	62
Selwer verschwind!	70
Er fehlt mer arg	78
Jona! Jona!	87
Einer gäht noch!	94
Guten Aaabend!	103
Boschuu! Dschorno!	110

Verdichteter Prolog

der Auskunft darüber gibt,
wie alles anfing

Die Blätter färbten sich,
es roch nach Herbst,
als jener regenbogenbunte Vogel,
mit seinen wachen Augen,
bewehrt mit mächtgem Schnabel,
den väterlichen Freund,
den alten Kapitän,
den bärtigen und weisen,
mit dem er viele Jahre lang
zur See gefahren,
mit starkem Flügelschlag verließ,
just in dem Augenblick,
da jener seine Seele
zurückgab in die Hände dessen,
dem sie eigen, damit der ihm
für seine Lebensfahrt
die angemessne Heuer ausbezahle.

Niemals
in all den seeumwogten Jahren,
in Flauten und in Stürmen,
hatte der Alte,
der nun nicht mehr war,
Worte verloren
purer Nichtigkeiten wegen.

Er schwieg,
wenn´s nichts zu reden gab,
im Gegensatz zu vielen anderen,
die jederzeit und überall
mit ihrem Redeschwall
den Nächsten zu ertränken suchen.
Jetzt lag der Sturmerprobte
friedlich stumm im Kissen
mit sanftem Kinderlächeln,
als schaue er
hinter geschloss´nen Lidern,
die ihm verheißene Lagune.
Der Papagei,
der regenbogenbunte,
entfloh dem düstern Zimmer,
in dem der alte Kapitän,
nachdem er sich des Alters
und der Krankheit wegen
zurückgezogen,
sein Leben sanft verdämmert hatte.
Mit kräftgen Flügelschlägen
erreichte er die Eiche, die er
zwölf Jahreszeiten lang
nur durch die Käfigstäbe
hatte sehen können.

Auf einem dicken Ast
des Eichenbaumes
ließ er sich nieder,
er blickte in die Runde
und stieß im Tone eines Offiziers
den Satz hervor,
den er als ersten Satz
von seinem Herrn gelernt:
„Seefahrt tut not, mein Alter!"
Der Vogel sprach,
als gebe er Befehle,
er sprach so laut,
so deutlich klar,
dass man ihn gut verstand,
auch wenn man weit entfernt.
Doch kurz darauf
hört man die Frage
aus dem Geäst des Eichenbaums:
„Schnäpschen gefällig, Freund?"
Nun klang die Stimme warm,
fast zärtlich,
man war geneigt,
spontan „sehr gern" zu sagen.

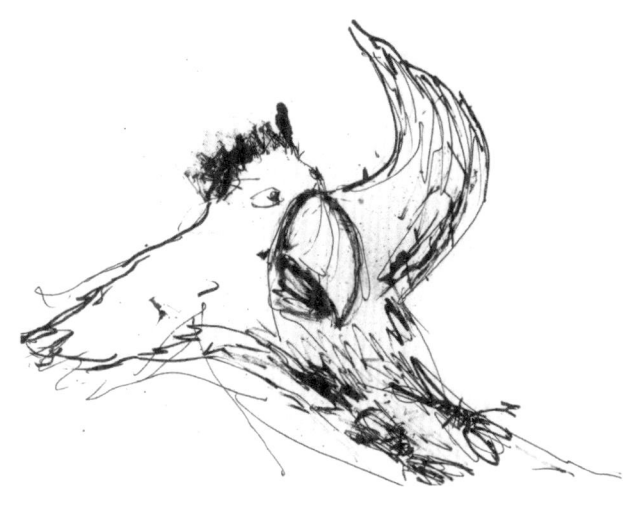

Dulci Jubilo

Der alte Mann und der regenbogenbunte Papagei waren seit über dreißig Jahren ein Paar, ein sehr ungleiches Paar, aber dennoch hatte man den Eindruck, der eine könne ohne den anderen nicht leben.

Der alte Mann war früher zur See gefahren, er war Kapitän eines Tankers gewesen und hatte, wie man so sagt, die Meere der Welt befahren. Nachdem er in Rente gegangen war, hatte er sich im Süden Deutschlands ein kleines Haus gekauft und war dorthin gezogen, er hatte genug vom Meer. In seinem neuen Zuhause lebte er für sich allein, verheiratet war er nie gewesen, das einzige Lebewesen, das er um sich herum ertragen konnte, war sein Papagei, der mit ihm zur See gefahren war.

Der Papagei war ein sehr begabtes Tier, was sich aber erst später herausstellte, denn zu Beginn ihres Zusammenseins sprach der bunte Vogel kein einziges Wort.

Eines Abends in der Kajüte, die See war sehr rau, und der Papagei schaukelte auf seiner Stange im Käfig hin und her wie ein Betrunkener, äußerte sich der Papagei zum ersten Mal, so dass dem Kapitän das Glas mit Cognac fast aus der Hand fiel.

Der Kapitän hatte dem Vogel zugeprostet mit den Worten, mit denen er schon unzählige Male seinem Kajüten-Mitbewohner zugeprostet hatte: „Prost! Schnäpschen gefällig, mein Geier?" Doch dieses Mal kam nicht das sonst übliche Knurren des Krummschnabels, der Vogel sagte deutlich vernehmbar:

„Schnäpschen gefällig!"

Es war aber aus seinem Schnabel keine Frage, sondern klang wie ein Befehl.

Dann knurrte er wie ein Hund und fügte hinzu:

„Seefahrt tut not!"

Auch das war ein Satz, den der Kapitän häufig vor sich hinsagte, wenn er mit sich selbst redete. Wie gesagt, dem Kapitän wäre vor Überraschung fast das Cognacglas aus den Händen gefallen.

„Seefahrt tut not!", schrie der Papagei jetzt doppelt so laut wie zuvor, und fügte hinzu: „Tut not!"

Ab diesem Abend wurde der Papagei geradezu redselig.

Zehn Jahre lebte der alte Kapitän nach seinem letzten Landgang in seinem kleinen Haus sehr zurückgezogen, ab und zu kam eine Frau, die ihm die Wohnung sauber hielt und die Wäsche besorgte. Nach zehn Jahren wurde er krank, er zögerte nicht lange, verkaufte sein Haus und zog in ein Heim für betreutes Wohnen. Sein Papagei zog mit. Das Heim befand sich ganz in der Nähe einer Schule.

Im Sommer saß der alte Kapitän gerne auf seinem kleinen Balkon und blickte hinüber zur Schule, er hatte einen freien Blick in einige Klassenzimmer und auch auf den Pausenhof.

Wenn er auf dem Balkon saß, stand der Käfig mit dem Papagei auf dem kleinen Balkontisch, und der Papagei sah sehr interessiert dem Treiben in der Schule und auf dem Pausenhof zu.

Das erste, was er täuschend ähnlich nachmachen konnte, war der Pausengong der Schule. Sobald ein Schüler den Pausenhof betrat, imitierte der Papagei diesen Ton.

Da im Sommer die Fenster der Klassenzimmer offen standen, waren manche der Lehrer beim Unterrichten nicht nur zu sehen, sondern auch zu hören. Dadurch wurde der Papagei zum Pädagogen. Seine Lieblingssätze waren: „Seid ruhig!" und „Vorne spielt die Musik!"

Lange wohnte der Kapitän nicht in dem Heim, völlig unerwartet starb er in einer Nacht im Spätherbst an Herzversagen. Als man ihn am Morgen tot auffand, machte man das, was man in diesem Heim immer tat, wenn ein Mensch gestorben war: Man öffnete das Fenster, um der Seele des Verstorbenen die Freiheit zu geben.

Diese Gelegenheit nutzte der Papagei, der in dieser Nacht nicht in seinem Käfig, sondern auf der Stange am Kopfende des Bettes gesessen hatte, und nahm ebenfalls den Weg in die Freiheit.

Es verging ein halber Tag, bis man schließlich feststellte, dass der Papagei weg war. Man suchte den Park ab, aber man fand ihn nicht. Drei Tage lang war er nirgends zu finden, dann am Morgen des vierten Tages saß er auf dem großen Baum, der zwischen der Schule und dem Heim für Senioren stand.

Als Erster hatte ihn ein Schüler vom Klassenzimmer aus gesehen, kurz darauf hingen die Schüler dieser Klasse in den Fenstern und versuchten, den Vogel anzulocken.

Der saß aber auf seinem Ast und wiegte den Kopf hin und her, es war eine Art Kopfschütteln in Zeitlupe. Die Schüler erschraken, als der Papagei plötzlich laut rief: „Seid ruhig!"

Unter den Lehrern schloss man Wetten ab, wie lange der Papagei seine Freiheit genießen könnte. Weihnachten werde er wohl nicht überleben, meinten die meisten.

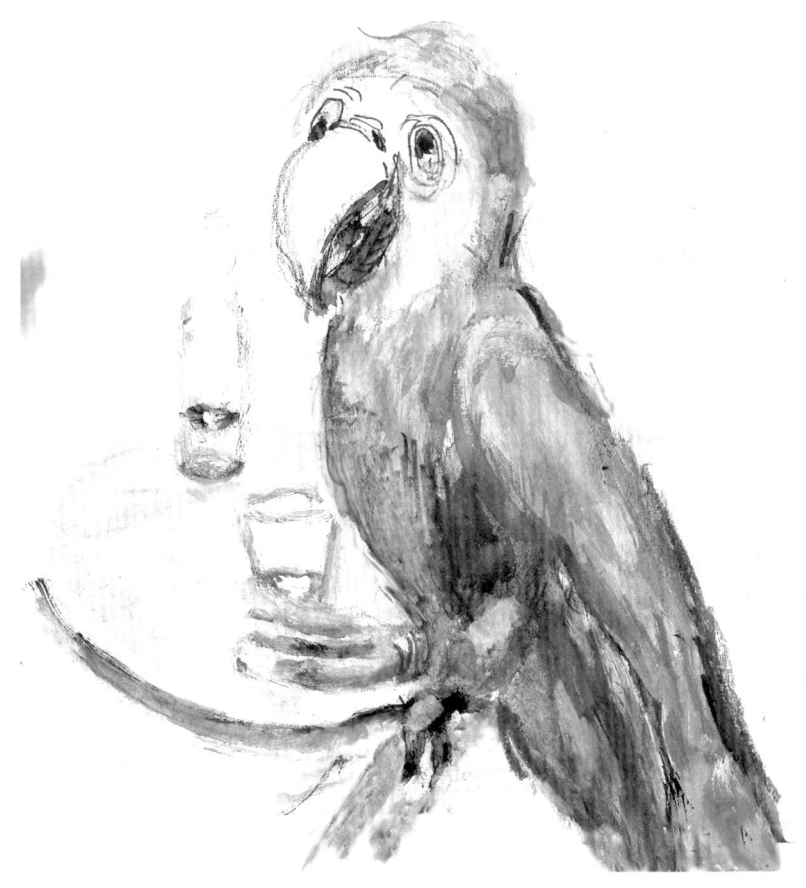

Die Blätter des großen Baumes färbten sich, dann fielen sie nach und nach ab. Der Papagei lebte immer noch, der Baum war der Ort, an den er immer wieder zurückkehrte.

Hungern musste er nicht, denn die Schüler sorgten für ihn. Einige entwickelten sich zu ausgesprochenen Spezialisten, was die Ernährung von Papageien anging.

Aber jeder Versuch, ihn einzufangen, scheiterte, obwohl er sich manchmal dem Pausenhof näherte und auf einem der Pfosten des Zaunes, der das Schulgelände vom Gelände des Heimes trennte, niederließ, als wollte er in der Nähe der Menschen sein.

In der Schule begannen einige Klassen, sich auf eine Weihnachtsfeier vorzubereiten, der Musiklehrer übte mit musikalisch besonders begabten Schülerinnen und Schülern ein Krippenspiel ein. Die Fenster der Schule waren zwar zu dieser Jahreszeit zumeist geschlossen, aber ab und zu wurde eines der Fenster gekippt, so dass man im Freien hören konnte, was drinnen gesungen und gesprochen wurde.

Der Papagei hörte gut zu. Seine Reden wurden immer weihnachtlicher. Wenn er in der großen Pause auf dem Pfosten des Gartenzaunes saß, und der Gong rief die Schüler zurück in den Unterricht, rief er: „Dornwald ging", oder: „Wurzel zart". Dieses „Wurzel zart" schien er besonders zu mögen, denn da gab es zwei Mal den Buchstaben r, den man so schön rollen konnte. Manchmal begann er aber auch laut zu schnarren und schrie dann triumphierend „Dulci jubilo".

Mitte Dezember begann es zu schneien. Eines Morgens, als es nach der ersten Schulstunde draußen hell wurde, sahen die Schüler ihren Papagei reglos auf dem Ast seines Baumes sitzen, er trug eine weiße Mütze aus Schnee.

Die Jungen und Mädchen stürmten zu den Fenstern, rissen sie auf und begannen laut zu rufen, denn sie fürchteten, ihr Wundervogel könnte im Schlaf erfrieren.

Als der Papagei den Lärm hörte, legte er den Kopf zur Seite, die weiße Mütze fiel ihm vom Kopf, dann schlug er mit seinen Flügeln, rief: „Wurzel zart", schüttelte sich und stieß dann fast wütend die Worte hervor: „Dulci jubilo."

Je kälter es draußen wurde, umso mehr machten sich die Schüler Sorgen, sie sorgten sich um ein Wesen, das sehr allein und das in der freien Natur sehr gefährdet war. Sie liebten den „Grünen", wie er mittlerweile genannt wurde, denn den, um den man sich Sorgen macht, den liebt man auch, und gerade die Zeit um Weihnachten ist ja die Zeit der Liebe, wie man überall hören und lesen kann.

Am Nachmittag des Heiligen Abends kamen nicht wenige Schülerinnen und Schüler, manche sogar in Begleitung ihrer Eltern, und verteilten auf dem Schulgelände Leckereien für ihren Vogel, der auf seinem Ast saß und das Tun derer, die sich um ihn sorgten, mit munteren Reden begleitete.

„Fröhliche, selige", rief er immer wieder, aber auch „O wie lacht".

Als die Dunkelheit hereinbrach, gingen auch die letzten nach Hause, es war mit einem Male so dunkel, dass man den Papagei in den Zweigen nicht mehr erkennen konnte. Wind war aufgekommen, die Äste des Baumes begannen, sich im Wind zu wiegen.

„Dulci jubilo" klang es zornig durch die Nacht, dann schien sich der Papagei auf dem schwankenden Ast an seine Zeit als Seefahrer zu erinnern, denn er schrie mit aller Macht: „Seefahrt tut not! Tut not!" In der Nacht schneite es stark.

Am anderen Morgen war vom Grünen weit und breit nichts zu sehen, man hatte allen Grund, das Schlimmste anzunehmen. Am Nachmittag des ersten Weihnachtstages schloss der Rektor die Tür zur Schule auf, er wollte etwas aus seinem Büro holen, das er vergessen hatte.

Als er die Pausenhalle betrat, hörte er jemanden reden, er sah aber niemanden. Dann ging sein Blick zur schönen, großen Krippe, die eine freiwillige Arbeitsgemeinschaft von Schülerinnen und Schülern mit einem der Werklehrer gebaut und aufgestellt hatte. Auf dem Felsen neben dem Stall saß der Papagei und redete mit dem Jesuskind. „Schnäpschen gefällig?", fragte er immer wieder. Dem Jesuskind schien der Vogel zu gefallen, es lächelte.

Manchmal ist es doch gut, dachte der Rektor, wenn der Hausmeister vergisst, ein Fenster zu schließen.

Was isch?
Wie gäht´s?

Dass der Papagei noch am Leben war, sprach sich herum wie das berühmte Lauffeuer. Der Rektor entschied, dass der regenbogenbunte Vogel während der Weihnachtsferien in der Schule bleiben dürfe, und der Hausmeister, der neben der Schule wohnte, erklärte sich bereit, regelmäßig nach dem Tier zu schauen und es zu füttern.

Was das Füttern anging, da hatte der Hausmeister zunächst Schwierigkeiten. „Was frisst ein Papagei?", fragte er sich, aber dann machte er sich auf die Suche im Internet.

Körner und Samen fressen Papageien, zum Beispiel Sonnenblumenkerne und Erdnüsse, aber auch frisches Obst wie Äpfel, ja sogar Bananen.

Morgens, wenn er die Schule betrat, begrüßte er den Papagei jedes Mal mit den Worten: „Was isch? Wie gäht´s?"

Nach vier Tagen schon rief der Papagei, wenn er hörte, dass die Tür zur Schule geöffnet wurde: „Was isch? Wie gäht´s?"

Auch die immer wieder gestellte Frage „Un? Gued gschloofe?", hatte er bald im Repertoire.

Diese Fragen stellte er übrigens morgens, wenn er aufwachte, auch dem Kind in der Krippe. „Was isch? Wie gäht´s? Un? Gued gschloofe?" Der kleine Jesus antwortete nicht, aber sein Lächeln verriet dem Papagei, dass alles in Ordnung war, dass es dem Kind in der Krippe gut ging und dass es gut geschlafen hatte. Der Papagei mochte das Jesuskind, weil es im

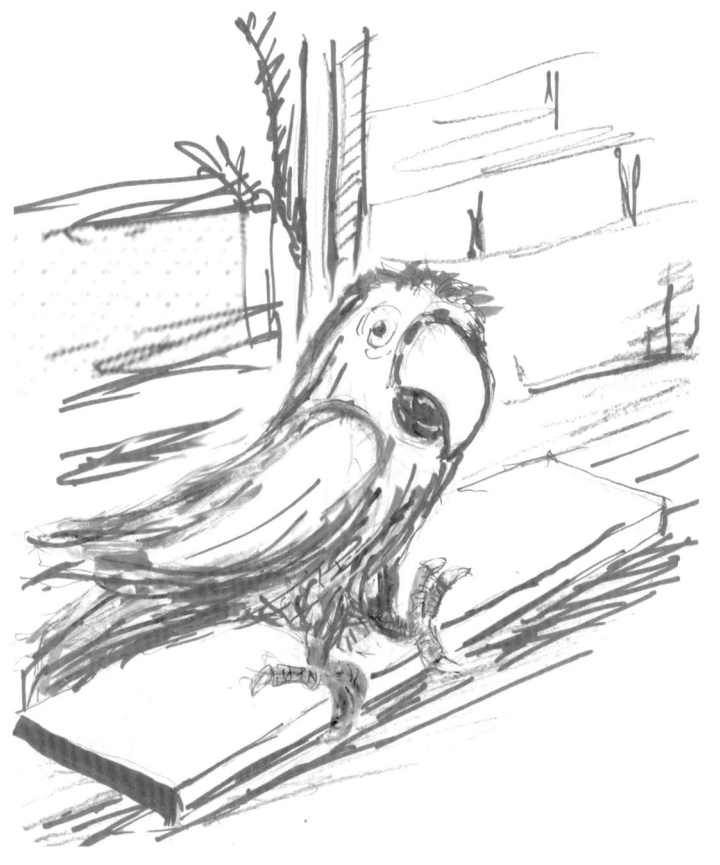

Gegensatz zu anderen kleinen Kindern nicht ständig schrie.

Als er noch im Pflegeheim war, hatte ihn Kindergeschrei genervt. Nachmittags, wenn sein Kapitän vor sich hin schlummerte und er selber auch gerne den Kopf ins Gefieder gesteckt hätte, um zu schlafen, wurden sie beide immer wieder von lautem Kindergeschrei gestört. Im Nachbarzimmer lebte ein alter Oberstudiendirektor, der zwei Töchter hatte. Beide Töchter waren akademisch gebildete Spätgebärende, die ihre Kinder immer mitbrachten, wenn sie ihren Vater besuchten. Eine halbe Stunde lang ging es meistens gut, dann begann ein Enkelkind zu quengeln, und kurz darauf wurde aus dem kleinen Kind ein recht widerwärtiger Schreihals.

Nie zuvor in seinem Leben hatte der Papagei Kindergeschrei dieses Ausmaßes gehört. Auf dem Meer und in der Kajüte des Kapitäns gab es keine Kinder. Die einzige Art von Geschrei war damals das Geschrei der Möwen, aber das war im Vergleich mit dem Geschrei der Enkelkinder des Oberstudiendirektors beinahe Musik. Die Enkel beherrschten das zornige Schreien von Kindern, die mit viel zu viel Liebe und abgrundtiefer Zuneigung erzogen wurden, in einem grenzenlosen Meer von Verständnis planschten und mit Lobeshymnen für Selbstverständlichkeiten überschüttet wurden, alles ohne eine klare pädagogische Linie. Klare Linien, so glaubten die Mütter, würden ein Kind brechen, es einschüchtern und bei der freien Entfaltung der Persönlichkeit hindern.

Eine Grenzerfahrung, auch für einen Vogel, dessen Vorfahren im Lärm eines Urwaldes gelebt hatten, waren vor allem die Sonntagnachmittage, wenn beide Töchter mit ihren beiden unerzogenen, aber sich brachial und vokal entfaltenden Kindern zu Besuch kamen.

Von den lärmenden Kindern im Pflegeheim hatte Alemann der Papagei einige Ausdrücke gelernt. Die Kinder sprachen, auch wenn sie zornig waren, nicht im Dialekt, sondern hochdeutsch, denn die Eltern achteten streng darauf, dass Hochdeutsch geredet wurde, um schon frühzeitig die Grundlagen für eine angestrebte akademische Zukunft ihrer Kinder zu schaffen. „Will haben!", war ein im Zorn häufig gebrauchtes Wort der zukünftigen Jungakademiker, aber auch das langgezogene Wörtchen „Neiiin!" mit dem Zusatz „Will nicht!".

Zornesausbrüche in Hochdeutsch wirken nicht nur bei einem Menschen, der im Schwarzwald geboren und aufgewachsen ist, sehr albern, sondern auch bei einem Vogel mit Migrationshintergrund. Zum einen ist Hochdeutsch schon eine Art Verkleidung, und Zornesausbrüche, in hochdeutsche Worte gefasst, taugen im Grunde nur fürs Theater. Ähnlich wie mit Zornesausbrüchen verhält es sich auch mit Liebeserklärungen. Liebeserklärungen in Hochdeutsch sind wie gestellte Bilder, auf denen sich die Abgebildeten zuvor in Position gestellt haben. Sie sind von einer echten Unwirklichkeit.

Der Papagei konnte nicht wissen, dass ein Mensch, der im Schwarzwald geboren und dort aufgewachsen ist, die wichtigsten Worte seines Lebens in Mundart spricht, und wenn er sie aus formalen Gründen Hochdeutsch sagen muss, sie in Mundart denkt.

Wenn die verbalen Auseinandersetzungen zwischen Kindern und Eltern im Gange waren, waren die Lieblingsworte der Eltern: „Das sehe ich nicht so!" und „Nein, das machen wir jetzt nicht!" Ein schlichtes, etwas scharf gewürztes „Nein!" gab es nie.

Aus der Zeit im Pflegeheim stammten auch einige Ausrufe des Papageis, die aber niemand richtig einordnen und interpretieren konnte. Wenn eine Türklingel ertönte, rief Alemann jedes Mal: „Moi ennepe!" Wenn ein Gewitter aufzog und die Blitze scharfzackig aufleuchteten, gefolgt von krachendem Donner, hörte man Alemann „Delendam!" rufen.

Der Nachbar des Kapitäns im Pflegeheim war, wie schon gesagt, Oberstudiendirektor an einem Gymnasium gewesen, und zwar an einem humanistischen Gymnasium, und hatte die Fächer Latein und Griechisch unterrichtet. Wenn im Altersheim jemand an seiner Tür klingelte, dann rief er feierlich: „Andra moi ennepe, Musa." Mit diesem Satz beginnt der griechische Text der Odyssee. „Andra moi ennepe, Musa" zu Deutsch: „Den Mann nenne mir, Muse!"

Was den Ausruf „Delendam!" bei Gewitter anging, so hatte auch das mit einer der alten Sprachen zu tun, in diesem Fall allerdings mit Latein.

Die Punischen Kriege, insgesamt deren drei gab es, waren Kriege Karthagos gegen Rom. Zwei Mal wurden die Römer geschlagen, die berühmteste Schlacht ist die Schlacht bei Cannae im zweiten Punischen Krieg, als die Karthager unter Führung ihres Feldherrn Hannibal die Römer vernichtend schlugen. Die Römer wollten Rache, sie wollten in einem weiteren Krieg die Karthager besiegen. Der Staatsmann Cato der Ältere soll in jeder Senatssitzung die Zerstörung Karthagos gefordert haben. Unabhängig vom Gegenstand der Diskussion im Senat beendete er jede seiner Reden mit dem Satz „Ceterum censeo Carthaginem esse delendam", was übersetzt heißt: „Im Übrigen aber bin ich der Meinung, dass Karthago zerstört werden muss."

Der Herr Oberstudiendirektor sah offensichtlich eine Verbindung zwischen Gewitter und Kampf,

Donnergrollen erinnerte ihn wohl an Kanonendonner und zuckende Blitze an Mündungsfeuer von Gewehren. Wenn ein Gewitter tobte, trat er auf den Balkon vor seinem Zimmer, und rief in das Unwetter hinein: „Ceterum censeo Carthaginem esse delendam."

Von dem beschwörenden Satz des alten Cato hatte sich Alemann nur das Wort „Delendam!" gemerkt, ab dem ersten Donnergrollen eines aufziehenden Gewitters, rief er unentwegt „Delendam!".

War es in einem Raum sehr laut, rief Alemann unvermittelt „Lentium!". Auch das hatte er vom pensionierten Oberstudiendirektor gelernt. Wenn die Enkel bei ihren Besuchen im Pflegeheim auch für den Oberstudiendirektor zu laut waren, dann rief der humanistisch gebildete Großvater mehrmals hintereinander „Silentium!". Alemann beließ es bei einem kurzen „Lentium!".

Wie schon erwähnt, konnte niemand die Ausrufe „Moi ennepe!", „Delendam!" und „Lentium!" deuten, man konnte die Ausrufe und die Situationen, in denen sie getätigt wurden, nicht miteinander in Verbindung bringen.

Wenn der Kapitän im Sommer auf seinem Balkon saß und Alemann in seinem Käfig, rief der Altphilologe Ausdrücke herüber, die der Kapitän nicht alle verstand, darunter auch Ausdrücke, die man einem gebildeten Menschen nicht zugetraut hätte. Alemann wurde von ihm manchmal freundlich „farbenfroher Kranich des Ibikus" genannt, aber auch als „krummschnäbliger Geier" bezeichnet.

Beim Anblick von Schülerinnen, die im Sommer luftig gekleidet auf dem Schulhof der benachbarten Schule standen, tätigte der Herr Altphilologe Ausrufe wie „Rattenscharfe Geräte!" oder „Nix im Kopf, viel in der Bluse!".

Ein ehemals korrekter Beamter, gebildet und angesehen, sprach Worte aus, die unglaublich waren. Unglaublich insofern, als man nicht vermutet hätte, dass sie in seinem Wortschatz einen Platz hätten.

Wenn der Oberstudiendirektor mit seinen Äußerungen zum weiblichen Geschlecht anhob, zog sich der Kapitän in sein Zimmer zurück und nahm den Papagei mit.

Er wollte nicht, dass der Papagei unflätige Worte lernte, und er wollte auch nicht in den Verdacht geraten, er sei es, der solche beleidigenden Äußerungen von sich gebe.

Als die Weihnachtsferien vorbei waren, nahm der Hausmeister den Papagei zu sich in die Wohnung, er hatte sich an den komischen Vogel gewöhnt, ja er hatte ihn lieb gewonnen.

Von der Fensterbank der Hausmeisterwohnung aus gab Alemann weiterhin seine Kommentare ab und er lernte von den Schülerinnen und Schülern neue Worte wie „Psycho", „Spasti", „Was guckschʔ", „Isch ebs?" und „Halt Gosch!", und wenn er auf dem Schulhof ein Mädchen sah, dann ertönte aus seinem Schnabel das Wort „Lampe", das eigentlich Schlampe bedeutete, aber Alemann tat sich von Zeit zu Zeit mit dem „Sch" schwer.

Her mit euch!

Die kalten und schneereichen Wochen des zweiten Winters in Freiheit hatte der Papagei in einer Kirche verbracht. Er hatte sich die Kirche im hinteren Achertal ausgewählt, nachdem er zuvor die anderen Kirchen im Achertal auf ihre Wohntauglichkeit hin geprüft hatte.

Mit seinem Kapitän hatte er in einem Heim in der Großen Kreisstadt Achern gelebt, und die ersten Wochen in Freiheit lebte er ebenfalls in dieser Stadt, nämlich im Haus des Hausmeisters der Schule, in die er sich geflüchtet hatte, als der erste Schnee fiel.

Ab und zu unternahm Alemann Ausflüge in die Stadt, doch die Stadt gefiel ihm nicht. Wo auch immer er hinflog, überall Autoverkehr, der die Luft in nicht geringem Maße verpestete.

Alemann war die reine Luft des Meeres gewohnt, schon auf dem Schiff war ihm der Gestank des Maschinenraumes lästig gewesen. Wenn der Kapitän im Maschinenraum gewesen war und zurück in die Kajüte kam, konnte ihn Alemann nicht gut riechen.

Zwar gab es eine Umgehungsstraße, die um die Große Kreisstadt herumführte, aber vor allem am Abend und an Samstagen war in Achern ein Verkehr wie in einer Großstadt.

Alemann hasste die Geräusche von Autos, die quietschenden Bremsen, das Aufheulen der Motoren, wenn an einer Ampel gestartet wurde, das ungeduldige Hupen, wenn ein Autofahrer sich sein Vorrecht verschaffen wollte oder sich an der langsamen Fahrweise eines anderen Verkehrsteilnehmers störte.

Die Samstage verbrachte Alemann mit Vorliebe am Rande des Parkplatzes eines großen Einkaufmarktes. Da war ein ständiges Kommen und Gehen, Autos fuhren vor, Menschen, fast immer Frauen, stiegen aus, strebten mit ernsten Gesichtern dem Eingang zu, als würden sie ihren Einkaufszettel memorieren, schoben einen leeren Wagen in den Einkaufsmarkt und schoben ihn vollbeladen wieder heraus, um den Inhalt des Einkaufswagens im Kofferraum des Autos zu verstauen.

Manchmal flog Alemann in den Markt hinein und setzte sich in der Nähe des Buchladens auf ein Regal, um den Durchsagen zu lauschen. Er fand die Durchsagen irgendwie aufregend.

Im Sommer flog er, trotz des Autoverkehrs, abends oft in die Stadtmitte, wo Menschen in den Straßencafés saßen, denn Alemann war gerne da, wo Menschen waren.

Aber die Menschen in der Großen Kreisstadt waren nicht besonders gesellig. Zwar waren die Straßencafés und die Biergärten gut besucht, doch man konnte mit den Menschen nicht in Kontakt treten.

Die Menschen saßen zusammen am Tisch, aber jeder saß allein vor sich hin. Die einen rührten gedankenverloren im Glas Latte macchiato, die anderen starrten auf ihr iPhone.

Alemann hatte den Eindruck, dass die Bewohner der Großen Kreisstadt sich die größte Mühe gaben, lässig zu wirken und durch einen überheblichen Gesichtsausdruck zu zeigen, dass sie etwas Besonderes seien. Achern war eine Stadt, in der die Sonnenbrillen auch bei Nacht getragen wurden, und zwar in die Haare hochgeschoben, wahrscheinlich wollte man dadurch verhindern, dass Helligkeit in die Köpfe eindringen konnte.

Es gab neben der Kernstadt noch eingemeindete Ortschaften, die verwaltungsmäßig zur Stadt gehörten, die aber immer nur im Range von Vororten geblieben waren, wenigstens in den Vorstellungen der Bewohner der Kernstadt. Die Kernstadt Achern, so die gängige Meinung der Bewohner der Kernstadt, war ein Sammelbecken von Intellektuellen und derer, die sich dafür hielten. Und von denen, die sich dafür hielten, gab es sehr, sehr viele, und manche waren der Meinung, dass jeder zweite Bewohner Acherns ein Intellektueller sei.

Achern war die Stadt der Lehrer, der Ärzte, der Rechtsanwälte, der Architekten und Apotheker, und die Große Kreisstadt war eine Stadt der Kulturschaffenden. Wenn man den Lokalteil der Zeitung las, konnte man den Eindruck gewinnen, dass Achern ein Biotop von Intellektuellen sei.

Gab es Meinungsverschiedenheiten unter den Intellektuellen, wurde das üblicherweise nicht in einem sachlichen Gepräch geklärt, ganz im Gegenteil: In der Großen Kreisstadt Achern pflegte man sich öffentlichkeitswirksam auseinanderzusetzen, und das beliebteste Kampfmittel war der Leserbrief.

Gemeinderäte, die bei Sitzungen im Gemeinderat nebeneinander saßen, trugen ihre Aversionen und Meinungsverschiedenheiten im Lokalteil der Zeitung aus, nicht sachlich, sondern immer mit einem klug kalkulierten verletzenden Seitenhieb.

Schon damals, als er noch mit seinem Kapitän im Heim wohnte, hatte Alemann immer wieder nach Osten geschaut, im Osten türmten sich die Berge des nördlichen Schwarzwaldes auf. Für Alemann waren es gewaltige Berge, er kannte nur die Wellenberge beim Sturm auf dem Meer, die zwar recht gefährlich, aber bei weitem nicht so hoch waren. Der Schwarzwald wirkte aus der Ferne wie eine erstarrte Riesenwelle des Meeres.

Für Alemann war klar: Da wollte er hin. Schließlich landete er im hinteren Achertal, im schon erwähnten Mühlendorf.

Dass er sich für die Kirche im hinteren Achertal entschieden hatte, lag daran, dass diese Kirche bis auf zwei Pfeiler, die die Empore stützten, pfeilerfrei war, und sie war die hellste der Kirchen.

Sie war nicht nur die hellste, sondern auch die modernste Kirche im Tal. In den ersten zwanzig Jahren nach dem Krieg war die Zahl der Kirchgänger sehr hoch, so dass viele während des Gottesdienstes stehen mussten, weil in den Bänken kein Platz mehr war.

Die alte Kirche war zu klein, man wollte eine größere Kirche. Die neue Kirche wurde gebaut, eine Kirche, die für etwa tausend Menschen Platz bietet. Was man nicht in den Blick gefasst hatte, war die Möglichkeit, dass die Zahl der Kirchenbesucher in Zukunft abnehmen könnte. Das tat sie aber.

Alemann hatte die Kirchen des Achertales getestet. In der Kirche in Oberachern hatte es ihm gut gefallen, aber am Sonntagabend gab es Gottesdienste, in denen sehr laute Musik gemacht wurde. Es war für Alemann ein Kreuz und mehr. Ihm war es bei diesen Gottesdiensten zu laut, aber den Menschen schien es zu gefallen, denn an diesen Sonntagabenden waren immer sehr viele Menschen in der Kirche und feierten den Gottesdienst.

Die Kirche in Kappelrodeck hatte ihm auch nicht schlecht gefallen, aber sie war zu säulenreich und sie war auch zu dunkel. Die Dunkelheit hatte er hinter sich gelassen.

Viele Jahre lang hatte er im Dunkel der Kapitänskajüte gelebt, nur selten hatte ihn der Kapitän mit auf die

Brücke genommen. Er mochte es nicht, wenn es um ihn herum Nacht war. Das Ewige Licht, das still vor sich hin leuchtete, erinnerte ihn an das Positionslicht auf dem Schiff seines alten Kapitäns. Aber in sich hatte er immer die Sehnsucht nach Licht gehabt, nach Sonne und Farben.

Kurz hatte er sich auch in der Kirche von Waldulm aufgehalten, aber von dort war er vertrieben worden, die Waldulmer duldeten in ihrer Kirche keinen Papagei, sondern nur Waldulmer.

Kappelrodeck und Waldulm waren politisch vereinigt und auch die Pfarrgemeinden bildeten eine Zeitlang eine Einheit, ehe dann die Pfarreien des Achertals zu einer einzigen Pfarrei vereinigt wurden.

Im Grunde hatten die Waldulmer nichts gegen eine Seelsorgeeinheit, sie hätten sich gut eine Schwestergemeinde in Peru vorstellen können, aber musste es ausgerechnet Kappelrodeck sein?

Die Rivalität zwischen Waldulm und Kappelrodeck wurde verstärkt durch den Wein, der in den beiden Gemeinden angebaut wurde. Kappelrodeck war berühmt durch seine „Hex vom Dasenstein" und Waldulm durch seinen „Pfarrberg". Die Menschen in Waldulm waren etwas konservativer als die in Kappelrodeck, und sie blieben auch nach der Vereinigung grundsätzlich Waldulmer.

Wie gesagt, Alemann hatte sich für Ottenhöfen entschieden, dort konnte er barrierefrei fliegen, wenn ihm danach war. Sein Lieblingsplatz war der Kopf des seligen Markgrafen Bernhard von Baden, von dort sprach er gerne mit dem Seligen unter sich. Hörte er, dass eine der schweren Kirchentüren geöffnet wurde, flog er in den hinteren Teil der Kirche und versteckte sich hinter dem Orgelprospekt.

Lange Zeit hatte niemand bemerkt, dass der Papagei

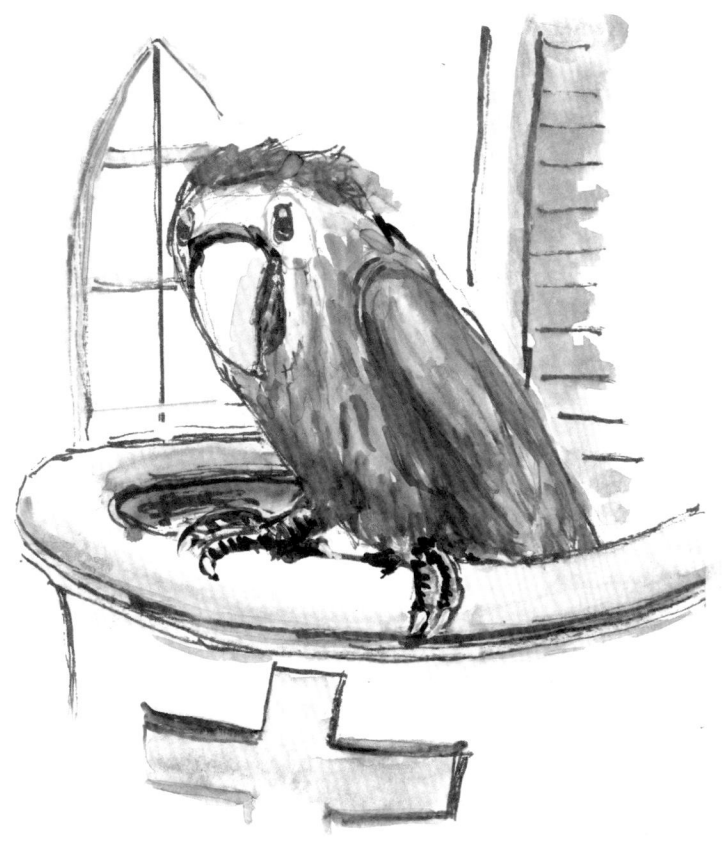

die Kirche zu einer Voliere des lieben Gottes gemacht hatte.

Der einzige Mensch, der schon recht früh von seiner Existenz in der Kirche wusste, war die alte Lina, ihr hatte er sich offenbart, und Lina hatte den Vogel in der Kirche akzeptiert.

„Wenigstens einer in der Gemeinde, der nahe beim lieben Gott ist", murmelte sie manchmal vor sich hin, „so isch de liawe Godd nie ällei."

Lina war die Frau, die die Kirche sauber hielt, sie fegte und putzte, und wenn abends in der Kirche der Rosenkranz gebetet wurde, dann war sie die Vorbeterin.

Bei jedem „Ave Maria", das ja im Deutschen mit den Worten „Gegrüßet seist du, Maria" beginnt, klang Lina sehr vornehm, sie sagte „Gegrößet seist du, Maria."

Und so hatte Lina den bunten Vogel kennengelernt: An einem Nachmittag betrat Lina die Kirche, sie wollte den Altarraum nass aufwischen. Als der Papagei sie sah, rief er: „Gegrößet seist du, gegrößet, gegrößet."

Lina wäre vor Schreck fast der Putzeimer aus den Händen gefallen, dann aber nahm sie mit dem Schrubber in der Hand eine Art Kampfstellung ein, sie sah einem mittelalterlichen Ritter mit einer Lanze – kurz vor dem Angriff auf den Feind – sehr ähnlich.

Sie konnte aber den Spötter nicht sehen, sie wusste auch nicht, aus welcher Richtung die Stimme gekommen war.

Als Lina niemanden in der Kirche sah, glaubte sie, sie hätte sich alles eingebildet oder sie hätte mit sich selber gesprochen, denn sie sprach häufig mit sich selber, aber sie war auch ständig im Gespräch mit den Dingen, mit denen sie beschäftigt war, und das nicht nur in der Kirche. Beim Kochen fragte sie zum

Beispiel in regelmäßigen Abständen die Schnitzel, ob sie schon durchgebraten seien, die Spaghetti, ob sie weich seien und den Käse, den sie über den Auflauf gestreut hatte, ob er nicht endlich flüssig werden wolle.

Lina war sehr kommunikativ. Sie ging in die Sakristei und füllte den Eimer mit Wasser. Als sie in den Kirchenraum zurückkehrte, hörte sie die Stimme wieder.

„Herr, gib Ruhe!", rief die Stimme. Lina glaubte nicht an Gespenster, schon gar nicht, dass es in einem Gotteshaus Gespenster geben könnte.

„Herr, gib Ruhe!", rief es nun wieder, und Lina stellte fest, dass es vom Christbaum herkam. Langsam näherte sie sich dem Christbaum, und plötzlich sah sie den Papagei, der, den Kopf leicht zur Seite geneigt, auf sie herunterblickte.

Lina war nicht allzu sehr erstaunt, dass ein Papagei in der Kirche war, ihrer Meinung nach hatten alle Geschöpfe das Recht, ein Gotteshaus zu besuchen und sich dort aufzuhalten, und außerdem wusste ja niemand ganz genau, ob Tiere nicht auch beteten, um sich bei ihrem Schöpfer zu bedanken.

„Ich putze zuerst den Altarraum", sagte Lina zu ihm, „dann hole ich dir was Gutes zum Fressen."

Während Lina ihre Arbeit verrichtete, schwieg der Papagei, nur als sie mit Eimer und Schrubber in die Sakristei ging, rief er ihr nach: „Gehet Frieden, schöner Sonntag."

Manchmal setzte sich Alemann auf den Ambo, das steinerne Pult, von dem aus der Pfarrer zu predigen pflegte, und rief immer wieder „Brühschwestern!".

Mit der Anrede „Brüder und Schwestern im Glauben" begann der Pfarrer üblicherweise seine Predigt.

Wie schon gesagt, außer Lina wusste wochenlang niemand von der Anwesenheit des Papageis im

Gotteshaus. Einige Kinder hatten ihn zwar während des Gottesdienstes auf einem Ast des Christbaums sitzen sehen, aber so wie diese modernen kleinen Christen eben so denken, hielten sie ihn für einen besonderen Schmuck des Christbaums.

Warum sollte nicht ein ausgestopfter Papagei im Christbaum sitzen?

Im Jahr nach seinem Winter-Aufenthalt in der Kirche gab es im Dorf die lustigste Fronleichnamsprozession, die es je gegeben hatte.

Es war ein wunderschöner Tag im Juni, der Gottesdienst fand im Freien statt, im Kurgarten war ein Altar errichtet, vor dem Altar war ein wunderschöner Blumenteppich gelegt worden.

Der Papagei war, wie schon an anderer Stelle erwähnt, gerne da, wo viele Leute waren. Als sich immer mehr Menschen im Kurgarten versammelten, kam er angeflogen und setzte sich auf das Dach des Musikpavillons. Alles war für ihn heute so interessant, sein Kopf war ständig in Bewegung, damit ihm ja nichts entging.

Als der Pfarrer mit den Ministranten sich von der Kirche her näherte, legte der Papagei einen Moment seinen Kopf auf die Seite, als würde er überlegen.

Dann waren der Pfarrer und die Ministranten in einer farbenprächtigen Prozession am Altar angekommen.

Die Dirigentin des Kirchenchores war gerade dabei, den einzelnen Registern den richtigen Ton für das vierstimmige Eingangslied zu geben, da rief der Papagei vom Dach herunter: „Narri! Narro!", fügte dann aber hinzu „Her mit euch!", die Abkürzung von „Der Herr sei mit euch!".

Alemann hatte offensichtlich den Fastnachtsumzug mit der Fronleichnamsprozession vermischt. Bis auf den Pfarrer lächelten alle.

Der Pfarrer hätte den Papagei am liebsten exkommuniziert, denn Alemann begleitete die Prozession und an jedem Altar, an dem Station gemacht wurde, rief er „Her mit euch!" und stieß den im Dorf üblichen Fastnachtsruf aus.

Mach's gued!
Bis morge!

In der Mitte des Dorfes befindet sich seit einigen Jahren ein Seniorenheim. Was heute Seniorenheim ist, war früher ein Hotel. In diesem Hotel war vor vielen, vielen Jahren ab und zu der Arzt Heinrich Hoffmann, der Verfasser des „Struwwelpeter", abgestiegen, aber das nur nebenbei.

Und noch etwas nur so nebenbei: Dem Hotel, das jetzt ein Seniorenheim ist, gegenüber befindet sich ein Hotel, das noch in Betrieb ist, und dort ist einstmals ein noch berühmterer Schriftsteller abgestiegen, nämlich Mark Twain, als er sich zu Fuß durch Europa bewegte.

Solche Ereignisse werden von Offiziellen im Dorf gerne so nebenbei, im Grunde aber ganz bewusst, erwähnt, denn sie werten das Dorf auf. Immerhin geriet das Dorf durch Mark Twain in die Weltliteratur, während der Aufenthalt Heinrich Hoffmanns im damaligen Hotel „Wagen" mit dem „Struwwelpeter" nichts zu tun hat.

Im Dorf gab es vor Jahrzehnten sechzehn Hotels und Gasthäuser, doch ein Großteil von ihnen hat inzwischen geschlossen. Kurgäste blieben im Laufe der Jahre aus, und die Einheimischen ließen die Stammtische veröden. Manchmal hat man den Eindruck, dass das gesamte Dorf mehr und mehr verödet. Es verödet ganz leise.

Ein Gang durch die Straßen des nächtlichen Dorfes erinnert an Szenen in klassischen Western, in denen der Wind Gestrüpp durch die leeren Straßen weht, was eine Chiffre für die Vergänglichkeit menschlicher Zivilisation ist. Doch noch weht der Wind kein Gestrüpp.

Hinter dem Seniorenheim, das am Hang gelegen ist, gibt es einen Platz, auf dem nachmittags an warmen Tagen manche der Heimbewohner sitzen. Die einen sitzen auf Stühlen, die allerdings nicht sehr gemütlich sind, an kleinen runden Tischen, die wackelig sind, und trinken Kaffee, andere sitzen in ihren Rollstühlen an den Tischen.

Einige blicken interessiert um sich, einige schauen sich beim Rühren in der Kaffeetasse zu, andere sitzen da mit geschlossenen Augen, es scheint, dass sie sich zurückgezogen haben in sich selbst, in das Haus ihrer Erinnerungen, hinter sich abgeschlossen und den Schlüssel weggeworfen haben.

Im Laufe des Nachmittags kommt für die eine oder den anderen der Bewohner Besuch. Die Besucher reden mit den alten Menschen, doch man kann sich des Eindrucks nicht erwehren, dass einige der alten Leute gar nicht zuhören.

Die in einem unbequemen Stuhl oder im Rollstuhl vor sich hindämmern, missachten, was gesagt wird, und dämmern konsequent weiter.

Wenn an einem Werktag schönes Wetter war und im Dorf nirgends Menschenansammlungen zu finden waren, besuchte Alemann das Seniorenheim, das ihn sehr an das Wohnheim erinnerte, in dem er vor zwei Jahren mit seinem Kapitän zusammen gelebt hatte. An Werktagen, wenn schönes Wetter war, traf er immer Menschen auf dem Platz hinter dem Seniorenheim an. Der alte Franz, der seit zwei Jahren im Heim war und dessen Demenz stetig zunahm, saß immer in der Ecke des Platzes, wo ein kleiner Brunnen plätscherte. Vor ihm auf dem Tisch stand eine Schnabeltasse, und ab und zu kam eine Pflegerin, um ihn zum Trinken zu animieren.

Alemann zeigte ein gewisses Interesse, ja sogar eine leichte Begeisterung, was die Schnabeltasse anging. Man hätte vermuten können, dass er die Schnabeltasse für eine moderne Skulptur hielt, die einen Papagei darstellte.

Alemann setzte sich auf die Lehne des Stuhls, der dem Stuhl des alten Franz gegenüber stand. Franz sagte nichts, er redete seit etlichen Wochen kein Wort mehr, aber in seine Augen kam ein Leuchten, wenn sich Alemann ihm gegenüber niederließ.

Er schien den bunten Vogel zu mögen. Sobald Alemann seinen Tisch anflog, begann der alte Mann sein Stück Kuchen, das man auf einem Tellerchen neben die Schnabeltasse gestellt hatte, mit ungelenken Bewegungen in kleine Stücke zu zertrümmern, um den Papagei zum Festmahl einzuladen.

Alemann nahm die Einladung gerne an, zunächst aber sprach er mit dem alten Franz.

Alemann wiegte seinen Kopf hin und her und rief dann: „Dag, Opa!"

Das waren die üblichen Begrüßungsworte der Schwiegertochter, die jeden zweiten Tag ihren Schwiegervater besuchte.

Das Gespräch zwischen Schwiegertochter und Schwiegervater war kein Gespräch, sondern ein Monolog der Schwiegertochter, der aus kurzen Sätzen bestand. Zwischen den Sätzen gab es längere Pausen.

Wenn die Schwiegertochter nicht zu Besuch war, führte Alemann das Gespräch, wie er es von der Schwiegertochter abgelauscht hatte.

Die Begrüßungsworte waren: „Dag, Opa!". Nach der ersten Pause schloss sich eine grundsätzliche Frage an: „Un sunschd?".

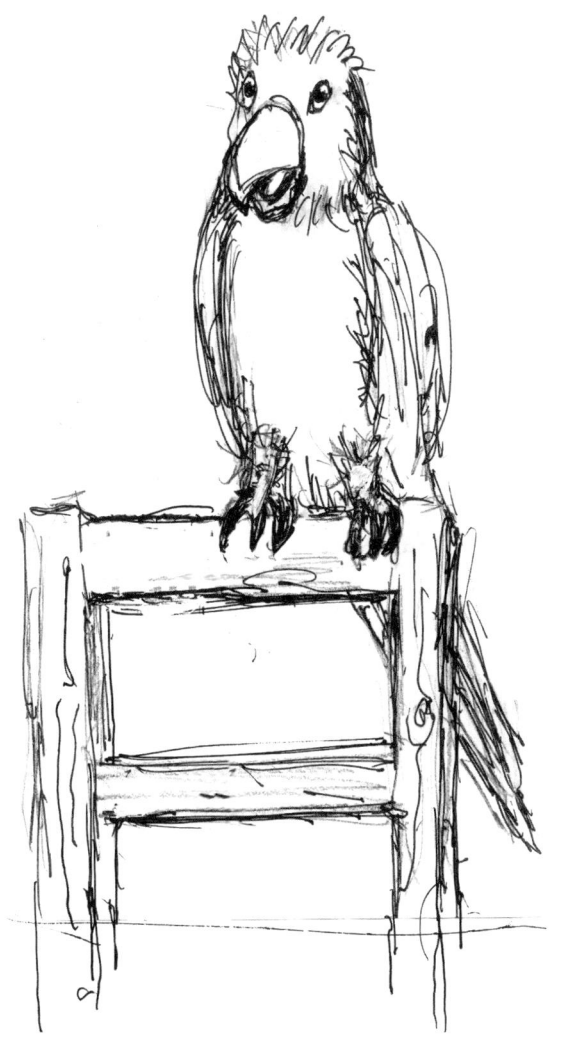

Danach überprüfte die Schwiegertochter üblicherweise die Schnabeltasse, prüfte die Temperatur des Kaffees und fragte: „Ischer rächd?"

Um die Temperatur zu prüfen, hielt sie die Schnabeltasse an ihre Wange, so wie es Mütter bei der Schoppenflasche machen.

Die Frage beantwortete sie dann selber: „Er isch rächd."

Dann stellte sie die Tasse wieder vor ihren Schwiegervater auf den Tisch und wiederholte: „Er isch rächd. D Tass isch au noch halwervoll. Willsch en Schluck?"

Bei Alemann hörte sich das so an: „Isch rächd! Er isch rächd! Halwervoll! Schluck?"

Das Gespräch zwischen Alemann und dem alten Franz endete jedes Mal, auch wenn es nicht halb vier Uhr war, wie folgt: „Halwer vieri. 'S wurd Zit."

Darauf folgte die Frage, die der alte Franz noch nie beantwortet hatte, die aber dennoch immer wieder gestellt wurde: „Bruchsch ebs?"

Endgültig beendet wurde das Gespräch mit der Bemerkung: „Also bis iwermorge!"

Und so beendete auch Alemann das Gespräch mit dem alten Franz: „Halwer vieri. 'S wurd Zit. Bruchsch ebs? Iwermorge."

Zwischendurch kam öfters eine der Pflegerinnen und ermahnte den alten Franz: „Sie müsse viel trinke!"

Dann nahm sie die Schnabeltasse und führte sie zum Mund des alten Mannes, auch wenn dieser durch nichts signalisiert hatte, dass er etwas trinken wollte. Aber er trank, denn trotz seiner partiellen geistigen Abwesenheit war ihm klar, dass die Pflegerin nicht nachgeben würde, ehe er nicht getrunken hatte.

Hatte er getrunken, folgte von der Pflegerin die stereotype Aussage: „Im Alter mueß mer viel trinke.

Trinke isch gonz wichtig."

In unregelmäßigen Abständen flog Alemann im Laufe des Nachmittags die einzelnen Tische an und rief: „Viel trinke! Viel trinke!" Es klang wie eine Lautsprecherdurchsage auf einem Bahnhof.

Marie, eine Dorfbewohnerin aus einem der Seitentäler, erhielt jeden Tag Besuch von ihrem Mann. Marie war vierundachtzig, ihr Mann vier Jahre älter als sie. Die Kinder der beiden lebten nicht mehr im Dorf, nur ab und zu besuchten sie ihre Eltern. Manchmal brachten sie die Enkel mit.

Maries Mann lebte, seit sie ins Heim eingewiesen worden war, allein in dem kleinen Haus, das sie sich vor Jahrzehnten gebaut hatten.

Er kam alleine einigermaßen zurecht, eine nette Nachbarin machte ihm die Wäsche und sorgte dafür, dass die Wohnung in Ordnung war.

Dafür stellte er ihr seinen Garten zur Verfügung und sie durfte das Obst von den Bäumen, die auf seinem Grundstück standen, ernten. Es standen dort ein Apfelbaum, ein Mirabellenbaum und zwei Zwetschgenbäume. Im Garten pflanzte sie Kartoffeln, Gelberüben, Gurken, Bohnen und Tomaten an.

Den Kaffee am Morgen machte sich Paul, so hieß Maries Mann, selber. Die Kinder hatten ihm zu Weihnachten eine Kaffeemaschine geschenkt und Kapseln, die man in die Maschine einlegen musste. Dass immer genügend von diesen Kapseln im Haus waren, auch dafür sorgte die Nachbarin.

Morgens machte sich Paul eine Tasse Kaffee, schmierte sich ein Butterbrot, holte die Zeitung herein, setzte sich an den Tisch und frühstückte, dabei las er die Zeitung.

Früher hatte Marie den Kaffee gekocht, hatte ihm das Butterbrot geschmiert, während er die

Zeitung hereingeholt hatte. Dann hatten die beiden zusammen gefrühstückt.

Während des Frühstücks lasen sie die Zeitung, Paul begann mit dem Sportteil, Marie mit den Todesanzeigen.

Auch früher wurde während des Frühstücks nicht geredet, sondern geschwiegen. Aber miteinander zu schweigen ist ein ganz anderes Schweigen, als wenn man gegeneinander schweigt. Schweigt man miteinander, dann hat man immer die Möglichkeit etwas zu sagen. Schweigt man aber gegeneinander, verweigert man sich dem anderen.

Wenn jemand schweigt, weil er alleine ist, liegt in diesem Schweigen ein Hauch von Trauer, denn man hat nicht die Möglichkeit, zu reden, höchstens mit sich selbst, aber das ist auf Dauer nicht befriedigend.

Den Morgen verbrachte Paul damit, dass er zunächst einen kleinen Spaziergang ums Haus machte und sich nach dieser Art Frühsport an den Wohnzimmertisch setzte, um in einem Lexikon zu studieren. Das Lexikon hatte 25 Bände, sein Sohn hatte dieses Enzyklopädische Werk zurückgelassen, als er ausgezogen war.

Bei seinem Studium stellte Paul immer wieder fest, dass er von vielem, was es in der Welt gab, keine Ahnung hatte. Zu Zeiten, als er noch gearbeitet hatte, er war Zimmermann gewesen, hatte ihn die Welt nicht interessiert, er hatte sich auf seine Familie konzentriert, sein Haus und seinen Garten. Das war ihm Welt genug.

Derzeit war Paul beim Buchstaben B und den Begriffen „Borsalbe" und „Borsäuren". Borsalbe, so las er, war früher ein beliebtes Hausmittel zur Behandlung von Wunden, findet aber heute wegen der Gefahr einer Borsäurevergiftung kaum noch Verwendung. Er erinnerte sich, dass seine Mutter bei der Behandlung von Wunden auf Borsalbe geschworen hatte.

Mit dem Begriff „Borschtsch" beendete er sein Studium für diesen Tag. Jetzt wusste er, dass Borschtsch ein russisches Nationalgericht ist, eine Kohlsuppe mit Fleisch, roten Rüben, etwas Kwass und saurer Sahne. Das hörte sich nicht schlecht an, das war sicherlich essbar.

Gegen zwölf Uhr fuhr das Auto in den Hof, mit dem ihm das Essen gebracht wurde. „Essen auf Rädern" war ihm eine große Hilfe, er kochte nicht gerne. Am Freitag wurde das „Essen auf Rädern" nicht geliefert, jeden Freitag briet sich Paul Fischstäbchen. Fischstäbchen mit Remouladensoße waren für ihn ein Leckerbissen. Als Marie noch in der Küche regierte, hatte es nie Fischstäbchen gegeben. „Fischstäbchen", hatte Marie oft gesagt, „ist etwas, was Frauen auf den Tisch bringen, die nicht kochen können."

Nach dem Mittagessen folgte ein kurzer Mittagsschlaf, dann machte er sich zu Fuß auf den Weg zu seiner Frau ins Seniorenheim. Ein Auto besaß er nicht mehr, als er 82 Jahre alt geworden war und festgestellt hatte, dass sein Sehvermögen nachließ, hatte er schweren Herzens seinen Führerschein abgegeben und das Auto verkauft.

Zwanzig Minuten hatte er zum Seniorenheim zu gehen, wenn er nur zwei Pausen einlegte, um durchzuschnaufen. Diese Schnauferei hatte mit seinem Herzen zu tun, das nicht mehr so pumpte, wie es hätte pumpen sollen, aber Paul akzeptierte dieses gesundheitliche Handicap, sein Motto war: „Monche gäht´s schlächder wie mir, un die sin jünger."

Jedes Mal, wenn er sich dem Seniorenheim näherte, hatte er ein schlechtes Gewissen, weil seine Frau in diesem Heim untergebracht war und nicht zu Hause mit ihm zusammen lebte. Doch nicht nur die Kinder, sondern auch der Hausarzt hatten ihm erklärt, dass es nicht möglich sei, seine Frau zu Hause zu pflegen.

Schließlich hatte er das eingesehen, aber man kann etwas einsehen und sich dennoch schuldig fühlen.

Pauls Frau war das, was man im Volksmund „verkalkt" nennt, und Paul fürchtete sich auf den letzten Metern, bevor er im Seniorenheim seine Frau traf, vor dem Begrüßungsritual.

Er würde auf sie zugehen und sagen: „Marie, ich bin do."

Und Marie würde antworten: „Wer sin Sie?"
Daraufhin würde er sagen: „Ich bin de Paul, diner Monn."

Marie würde antworten: „Ich hab kei Monn."

Er wusste auch, dass, wenn er sich verspäten würde, Marie bei schönem Wetter im Rollstuhl auf dem Platz hinter dem Heim sitzen und mit dem Papagei namens Alemann sprechen würde.

Alemann: „Marie, ich bin do!"
Marie: „Wer sin Sie?"
Alemann: „Paul, diner Monn."
Marie: „Ich hab kei Monn."

So traurig das war, so sehr war es doch für viele der Heimbewohner und Besucher unterhaltsam. Alemann war ein begabter Unterhaltungskünstler.

Alemann beobachtete gut, und wenn jemand zur Tasse oder zum Glas griff, dann ertönte sein Kommentar: „Viel trinke! Viel trinke!"

Gegen Ende des Nachmittags, also zu der Zeit, in der die Heimbewohner zurück ins Haus gingen oder gefahren wurden, flog er zu jedem hin, der keinen Besuch gehabt hatte und rief: „Alla ada! Bruchsch ebs? Mach´s gued! Bis morge!"

O je! O je!

Alemann war inzwischen im Dorf heimisch geworden. Für das Schwarzwalddorf war er zu einem so genannten Alleinstellungsmerkmal („Des git's nur bi uns, sunschd nirgends!") geworden, denn es ist nicht bekannt, dass in einem anderen Dorf im Schwarzwald ein Papagei lebt oder jemals gelebt hat, der eine solch zentrale Rolle im Leben des Dorfes spielt oder spielte.

Das Dorf hatte ursprünglich einige solcher Alleinstellungsmerkmale, um nur zwei davon zu nennen: Es war das Mühlendorf, weil es etliche restaurierte und jetzt wieder funktionsfähige Mühlen besaß, es war lange Zeit die Heimat eines historischen Dampfzuges gewesen, der an Sonntagen im Sommer Neugierige ins Dorf brachte, aber dieser Dampfzug dampft inzwischen nicht mehr durchs Tal.

Die bei Borsig in Berlin um 1900 gebaute Lok „Badenia" sollte zunächst anderswo dampfen, aber inzwischen hat es sich endgültig ausgedampft. Nun war das Dorf das Mühlendorf und das Dorf mit dem Schwarzwaldpapagei.

Alemann war – man kann es nur wiederholen – gerne da, wo Menschen waren, und die Menschen im Dorf hatten sich nach und nach an seine Gegenwart gewöhnt. Menschen und Papagei waren gewissermaßen miteinander ins Gespräch gekommen.

In früheren Zeiten war es so, dass ein Dorf im Schwarzwald eine Dorfmitte hatte. Das war das Gebiet um die Kirche herum, denn die Kirche war das eindeutige und aufgrund des Kirchturms das weithin sichtbare Zentrum jedes Dorfes. In der Dorfmitte waren auch die Geschäfte, in denen eingekauft wurde, die Metzgerei, die Bäckerei, der Gemischtwarenladen – wie es früher hieß –, aber auch das Rathaus als weltliches Gegengewicht zur Kirche.

Morgens war das Dorf in früheren Zeiten recht belebt, morgens wurden die Einkäufe getätigt, noch verfügten nicht alle Haushalte über Tiefkühltruhen und Kühlschränke, so dass die Vorratshaltung nicht so sehr verbreitet war. Die Vorräte, die man besaß, wurden im Keller aufbewahrt, es waren Gläser mit Marmelade und Gläser mit eingemachten Bohnen und in manchen Familien auch ein Fässchen mit Kraut.

Pflicht, aber auch Lust der Hausfrau war der morgendliche Einkauf, der selbstverständlich auch der Kommunikation und der Information diente. Nach dem Besuch der Bäckerei, der Metzgerei und des Gemischtwarenladens war man einigermaßen informiert, und auch die gängigen Meinungen über Ereignisse im Dorf waren bis ins Detail ausgetauscht.

Zu Hause am Herd, beim Kochen des Mittagessens, konnte dann das, was man erfahren hatte, geistig verarbeitet und bewertet werden, Urteile entstanden, aber auch Vorurteile wurden nach und nach zu Urteilen ausgebaut. So war es früher.

Inzwischen war die Dorfmitte nicht mehr ein lebendige Zentrum. Im Allgemeinen ging man morgens nicht mehr im Dorf einkaufen. Eingekauft wurde am Wochenende in einem Supermarkt in Nachbargemeinden, die einen Supermarkt besaßen, in den Geschäften des Dorfes wurde nur noch ergänzt, das heißt, es wurde gekauft, was aktuell fehlte und schnell besorgt werden musste.

Die Frauen waren nicht mehr mit Einkaufstaschen zu Fuß unterwegs, sie fuhren im Auto vor den

Geschäften vor, stürzten hinein, stürzten wieder heraus und fuhren davon. Ein Großteil der jungen Frauen ging einem Beruf nach, sie waren nicht mehr das, was man Hausfrauen nennt. Einige wenige, meist ältere Frauen gab es noch, die in althergebrachter Weise zum Einkaufen gingen, aber deren Zahl wurde immer kleiner.

Die Dorfmitte war nicht mehr so lebendig wie früher, denn auch die Kirche, die ja immer noch mitten im Dorf stand, hatte an Werktagen eine Ruhephase. Während früher jeden Morgen Gottesdienst war, war jetzt unter der Woche nur ab und zu Gottesdienst, und wenn, dann am Abend. Morgens hatten die Menschen keine Zeit für den lieben Gott, morgens ging man arbeiten.

Das früher übliche Familienleben – der Vater ging zur Arbeit und die Frau arbeitete zu Hause, und zwar im Haus und um das Haus herum –, das gab es nicht mehr.

Mit dem Wandel im dörflichen Einkaufsverhalten war auch eine Gattung Mensch unter den Dorfbewohnern ausgestorben, die gerne und unüberlegt als Tratschbasen verleumdet wurden, obwohl sie nichts anderes taten, als die Kommunikation im Dorf aufrechtzuerhalten.

In neuerer Zeit haben sich nach und nach andere Kommunikationsgruppen gebildet, die das Leben im Dorf durchleuchten und moralische Urteile abgeben, dazu gehören die Gruppen der weiblichen Walker. Frauen walken nie allein, Frauen bilden beim Walken immer Gesprächsgruppen.

Im Mühlendorf gab es kaum noch kleine Geschäfte. Ehemals gab es vier Bäckereien, zwei Metzgereien und mehrere Läden, in denen man von Butter bis Salz und Essiggurken alles kaufen konnte. Nach und nach waren diese so genannten Tante-Emma-Läden dahingeschieden, ebenso wie die Gasthäuser in der Mitte des Dorfes, von denen eins nach dem anderen dichtgemacht hatte.

Das Gebäude des früheren Gasthauses „Engel" war jetzt Sparkasse, der „Adler" schlummerte seit Jahren vor sich hin, das Hotel „Wagen" war, wie schon erwähnt, inzwischen ein Seniorenheim und auch die „Blume" existierte nicht mehr als Lokal, auch die Zeit der Stammtische war vorbei.

Der Ortskern hatte seine Lebendigkeit verloren, und manche Teile des Dorfes, die früher ebenfalls recht lebendig gewesen waren, waren inzwischen absolut tot. Das Unterdorf war im Grunde nur noch ein Schlafdorf, für ein Geisterdorf war es nicht lebendig genug.

Früher war auch die Schule noch im Ortskern angesiedelt, so dass morgens und mittags Dutzende von Kindern zu sehen und zu hören waren. Heute steht die Schule außerhalb, die Kinder sind gewissermaßen ausgelagert, heute würde man sagen „outgesourced", und die meisten Schülerinnen und Schüler werden von einem Elternteil in die Schule gefahren.

Auch wenn im Herzen des Dorfes nicht allzu viel los war, war am Morgen und am Vormittag immer noch mehr los als in anderen Teilen des Dorfes.

Eines Morgens saß Alemann auf einem Mauervorsprung des „Landmarktes", des einzigen „Kaufladens", den das Dorf noch hatte. Neben dem „Landmarkt" gab es die Metzgerei. Von seinem Platz aus konnte der Papagei die Leute sehen, die in den „Landmarkt" gingen und die, welche die Metzgerei aufsuchten.

Die alte Anna näherte sich mit ihrem Rollator dem „Landmarkt". Während sie den Rollator vor der Tür parkte, rief Alemann: „O jee!", denn immer wenn Anna den Rollator parkte, seufzte sie „O jee!"

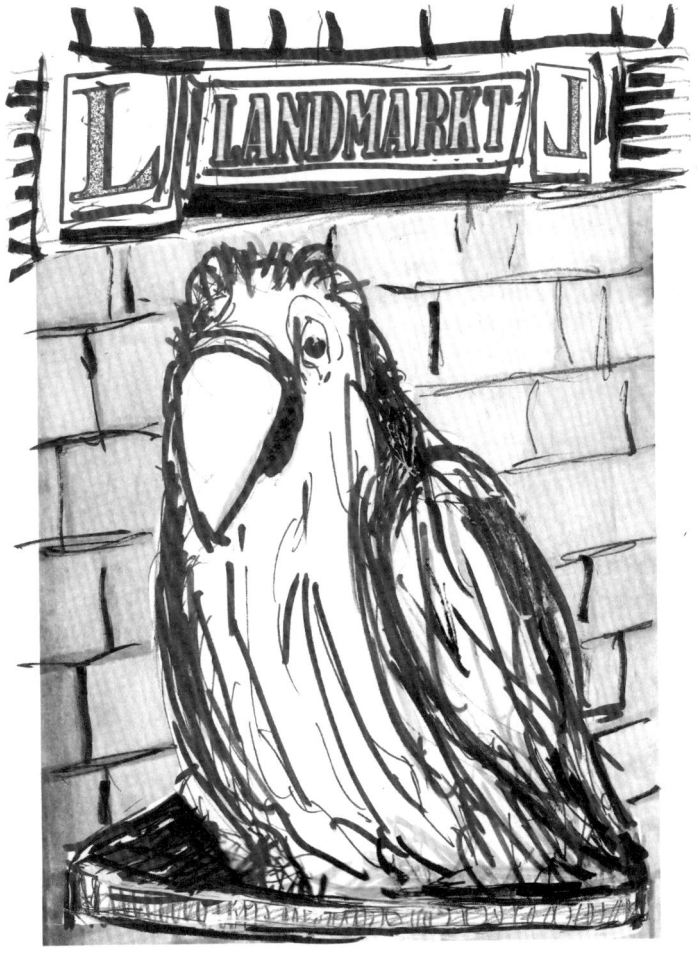

Da der Papagei für sie geseufzt hatte, unterließ sie es, selber zu seufzen, und sagte, ohne den Vogel anzuschauen: „Du saisches."

Aus der Metzgerei kam jetzt eine junge Frau, die zielsicher zu ihrem Auto ging, dann aber feststellen musste, dass sie zugeparkt war. Der hinter ihr Parkende war ganz dicht aufgefahren und auch zum Vordermann war die Lücke nicht sehr groß, denn sie war auch recht dicht aufgefahren. Sie schaute sich die minimalen Abstände an und sagte dann: „Wie komm ich jetz do rus?"

Auf diese Frage antwortete Alemann von seinem Mauervorsprung aus, indem er eine Männerstimme nachahmte: „Frauensteuer!", was wohl eine Kurzfassung des männlichen, doch stark frauenfeindlichen Stoßseufzers „Frau am Steuer!" war.

Die junge Frau musste lachen und sagte in Richtung Alemann: „Halt d Gosch, du Depp!" Darauf Alemann: „Goschdepp! Goschdepp!"

Zwei Frauen standen vor der Metzgerei und waren in ein Gespräch vertieft. Aufgeschreckt wurden sie von einer Stimme, die rief: „Sag mer nix! Sag mer nix!"

Die beiden Frauen, die keine Einheimischen waren, blickten sich um, sahen aber den Papagei nicht.

„Was war jetz des?", fragte die eine, „hesch du's net au ghört?"

„Ich hab au irgendebbs ghört", war die Antwort.

„Sag mer nix!", rief Alemann jetzt um einiges lauter. Dann fügte er hinzu: „Wenn i sag."

„Do will uns ebber veräpple", sagte die eine der Frauen. Die beiden verabschiedeten sich, die eine ging in die Metzgerei hinein, die andere überquerte die Straße, um zur Sparkasse zu gehen.

„Alladda, Grußheim!", rief Alemann ihr hinterher.

Das war die verkürzte Verabschiedungsformel von: „Alla adda, un en Grueß deheim."

Die junge Frau fuhr immer noch in der Parklücke hin und her, um auszuparken, einige Zentimeter vorwärts, dann einige Zentimeter rückwärts. Plötzlich war ein Hupen zu hören. Die junge Frau blickte sich um, doch sie konnte sich nicht vorstellen, dass jemand ihretwegen hupen würde. Wieder hupte es. Die junge Frau wirkte jetzt völlig verunsichert. Sie stellte den Motor ab, stieg aus und schaute sich noch einmal die Abstände zum Vorder- und Hintermann an.

Gerade wollte sie einsteigen, als es wieder hupte und eine Stimme rief: „Frausteuer!"

„Du blöder Vogel!", rief sie, nachdem sie gemerkt hatte, wer da sein Unwesen trieb. „Ome schiine Dag mol ich dich schwarz oo, no konnsch als Krabb fort."

„Nix ugued! Nix ugued!", rief der Papagei, die Kurzformel für „Nix fir ugued!", im Grunde ein Achertäler Segenswunsch.

Jetzt flog Alemann über die Straße hinüber zur Sparkasse und setzte sich auf die kleine Sandsteinmauer. Den Kopf beobachtend schiefgelegt, sprach er mit den Leuten, die die Bank betraten und verließen.

Ein junges Mädchen mit einer roten Strähne im blonden Haar tauchte in der Tür der Bank auf. Das Mädchen schien nicht gut gelaunt zu sein. Es blieb stehen, blickte auf den Kontoauszug in seinen Händen und schüttelte ungläubig den Kopf. „Des git's do net", sagte es zu sich selber. „Nix mäh uffem Konto."

„Nix mäh! Nix mäh!", sagte der Papagei.

„Gar nix", antwortete das Mädchen, ohne vom Kontoauszug aufzublicken, „noch winiger wie nix. Ich bin voll im Soll. Nix wie Schulde."

„Vergib uns Schuld! Vergib uns Schuld!", rief der

Papagei, indem er auf das Vaterunser Bezug nahm.

„Ä Bonk vergibt kei Schuld", sagte das Mädchen. „Tschüss, du Geier!"

„Tschüss! Salli! Adee!" rief ihr der Papagei nach.

Jetzt näherten sich zwei ältere Frauen der Sparkasse. Beide Frauen hatten eine Einkaufstasche bei sich. Vor der Tür zur Sparkasse blieben sie stehen und stellten ihre Einkaufstaschen ab. Automatisch öffnete sich die Tür zur Sparkasse. Die beiden Frauen bemerkten das und hoben ihre Einkaufstaschen hoch. Die Tür schloss sich wieder.

„Wenn nur die Schnuuferei net wär", sagte die Frau, aus deren Einkaufstasche Lauchstangen herausschauten.

„Ich mueß immer widder nooschdieh un schnuufe. S Herz, sait de Doktor."

Darauf kam die Antwort: „S isch immer ebbs. S wär nix, wenn net immer ebbs wär."

„Do hesch Rächd, s isch immer ebbs."

In diesem Moment mischte sich Alemann in das Gespräch ein. „S isch immer ebbs", rief er, „sag mer nix, s isch immer ebbs."

„Hesch ne ghört?", fragte die Frau mit den Lauchstangen ihre Gesprächspartnerin. „Mer meint, er däd uns verschdieh."

„Des isch kei Dummer, unser Papagei", sagte die Frau mit dem Weißbrot.

„Brrr, kei Dummer!" sagte der Papagei.

„Monchmol", sagte die Frau mit den Lauchstangen, „kommt unser Dochder un nimmt mer ä Deil vun de Ärwed ab, awer immer het sie halt kei Zit. S isch net gued, wemer alt un ällei isch."

Bevor die Frau mit dem Weißbrot etwas sagen konnte, rief der Papagei: „Wem saisch des? Wem saisch des?"

Die beiden Frauen wechselten abrupt, wie es bei Frauen oft der Fall ist, das Thema. Sprunghaft nennt man das.

Die Frau mit dem Weißbrot: „Was kochsch hit?"
Die Frau mit dem Lauch: „Ich mach Lauchgmias un broot mer ä Schiib Fleischkäs."

Die Frau mit dem Weißbrot: „Ich bin die Woch ällei deheim, ich schieb ä Fertiggericht vum Boofroscht in de Ofe. Wenn ich ällei bin, hab ich kei Luschd zum Koche."

Die Frau mit dem Lauch: „So ähnlich gäht´s mir au. Wichdig isch, dass s Esse bal fertig isch."

Alemann mischte sich jetzt wieder in das Gespräch ein und jubelte: „Essen ist fertig! Essen ist fertig!", dann flog er zurück auf den Mauervorsprung beim „Landmarkt".

Faul Sau!
Faul Sau!

Wie schon gesagt, war Alemann gerne da, wo viele Menschen waren, und aus diesem Grund war er bei Heimspielen des örtlichen Fußballvereins immer dabei, sogar wenn es regnete. Meistens gefielen ihm die Trikots der gegnerischen Mannschaft besser als die der eigenen Mannschaft, denn er liebte Farben, und die Trikots der Einheimischen waren weiß, die Sporthosen schwarz, während die anderen Mannschaften meist bunt gekleidet waren. Die Vorliebe für Farbigkeit lag wohl in seinen Genen, es war die eingeprägte Erinnerung an die Urwälder, in denen seine Vorfahren gelebt hatten.

Dass die Schwarz-Weißen die eigenen waren, hatte er bald erkannt, denn die Mehrzahl der Zuschauer feuerte die Schwarz-Weißen an und jubelte, wenn einer der Ihren den Ball ins Tor der Bunten befördert hatte.

Inzwischen kannte er die Stammzuschauer, also den harten Kern der Zuschauer, die bei jedem Spiel dabei waren, er kannte die Aggressiven hinter dem unteren Tor und die Schweigsamen, die still an den Seitenlinien standen.

Beim Tor, das in Richtung Berg stand, fanden sich eigentlich nie Zuschauer ein, es war zu weit weg vom Clubhaus, und der Weg, um sich ein neues Bier zu holen, war damit zu beschwerlich.

An der Seitenlinie zum Tal hin standen bei Heimspielen immer die so genannten Spielerfrauen. Diese waren noch nicht die Frauen der Spieler, sondern nur ihre Freundinnen, doch sie hofften darauf, deren Frauen zu werden.

Es hat den Anschein, als wollten im Dorf Mädchen immer noch geheiratet werden, das Single-Dasein ist für die Meisten von ihnen nicht erstrebenswert, und was ist schon die viel zitierte Emanzipation im Vergleich zu einem hübschen, männlichen Mann an der Seite.

Hier im Dorf war es wie in anderen Dörfern auch, aber nicht nur da, sondern inzwischen war es auch in den höheren Spielklassen, ja sogar in der Bundesliga so: Die Spieler hatten die flottesten Mädchen zu Freundinnen, meistens hatte der Torschützenkönig das flotteste unter den weiblichen Wesen.

Die Freundinnen am Spielfeldrand interessieren sich nicht so sehr für Fußball, und nicht selten hört man nach Spielende die Frage: „Wie isches jetz eigentlich usgonge?"

Die Spielerfrauen unterhalten sich, während ihre Männer, sprich: Freunde, dem Ball nachjagen, über Mode, Fernsehsendungen, Urlaubsreisen und Kinofilme. Nur wenn das Spiel unterbrochen ist, weil ein Spieler verletzt am Boden liegt, unterbrechen sie ihre Unterhaltung, setzen sie aber unverzüglich fort, wenn der Verletzte ein Spieler der gegnerischen Mannschaft ist.

Beim Spieler aus der eigenen Mannschaft wird gefragt: „Was het er?" oder „Meinsch, ´s isch schlimmer?"

Lag ein Spieler der gegnerischen Mannschaft auf dem Boden und krümmte sich vor Schmerzen, dann flog Alemann über den Ort des Geschehens und rief immer wieder: „Schauschpieler! Schauschpieler!"

Haupteigenschaft einer Spielerfrau ist die Geduld. Nach dem Spiel hat sie sich zu gedulden, bis ihr Freund

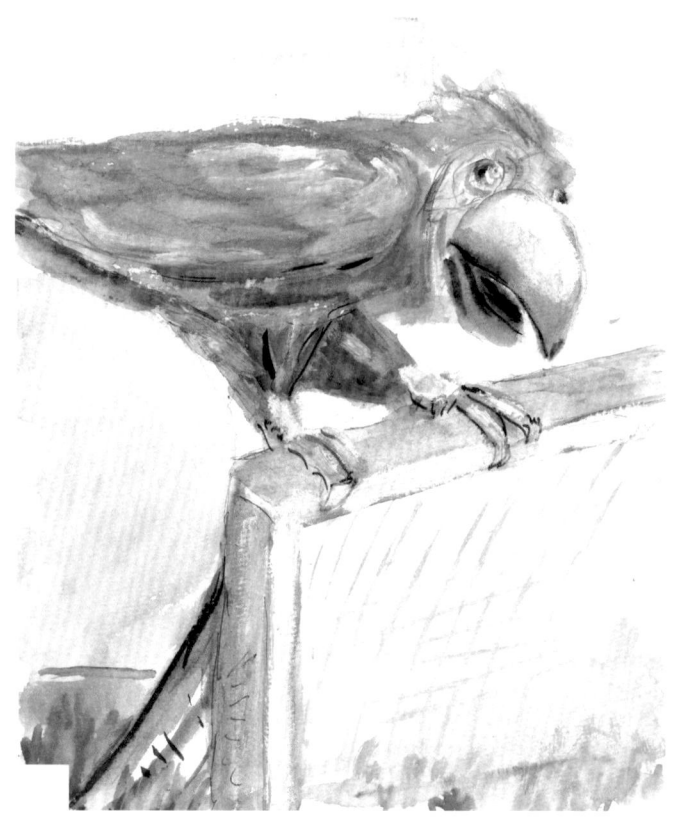

geduscht hat, umgezogen ist und die Haare geföhnt hat. Dann muss sie sich weiter in Geduld üben, denn nach dem Spiel muss der Flüssigkeitsverlust ausgeglichen werden, also wird im Vereinsheim ein Bier getrunken, manchmal auch zwei, und ist ein unerwarteter Sieg gelungen, dann können es auch mehr sein. Die Spielerfrau wartet geduldig, denn sie ist in diesem Fall als Chauffeuse vorgesehen.

Normalerweise nimmt sie automatisch auf dem Beifahrersitz Platz, denn nach dem Fußball liebt der Fußballer sein Auto, und erst dann kommt seine Freundin.

Am Tisch im Vereinsheim sitzt die Spielerfrau neben dem Spielermann, ihre Haupttätigkeit ist dasitzen und schweigen, während die Spielzüge und Chancen noch einmal besprochen werden, wenn die Sieger sich zuprosten und noch eine Runde bestellen.

Die Fußballerfrau hat vor allem schön zu sein und im Kreise der Fußballsachverständigen zu schweigen.

Einige Jahre später wird die Fußballerfrau verheiratet sein, man wird sie nur noch selten auf dem Sportplatz sehen, während der ehemalige Spieler seiner Mannschaft auch in der nachaktiven Zeit noch nahe sein will, was seine Frau nicht gerne sieht, denn Spielerfrauen neigen dazu, nachdem sie verheiratet sind, ihren Männern die Liebe zum Fußball abzugewöhnen.

Mit vierzig Jahren trägt die Spielerfrau immer noch das massive Goldkettchen mit dem Goldherzen, in dem ein kleines Foto ihres Mannes aus Jugendtagen eingeschlossen ist, um den Hals, der inzwischen recht faltenreich geworden ist.

Wenn eine Spielerfrau das Gedicht „Danach" von Tucholsky kennen würde, würde sie ab und zu mit Tucholsky seufzen:

„Vergessen Kuss und Schnurrbartzeit,
ach, Menschenskind, wie liegt det weit.
Und darum wird beim Happy End
im Film jewöhnlich abjeblendt."

Alemann wechselte während eines Fußballspiels häufig den Platz, auf jeden Fall machte er immer wieder einen Besuch bei den Fußballerfrauen. Wenn er sich auf die Stange der Spielfeldumrandung neben der Seitenauslinie setzte, wiegte er zunächst den Kopf hin und her, um dann gewissermaßen zur Begrüßung zu rufen: „Bisch au do?"

Von den Fußballerfrauen hatte er einige schöne Worte gelernt, zum Beispiel „Net im Ernschd!" oder „Echt de Wohnsinn!" Besonders liebte er das Wörtchen „Menno!"

Gern saß er auch auf dem kleinen Dach über der Auswechselbank. Während die meisten Spieler auf der Bank saßen, turnte einer vor ihnen herum, der einen Trainingsanzug und Fußballschuhe trug, der schrie, gestikulierte, schimpfte und fluchte. „Geh links!" oder „Rus hinte!"

Offenbar war das auch ein wichtiger Spieler der Mannschaft, allerdings wurde ihm nie der Ball zugespielt.

Der Mann im Trainingsanzug und der schwarz gekleidete Mann, der auf dem Feld herumlief und immer wieder pfiff, waren offensichtlich keine Freunde. Einmal war der Schwarzgekleidete sogar zur Trainerbank gekommen und hatte dem Mann im Trainingsanzug zunächst eine gelbe Karte und dann eine rote Karte gezeigt, als dieser in Richtung des Pfeifenmannes mehrfach „Blinder Dachs" gerufen hatte.

Der Mann im Trainingsanzug musste seinen Platz an der Außenlinie verlassen, Alemann rief dem

Pfeifenmann „Blinder Dachs" nach, worauf der Pfeifenmann sich etwas notierte.

Am liebsten aber saß Alemann auf dem Mast, an dem das Kopfballtraining stattfand, von dort aus hatte er einen guten Überblick.

Wenn es regnete, saß er auch auf dem Mast, aber er schimpfte immer wieder und schüttelte sich die Nässe aus dem Gefieder.

Was er sehr schnell gelernt hatte, das waren die Schiedsrichter-Beschimpfungen durch die Zuschauer. Sein Lieblingswort war „Fausau!" die Abkürzung von „Fauli Sau!"

Immer perfekter wurde er im Nachahmen der Schiedsrichterpfeife. Er pfiff täuschend ähnlich und er war auch die Ursache für das Spiel, das als Skandalspiel in die Geschichte der Bezirksklasse einging.

Es war der letzte Spieltag und das Heimspiel seines Vereins war das wichtigste Spiel der Saison, es ging gewissermaßen um alles. Der Heimverein benötigte mindestens einen Punkt, also ein Unentschieden, um die Klasse zu halten, der Gastverein brauchte drei Punkte, um eventuell den Tabellenführer, falls der nicht gewinnen würde, noch abzufangen und an seiner Stelle aufzusteigen.

Dass es ein solch brisantes Spiel war, wusste Alemann selbstverständlich nicht.

Er begleitete das Spiel mit seinen üblichen Kurzkommentaren wie „Tefoon!" für „Schiedsrichter Telefon", setzte sich kurzzeitig auf den Querbalken des Tores der Gastmannschaft und lärmte dem Torhüter die Ohren voll.

Schließlich wurde er von diesem Platz vertrieben und kehrte auf seinen Stammplatz auf der Stange zurück hinter dem Tor der Gastgeber.

Noch etwa zwei Minuten waren zu spielen und es

stand Null zu Null, was der Heimmannschaft zum Klassenerhalt gereicht hätte. Dann ein langer Ball aus der gegnerischen Abwehr, der Angreifer überlief den Abwehrspieler und stürmte allein auf das Tor der Einheimischen zu. Als er kurz vor dem Strafraum war, vor sich nur noch den Torhüter, da plötzlich ein dreifacher Pfiff, offenbar hatte der Schiedsrichter das Spiel abgepfiffen.

Der Stürmer hielt empört in seinem Sturmlauf inne, der Ball rollte in Richtung Torhüter, der ihn aufnahm.

Der Stürmer drehte sich um, begann wild zu gestikulieren, weil ihm nicht klar war, warum der Schiedsrichter abgepfiffen hatte. Doch der signalisierte, dass er gar nicht gepfiffen habe und dass das Spiel nicht unterbrochen sei.

Auf dem Spielfeld kam es daraufhin zu dem, was Sportreporter als Rudelbildung bezeichnen, also alle stürmten auf den Schiedsrichter zu und brüllten auf ihn ein, allerdings brüllte jeder etwas anderes.

Nach einiger Zeit wurde das Spiel fortgesetzt, und nach einer kurzen Verlängerung abgepfiffen. Das Spiel endete Null zu Null, die Heimmannschaft war damit gerettet, der Verbleib in der Bezirksklasse war für ein weiteres Jahr gesichert.

Als die Spieler der Heimmannschaft vom Platz gingen, saß Alemann auf dem Vordach des Vereinsheimes, und jeder der Spieler rief ihm zu: „Gued gmacht, du Geier." oder „Alemann, du bisch de Hommer."

Ab diesem Tag war Alemann das Maskottchen des Vereins, es gab wohl nie einen Papagei, der so verwöhnt wurde wie er, nachdem er entscheidend in den Abstiegskampf eingegriffen hatte.

Man gab ihm nach Spielende sogar Bier zu trinken, was ihn im wahrsten Sinne des Wortes beflügelte. Denn als es schon dunkel wurde, saß er immer noch auf dem Mast hinter dem Tor, flatterte mit den Flügeln und rief „Schalalalala", denn das Lied „So sehn Sieger aus, schalalalala" war nach dem Punktgewinn, der den Klassenerhalt gesichert hatte, immer wieder gesungen worden.

Zwischendurch kommentierte Alemann seinen Zustand mit dem Wort „Doddelvoll", denn immer wieder kamen Leute aus dem Vereinsheim, um sich zu vergewissern, dass Alemann betrunken war, und den Zustand des bunten Vogels im Satz „Der isch doddelvoll" zusammenzufassen.

Bass uff!
Liabschder!

Der Sommer war in diesem Jahr ein ungewöhnlich heißer Sommer, auch in der Nacht sank das Thermometer nie unter zwanzig Grad, so dass Alemann, auch wenn er nachts draußen war, nicht fror.

Die Fenster der Häuser waren abends und nachts offen, er konnte in die erleuchteten Zimmer hineinblicken, aber es gab nicht viel für ihn zu sehen. Die meisten Menschen saßen abends vor dem Fernseher, manche in aufrechter Haltung im Sessel, andere etwas in sich zusammengesunken, denn der Schlaf hatte sie beim Fernsehen übermannt.

Nach 22 Uhr gingen in den meisten Häusern die Lichter aus, man ging ins Bett.

Alemann hatte bei einem seiner nächtlichen Rundflüge festgestellt, dass es am Eingang des Dorfes ein Haus gab, das bis in die tiefe Nacht hinein beleuchtet war. Richtig gesagt, nicht das Haus war beleuchtet, sondern der Balkon.

Auf dem Balkon stand ein Tisch mit einer Schreibtischlampe, am Tisch saß ein älterer Mann, der mit Lesen und Schreiben beschäftigt war. Im Dorf nannte man ihn einen Schriftsteller, was im Grunde nicht falsch war. Er hatte auch schon einige Bücher geschrieben, aber die hatten sich nicht gerade zu Bestsellern entwickelt. Doch das hielt ihn nicht davon ab, weiter zu schreiben.

Der Mann war einer, der nicht gerne redete, deshalb schrieb er auf, was ihm am Herzen lag. Schreiben war seine Leidenschaft. Und er liebte die warmen Sommernächte, bei denen er auf dem Balkon sitzen, eine Pfeife rauchen, lesen und schreiben konnte. Bis 23 Uhr trank er Mineralwasser, ab 23 Uhr Wein. Er trank Weißwein. Rotwein, auch der exquisiteste Rotwein, schmeckte ihm nicht.

Etwas Besonderes war noch zu sehen: Auf dem Tisch, der auf dem Balkon stand, lag eine Katze zwischen den Büchern und den beschriebenen Blättern. Eine Tigerkatze. Eine große Tigerkatze. Ein Kater, der König der Gärten im Unterdorf.

Alemann hatte sich auf einem Ast der großen Fichte, die im Garten stand, niedergelassen. Eine Weile schaute er sich das Bild an, das sich ihm bot, plötzlich rief er laut und deutlich: „Prost! Wohl!"

Der Schriftsteller war offensichtlich zu sehr in Gedanken versunken, denn er reagierte nicht. Wer aber reagierte, das war der Kater. Soeben lag sein Kopf noch zwischen seinen beiden Vorderpfoten, jetzt war der Kopf aufgerichtet, die Ohren waren gespitzt und er blickte genau in die Richtung, in der Alemann saß.

„Prost! Wohl!", rief der wieder. Jetzt richtete sich der Kater auf, er äußerte einen Ton des Unmuts. Danach bewegte er sich nicht mehr. Man hätte meinen können, er sei in Stein gemeißelt. Das war die Haltung, in der er stundenlang vor einem Mauseloch saß, bis die Maus nicht mehr mit seiner Anwesenheit rechnete, was eine tödliche Fehlkalkulation war.

Nachdem Alemann zum dritten Mal „Prost! Wohl!" gerufen hatte, wurde auch der Schriftsteller aufmerksam. Er fragte den Kater: „Was war jetzt des?" Der Kater rührte sich nicht. Unverwandt blickte er hinüber zur Fichte. Der Mann fragte den Kater: „Was isch denn dert diwe?"

„Prost! Wohl!", rief es wieder von der Fichte her. Der Schriftsteller streichelte seinen Kater, der sich auch unter der Streichelbewegung nicht rührte, und sagte: „Weisch, wer des isch? Des isch de Papagei."

Er griff zum Weinglas und prostete in Richtung Fichte: „Zum Wohl, du schräger Vogel!"

„Prost! Wohl!", kam aus der Fichte zurück.

„Siehsch du ne?" fragte der Mann den Kater. Der Kater gab keine Antwort, blickte starr hinüber zur Fichte.

Offensichtlich sah er den Vogel, denn das Gesicht des Katers hatte sich gewandelt, er blickte nicht mehr wie ein träger Hauskater, in seinem Blick waren jetzt Mordlust und Gier.

Abend für Abend kam der Papagei zu Besuch. An manchen Abenden war er sehr redselig, an anderen Abenden saß er nur da. Er kam angeflogen, noch wenn es Tag war, setzte sich auf den Ast der Fichte und blieb dort sitzen. Es sah aus, als trage die Fichte eine Blüte.

Eine Zeitlang ging das so, dann traute sich Alemann zum ersten Mal näher, er setzte sich auf das Geländer an der Schmalseite des Balkons, nachdem er festgestellt hatte, dass der Kater aushäusig war.

Als er sich dort das erste Mal niederließ, sagte der ältere Mann zu ihm: „Bass uff, wenn de Kater kommt!"

Dann wandte er sich wieder dem Heft zu, in das er schon eine Zeitlang geschrieben hatte, um weiterzuschreiben. Manchmal hielt er inne, schaute hinüber zu Alemann und wiederholte den Satz: „Bass uff! Wenn de Kater kommt."

Nachdem er das einige Male gesagt hatte, sagte der Papagei immer dann, wenn der Schriftsteller von seinem Heft aufblickte: „Bass uff!"

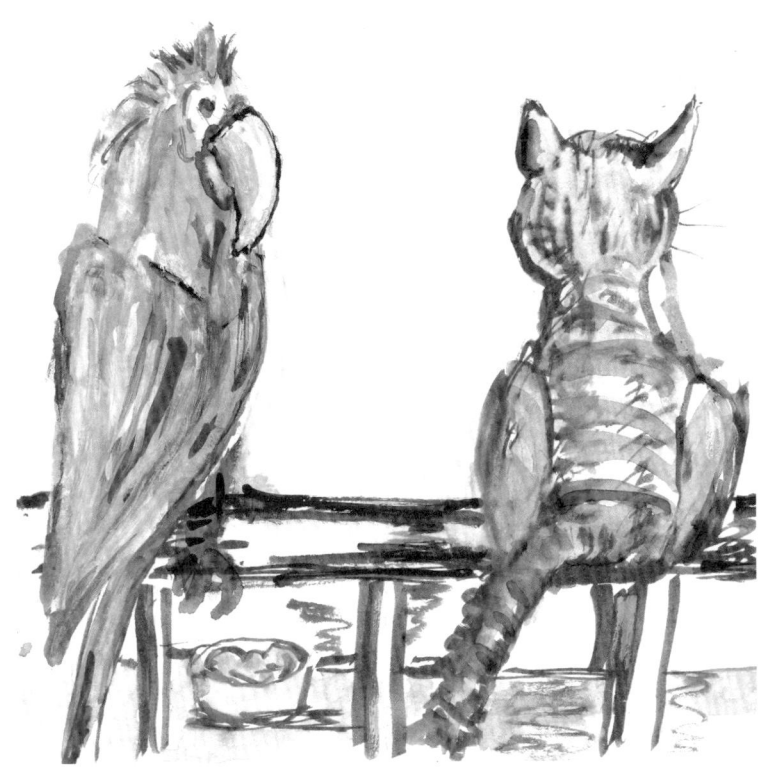

An einem der Abende passte Alemann aber nicht auf. Am Balkon lehnte ein Brett, über das der Kater den Balkon erreichen konnte. Es war der Steg, der ihn zu den Menschen führte.

Alemann war beschäftigt, denn er verfolgte neugierig, wie der ältere Mann eine Flasche Wein öffnete, wie er den Korkenzieher ansetzte, ihn drehte und schließlich den Korken aus dem Flaschenhals herauszog, wie er sich einen Schluck Wein einschenkte, den Wein probierte, um dann das Glas vollzugießen.

Alemann hatte zunächst nicht bemerkt, dass sich der Kater über das angelehnte Brett dem Balkon näherte. Doch als die Gefahr schon sehr nahe war, reagierte er instinktiv. Er breitete die Flügel aus und rief schrill: „Bass uff!"

Nun saßen auf dem Balkongeländer ein flügelschlagender Papagei, der ständig „Bass uff!" rief, und ein Kater, der in seiner Kampfeslust doppelt so groß war wie sonst. Der Kater fauchte, der Papagei warnte „Bass uff!"

Der Kater hätte gerne angegriffen, aber dieser lärmende Vogel war entscheidend größer als die Vögel, die er in seinem bisherigen Leben erbeutet hatte. Dieser Vogel war auch farbiger, und noch nie hatte ihn ein Vogel angeschrien: „Bass uff!".

Aus dem Fauchen des Katers war eine Art dumpfes Brummen geworden. Und plötzlich schlug der Kater mit der rechten Vordertatze zu. Alemann war völlig überrascht und konnte nicht mehr ausweichen. Der Kater schlug zu und riss dem Papagei eine Feder aus. Jetzt erst reagierte der Papagei und flog weg – hinüber auf den Ast der Fichte.

Die Papageienfeder hing in den Krallen des Katers, der versuchte, sie loszuwerden. Es sah aus, als würde er eine kleine Fahne schwenken.

In der Fichte war längere Zeit Ruhe, dann gab Alemann ein Lebenszeichen von sich und rief: „Bass uff!" Dieses Mal klang es wie eine Kampfansage.

Dass aus den beiden mal Freunde werden könnten, schien eher unwahrscheinlich. Aber Alemann war ja kein gewöhnlicher Papagei.

Er beobachtete, wie der Schriftsteller mit dem Kater umging. Immer wieder streichelte er ihn und sagte dabei Worte wie „Du bisch miner Schiinschde!", „Du bisch unser Beschder!", „Braver Mumps!"

„Mumps" war der Name des Katers, niemand wusste mehr, warum es ausgerechnet zu diesem Namen, dem Namen einer Krankheit, gekommen war.

Die Schwester des Schriftstellers, eine pensionierte Oberstudienrätin für Englisch und Deutsch, hatte, als der Kater als Winzling ins Haus gekommen war, vorgeschlagen, ihn „Sir Henry" zu nennen. „Sir Henry" ist aber kein Name für einen Kater in einem Schwarzwaldtal, wo die weiblichen Katzen eher bürgerliche Namen tragen, so dass sich dieser Name nicht durchsetzen konnte.

Sie offerierte einen zweiten Vorschlag, sie schlug vor, den Kater „Reißzahn" zu nennen, aber auch das fand keinerlei Zustimmung. Der Name „Reißzahn" wurde schon deswegen abgelehnt, weil man diesen Namen so schlecht rufen kann.

Offen gesagt, passte der Name „Mumps" zu dem nicht gerade schmächtigen Kater. Sein Herrchen behauptete übrigens, dass Mumps mit Sicherheit von einer Wildkatze abstamme.

Der Name passte, aber er reagierte nicht auf diesen Namen, wenn man ihn rief. Er reagierte nur, wenn er wollte, Sturheit war eine seiner Haupteigenschaften. Andererseits konnte er auch sehr verschmust sein, manchmal war er von einer aggressiven Verschmustheit, sein Trampeln auf den Menschen war dann sehr schmerzhaft, denn er trampelte mit ausgefahrenen Krallen.

Alemann wusste wohl nicht, warum er den älteren Mann, den Schriftsteller, so mochte. Doch objektiv, aus menschlicher Sicht betrachtet, hatte es wohl damit zu tun, dass er durch ihn an den alten Kapitän erinnert wurde.

Die beiden sahen sich wirklich ähnlich und der Schriftsteller hatte in manchen Momenten den gleichen Gesichtsausdruck wie der Kapitän, nämlich dann, wenn er in die Nacht hinein oder in die Ferne blickte.

Da war dieses Lächeln, als würde er etwas sehen, das allen anderen verborgen war, eine andere Welt, gewissermaßen eine Sehnsuchtswelt.

Einige Tage lang, nach dem Abend der ausgerupften Feder, hielt sich Alemann vom Balkon fern, und wenn er den Kater sah, rief er: „Bass uff!"

Dann aber traute er sich wieder, er verließ den Ast der Fichte und flog Richtung Balkon, wo er sich auf das Geländer setzte. Der Kater war nicht zu sehen. Der Schriftsteller lächelte, und der Papagei reagierte mit den Worten „Schnäpschen gefällig?"

„Guedi Idee", sagte der Mann, stand auf und kam nach kurzer Zeit zurück mit einer Flasche Schnaps und einem Schnapsglas, schenkte sich einen Schnaps ein und prostete Alemann zu, der aufgeregt den Kopf hin und her drehte.

Die beiden hatten nicht bemerkt, dass soeben Mumps das Balkongeländer betreten hatte. Sie bemerkten es erst, als der Kater zu fauchen begann. Er fauchte aus der Distanz.

Aber dieses Mal rief Alemann nicht „Bass uff!",

sondern er rief fast zärtlich das, was der alte Mann manchmal zum Kater sagte: „Liabschder!"

Mumps spitzte die zuvor nach hinten gelegten Ohren. „Liabschder!", rief der Papagei wieder, dann rief er: „Schiinschder!"

Darauf alternierend: „Liabschder!", „Schiinschder!", „Liabschder!", „Schiinschder!"

Neugierig näherte sich Mumps dem Papagei, der ganz ruhig sitzen blieb, kein böses Wort sagte und auch nicht mit den Flügeln schlug. Es schien, als hätten die beiden Respekt voreinander, Respekt, der beim Vogel die Angst und beim Kater die Aggression unterdrückte.

Es war ein eindrucksvolles Bild, wie der Vogel und der Kater nebeneinander saßen, ein Bild, das den alten Schriftsteller an die biblische Geschichte erinnerte, die davon erzählt, wie friedlich es am Ende der Zeiten sein wird, wie Löwe und Schaf befreundet sein werden und die Giftzähne der Natter dann verplombt sind und sich die Natter nur noch vor Freude ringelt.

Einige Zeit später war Alemann der wohl einzige Papagei auf der Welt, der täuschend echt miauen konnte.

Selwer verschwind!

Ein interessanter Hinweis, um die Denkungsart der Talbewohner ein wenig kennen zu lernen, findet sich in der Literatur, doch nicht in der sattsam bekannten Heimatliteratur, die nur die Melodie des hymnischen Lobliedes kennt, sondern in dem, was man gemeinhin Weltliteratur nennt.

Zwei Mal in seinem Leben besuchte der amerikanische Schriftsteller Mark Twain Europa. Bekanntlich führt das Schicksal den Menschen oft seltsame Wege, den Amerikaner Mark Twain führte es, also das Schicksal, auf seiner zweiten Reise im Jahre 1878 ausgerechnet nach Ottenhöfen. Warum das so war, darüber könnten sich die Gelehrten streiten, wenn es Gelehrte gäbe, die das interessieren würde.

Dass der Autor der Bücher „Tom Sawyer und Huckleberry Finn" wirklich in Ottenhöfen war, ist nachzulesen in seinem Werk „Bummel durch Europa", das im Jahre 1880 erschien.

Mark Twain logierte, wie er notierte, im Gasthaus „Zum Pflug" in Ottenhöfen und aß dort eine gebackene Forelle.

Eine „Schwarzwaldforelle" gilt auch heute noch als Spezialität in der heimischen Gastronomie, allerdings hat sie Konkurrenz bekommen durch den Hecht in den Hechtklößchen und den Island-Kabeljau, denn die so genannte heimische Gastronomie blickt heute über die klaren Gebirgsbäche hinaus. Ob die Forelle dem Dichter gemundet hat, berichtet er nicht.

Als er nach dem Essen in der Schankstube sitzt, bietet sich ihm ein besonderer Anblick. Er schreibt: „Dort trafen wir neun oder zehn Schwarzwaldhonoratioren an einem Tisch versammelt. Sie waren der Gemeinderat und hatten sich dort um acht Uhr in der Frühe eingefunden, um ein neues Mitglied zu wählen. Jetzt hatten sie vier Stunden lang auf Kosten des neuen Mitglieds Bier getrunken."

Wenn Mark Twain „Schwarzwaldhonoratioren" schreibt, meint er dies hoffentlich ehrlich, denn es gibt ja Schriftsteller, die ihre Ironie in honorige Worte verpacken, und von Mark Twain weiß man, dass er nicht ohne Ironie war. Honoratioren waren zur damaligen Zeit Menschen, denen auf Grund von Amt oder Geld eine überdurchschittliche Achtung zukam.

Der Gemeinderat von Ottenhöfen im Jahre 1878 als „Schwarzwaldhonoratioren" – man meint, die Herren am Tisch sitzen zu sehen.

Und Mark Twain malt dieses Bild mit kräftigen Farben aus: „Sie waren Männer von fünfzig oder sechzig Jahren mit ernsten gutmütigen Gesichtern und trugen alle die Tracht, die uns aus den Schwarzwalderzählungen bekannt ist: breite runde schwarze Filzhüte mit umgekrempelten Rändern, lange rote Westen mit großen metallenen Knöpfen, schwarze Wollmäntel mit sehr hoch angesetzten Taillen."

Ein schönes Bild, ein ländliches Stillleben. Der Gesichtsausdruck der Männer ernst und gutmütig, ein Gesichtsausdruck, der sich auch heute noch im hinteren Achertal findet, ein charakteristischer Ausdruck für den Bewohner des hinteren Achertales bei offiziellen Anlässen, vor allem bei Gedenkfeiern.

Die Kleidung für einen Amerikaner beeindruckend: Die Schwarzwälder Tracht mit Filzhut, roter Weste und schwarzem Wollmantel. Diese feierliche Kleidung wird heute nicht mehr allzu oft getragen, es sei denn, es werden Kurgäste begrüßt oder die Fronleichnamsprozession bewegt sich durch das Mühlendorf.

Doch die „Schwarzwaldhonoratioren" sitzen nicht zum Spaß im Gasthaus „Zum Pflug", nein, sie haben ein Amtsgeschäft hinter sich, sie haben morgens um acht Uhr ein neues Mitglied für den Gemeinderat gewählt, und nun gilt es, diese Wahl zu begießen, vor allem aber, das neue Mitglied möglichst heftig zu schädigen. Seit vier Stunden sitzen sie da und trinken Bier.

Immer noch ist die Schilderung Mark Twains positiv für die „Schwarzwaldhonoratioren" von Ottenhöfen, aber dann kippt das Ganze ein wenig, denn Mark Twain fährt fort: „Die Mitglieder des Rates ließen sich langsam mit Bier volllaufen …"

Das wirft auf den ersten Blick kein gutes Licht auf den damaligen Gemeinderat, und es wäre zugegebenermaßen ein wenig peinlich, wenn die Männer als Trunkenbolde in die Literatur eingegangen wären, doch der Schriftsteller kommentiert das Ganze folgendermaßen: „… und benahmen sich mit gesetztem Anstand, wie es Männern ihrer Stellung, einflussreichen Männern, Männern, die Mist besaßen, zukam."

Damit sind die „Schwarzwaldhonoratioren" gerettet. Sie lassen sich zwar anständig voll laufen, aber sie verlieren dabei nicht den Anstand.

Es war wohl nach vier Stunden Biergenuss das eingetreten, was man ein stilles Besäufnis nennen könnte, und was auch heute noch manchmal an Stammtischen zu beobachten ist: Jeder blickt stumm und ernsthaft vor sich hin und hängt seinen eigenen Gedanken nach. Man schweigt, weil man der Sprache nicht mehr ganz mächtig ist, allerdings schweigt man auch gern im nüchternen Zustand, weil es nicht viel zu sagen gibt, wenn man weiß, was man will und was man tun muss.

Leider hat in den Schwarzwaldtälern in den vergangenen zehn Jahren ein Gasthaussterben eingesetzt und Stammtische, an denen getrunken und geschwiegen wird, gibt es heutzutage kaum mehr. Heute wird zu Hause vor dem Fernseher geschwiegen und getrunken.

Mark Twain erwähnt, dass diese im Dorf einflussreichen Männer Mist besaßen, und das hat damit zu tun, dass die Größe des Misthaufens vor dem Haus zur damaligen Zeit etwas über die Wohlhabenheit eines Bauern aussagte. Der Misthaufen war ein Symbol des Wohlstandes.

Nun ja, böse Menschen könnten nun sagen, dass Mark Twain mit seiner Schilderung den damaligen Gemeinderat von Ottenhöfen, und damit auch im weitesten Sinne das ganze Dorf, durch den Kakao gezogen hätte, aber das lässt man in Ottenhöfen nicht gelten, denn man ist der Meinung: „Je berühmter der Autor, desto süßer der Kakao, durch den man von ihm gezogen wird."

Zurück aus der Historie in die Gegenwart: Denn das Dorf, in dem Mark Twain logierte, gibt es ja immer noch. Es ist inzwischen älter geworden und in die Breite gegangen. Das Dorf ist politisch gesehen immer noch selbstständig, was heutzutage auch nicht mehr normal ist, da man als Dorf seit einigen Jahren gerne selber eingemeindet, aber sehr ungern eingemeindet wird.

Ein selbstständiges Dorf hat einen Bürgermeister und einen Gemeinderat, das hat sich nicht verändert.

Die Mitglieder des Gemeinderates sind heute nicht mehr Honoratioren im twainschen Sinne, auf jeden Fall haben sie keine Misthaufen mehr vor den Häusern, was aber nicht bedeutet, dass sie nicht ab und zu Mist produzieren.

Im Schwarzwalddorf, von dem hier die Rede ist, gibt es in der Lokalpolitik nur zwei Parteien. Die eine ist die CDU und die andere nennt sich „Freie Wähler". Wirkliche Unterschiede zwischen den Parteien gibt es im Dorf nicht, ein Freier Wähler könnte genauso gut Mitglied der CDU sein wie umgekehrt, ob es Parteiprogramme gibt, das interessiert bei Gemeinderatswahlen nicht.

Für welche Partei jemand kandidiert, hat nichts mit der politischen Einstellung zu tun, sondern ist davon abhängig, von wem man zuerst gefragt wird, ob man zu einer Kandidatur bereit sei. Niemand kann aber in Abrede stellen, dass die Versammlung der Gemeinderäte auch heute noch einen Glanz von Würde ausstrahlt, wobei der Glanz etwas matter wird, wenn man die Einzelteile des Gemeinderates persönlich kennt.

Wenn sie am Ratstisch sitzen, blicken sie ernst wie die Granden im Buch von Mark Twain, denn am großen Tisch im Sitzungszimmer spüren sie die Last der Verantwortung für die Menschen ihrer Gemeinde auf ihren Schultern.

Als Mitglied des Gemeinderates wird der Mensch gravitätisch, also würdevoll. Der Gang in der Öffentlichkeit verändert sich, unter der Last der Verantwortung geht man nicht mehr, man schreitet. Man lernt auch nach und nach das huldvolle Nicken, wenn man bei einem offiziellen Anlass einem der Untertanen begegnet.

In manchen Gemeinden, auch in engen Schwarzwaldtälern, findet man heute manchmal Gemeinderäte weiblichen Geschlechts, nicht viele, aber doch einzelne. Zwar gibt es bei Gemeinderatswahlen auf den Stimmzetteln oft Kandidatinnen, aber diese werden vor allem von den Frauen des Dorfes nicht gewählt, mit der einfachen Begründung: „Die bekommt min Schdimm net!"

In dieser Begründung finden sich Neid, Rivalität und Missgunst, die drei Gefühls-Schwestern, die sehr gerne in der weiblichen Seele wohnen. Diese Bemerkung ist nicht falsch, aber frauenfeindlich.

Im Übrigen sind bei Gemeinderatswahlen die Kandidaten im Vorteil, die schon von Berufs wegen den Leuten bekannt sind, zum Beispiel der, der die Wasserzähler abliest, oder der, der als Postbote tätig ist.

Große Redner findet man im Kreis der Gemeinderäte meistens nicht, da hat sich seit Mark Twains Zeiten nicht viel verändert. Viele Entscheidungen werden herbeigeschwiegen.

Einzelne sagen bei einer Gemeinderatssitzung nur zwei Sätze. Wenn sie den Raum betreten, sagen sie „Guede Nowe" und wenn sie am Ende der Sitzung gehen, sagen sie „Gued Naachd".

Leicht hat es ein gewähltes Gemeinderatsmitglied in der Gemeinde nicht, es wird gerne als eine Art Schuttabladeplatz von Nörglern aller Art benutzt, wird haftbar gemacht für klappernde Dohlendeckel und nicht ordentlich aufgesetztes Holz im Hof des Nachbarn, weil dadurch das Ortsbild beschädigt würde.

Alemann war vor allem im Sommer ein eifriger Besucher von Gemeinderatssitzungen, denn dann waren die Fenster des Bürgersaals, wo die Sitzungen stattfanden, geöffnet, und er konnte wunderbar von der Fensterbank aus die Sitzung verfolgen. Schon vor Beginn der Gemeinderatssitzung stimmte sich Alemann auf das Geschehen ein. Er setzte sich auf einen Ast der großen Buche neben dem Bürgerhaus und sagte Sätze wie „Wenn de mich froogsch", „Ich hab´s jo glich gsait", „Ich hab´s komme sähne", „Wenn´s noch mir ging".

Da er bei jedem Satz die Stimme leicht veränderte, hörte es sich an, als sei eine Diskussion im Gange. Es war zwar eine Diskussion ohne Sinn, aber im Gemeinderat gab es ab und zu Diskussionen dieser Art.

Im Winter war er ausgesperrt. Im Winter war er, der die Stimme des Volkes war, an der Ortspolitik nicht beteiligt.

Bei jedem Gemeinderatsmitglied, das den Raum betrat, rief Alemann: „Guede Nowe", und beim Hansjörg, der immer als Erster kam, setzte er fragend hinzu: „Bin ich de Erschd?", denn das war Hansjörgs Standardfrage.

Alemanns Lieblingswort war „beschlussfähig". Zu Beginn der Sitzung stellte der Bürgermeister jedes Mal fest, dass das Gremium beschlussfähig sei. Wenn er das tat, rief Alemann begeistert: „Beschlussfähig, alli do, keiner fehlt!"

Der Papagei hatte ein Lieblingsgemeinderats-Mitglied: Das war der, von dem er den Ausdruck „Antrag zur Geschäftsordnung" gelernt hatte, einen Begriff, den er nach nicht allzu langer Zeit fehlerfrei sprechen konnte. In jeder Sitzung stellte dieser Mann mindestens ein Mal einen Antrag zur Geschäftsordnung.

Alemann wusste natürlich nicht, was eine Geschäftsordnung ist, aber das Wort hörte sich an, als könnte man damit die Welt retten oder sie wenigstens in Ordnung bringen.

In jeder Gemeinderatssitzung wurden auch Abstimmungen durchgeführt. Der Bürgermeister formulierte meist etwas umständlich, was zur Abstimmung stand.

Und dann fragte er: „Wer isch defir?" Die Finger hoben sich zustimmend. Dann die Frage: „Wer isch degege?" Kein Finger zu sehen, worauf Alemann in den Sitzungssaal hineinrief: „Enthaltung?", und wenn sich bei dieser Frage kein Finger hob, dann stellte er krächzend fest: „Eischdimmig oognumme! Eischdimmig oognumme! Wie immer eischdimmig oognumme!"

Die meisten Abstimmungen erfolgten einstimmig, der Einzige, der ab und zu dagegen stimmte, war der, der immer wieder Geschäftsordnungsanträge stellte.

An einem Abend, als jenes Mitglied des Gemeinderates den dritten Antrag zur Geschäftsordnung gestellt hatte und die meisten Gemeinderatsmitglieder resignierend und leise seufzend die Köpfe senkten, ertönte von der Fensterbank her der Ruf: „Monn, du nervsch!"

Als die anderen Gemeinderäte sich das Lachen nicht verkneifen konnten, stand der betroffene Gemeinderat auf, ging zum Fenster, sagte „Verschwind!" und schloss das Fenster. Die Wahrheit kann nicht jeder ertragen, auch wenn sie aus dem Schnabel eines Papageis kommt.

Der Papagei behielt das letzte Wort, er sagte: „Selwer verschwind!" Auch als er ausgesperrt war, schwieg Alemann nicht, was man durch das geschlossene Fenster hören konnte: „Selwer verschwind! Antrag zur Geschäftsordnung! Eischdimmig oognumme! Guede Nowe! Bin ich de Erschd? Gued Naachd! Grueß deheim! Frisch auf, frisch auf!"

Er fehlt
mer arg

Alemann war, wie schon einige Male erwähnt, gerne unter Menschen. Wenn es ihm aber dennoch mal zuviel wurde und er seine Ruhe haben wollte, dann zog er sich an einen seiner drei Lieblingsorte im Dorf zurück.

Einer der Lieblingsorte war mitten im Dorf, doch an diesem Ort war man vor Menschen sicher, er war gewissermaßen das Auge des Hurrikans oder besser gesagt: Der windstille Ort im Säuseln des dörflichen Lebens.

Das Mühlendorf war ein Kurort, und zwar ein Luftkurort, und wie es sich für einen Kurort gehört, hatte man einen Kurgarten. Doch dieser Kurgarten war nicht das, was man sich im Allgemeinen unter einem Kurgarten vorstellt, der Kurgarten in Ottenhöfen war eher schlicht. Man wurde zum Beispiel nicht durch die Pracht von Blumen geblendet, es gab zwar Blumenbeete, aber die hielten sich in engem Rahmen. Verglichen mit der Lichtentaler Allee in Baden-Baden war er ein ästhetisches Provisorium.

Drei Dinge waren im Mühlendorf-Kurgarten besonders auffällig: Der Musikpavillon mit der Lesehalle und der Kurgartenweiher, und dazu kam eine grandiose Neuerung – die Wasserspiele, eine künstliche Schöpfung, um das Wunder der Natur zu zeigen, gewissermaßen ein Naturschauspiel aus zweiter Hand.

Diese Anlage war von Psychologen und Pädagogen konzipiert worden, wirkte aber im Dorf wie ein Fremdkörper. Nicht alles, was psychologisch und pädagogisch fundiert ist, ist auch sinnvoll. Oft passen einfach die Menschen nicht zu den Ideen.

Im Musikpavillon fanden zur Sommerzeit Konzerte statt, dort musizierten an Sonntagen die Kurkapelle, die Dorfmusik und der Gesangverein Frohsinn, manchmal auch der katholische Kirchenchor. Bei diesen Konzerten war die Zahl der Zuhörer im wahrsten Sinne des Wortes überschaubar. Es konnte schon mal vorkommen, dass die Zahl der Sänger und Musiker größer war als die der Zuhörer.

Sehr belebt war der Kurgarten nur zwei Mal im Jahr, und zwar beim Dorfbrunnenfest Ende Juli und am Sonntag, an dem der Weihnachtsmarkt stattfand.

Der Kurgartenweiher war nicht sehr groß, in der Mitte des Weihers befand sich ein Springbrunnen, und auf dem Rasen, der den Weiher umschloss, lag aus unerfindlichen Gründen ein Löwe aus Stein.

Diesen Löwen hatte die Gemeinde geschenkt bekommen, und um dem Gönner eine Freude zu machen, hatte der Löwe im Kurgarten einen Liegeplatz gefunden, denn es handelte sich ja um einen liegenden Löwen.

Der Löwe war neben Alemann der einzige Tier-Exot im Dorf, allerdings eben nur aus Stein.

Im Kurgartenweiher schwammen drei bis vier Goldfische. Keine regenbogenfarbigen Forellen, sondern Goldfische, die etwas blass-rötlich waren, so dass es kein Fehler gewesen wäre, sie neu zu streichen.

Der Kurgartenweiher war einer der Lieblingsplätze des Papageis, denn dort gab es zwei spannende Dinge: Ein kleines Mühlrad aus Holz, das sich zweckfrei vor sich hin drehte, und die schon erwähnten Goldfische.

Alemann setzte sich üblicherweise auf den Kopf des liegenden Löwen und betrachtete die Fische im Wasser. Fische erinnerten ihn ganz automatisch an früher. Allerdings erinnerte er sich nicht an schwimmende Fische, er hatte nie in seinem Leben einen schwimmenden Fisch gesehen, in seiner Erinnerung gab es nur tote Fische in Pfannen. Schwimmende Fische waren etwas Neues für ihn.

Völlig neu für ihn war, dass es solche Lebewesen gab, die unter Wasser leben konnten, die nicht einmal auftauchen mussten, um Luft zu schnappen. Sie lebten unter Wasser und erstickten nicht.

Sein Kapitän hatte gerne gebratene Fische gegessen. Alemann hatte sich immer gewundert über den starren Blick der toten Fische. Gebratene Fische hatten immer einen starren Blick, was natürlich für Fischfilet und Fischstäbchen keine Gültigkeit hat.

Schwimmen fand Alemann schön. Das war fast so elegant wie Fliegen. Im Vergleich zu Schwimmen und Fliegen war die Fortbewegungsart der Menschen irgendwie plump.

Irgendwann, dachte Alemann, werde ich das mit dem Schwimmen auch mal probieren, fliegen kann ich ja schon.

Alemann konnte stundenlang den Fischen zusehen. Manchmal standen sie minutenlang an einer Stelle, dann zuckten sie ein paar Meter weiter, für die Art ihrer Fortbewegung gab es offensichtlich keinen Plan, es war – genau betrachtet – eine gelebte Chaostheorie. Was Alemann noch faszinierte, war die Tatsache, dass Fische so still waren. Sie sangen nicht, sie schrien nicht, dennoch bewegten sie ab und zu ihren Mund, als würden sie reden.

Ein anderer Lieblingsort des Papageis war der Baum vor einem Bauernhaus am Ortseingang. Was diesen Ort zum Lieblingsort gemacht hatte, war ein Hund. Im Vergleich mit dem Papagei war der Hund ein junger Hund, obwohl er schon ein alter Hund war, denn

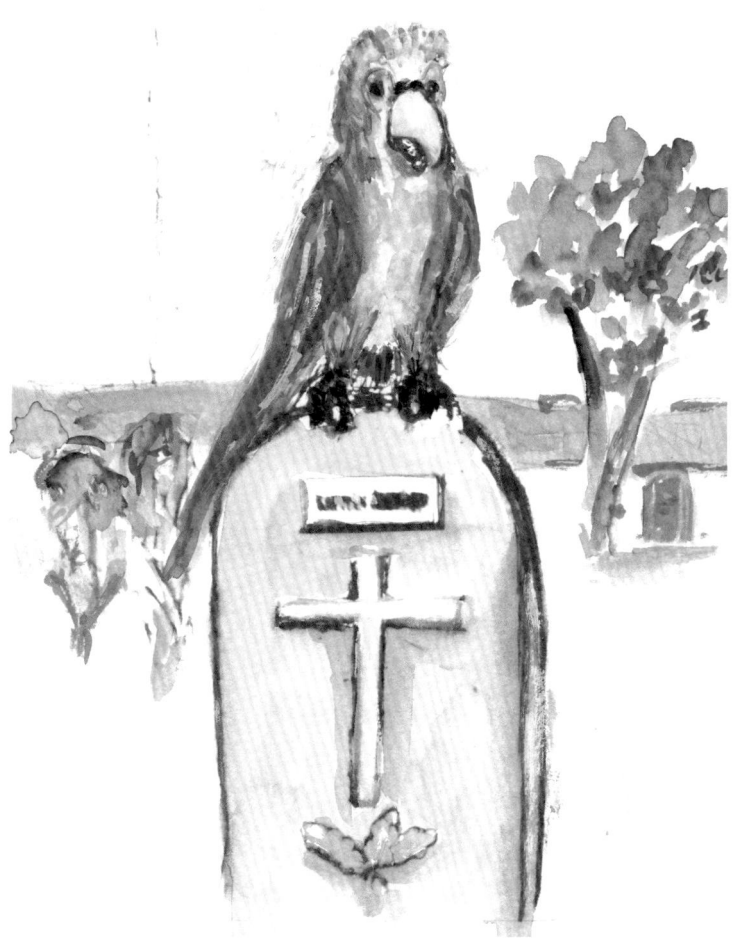

Papageien werden im Vergleich zu Hunden ja sehr alt, und Alemann war wahrlich kein junger Papagei mehr.

Der Hund lag bei schönem Wetter im Hof und döste vor sich hin, nur manchmal stand er auf, ging zu einem Napf, in dem sich Wasser befand, zog die Zunge einige Male durch das Wasser, um sich dann wieder hinzulegen und weiterzudämmern.

Der Hund hieß Max und er war seit einiger Zeit immer müde.

Vielleicht hing es damit zusammen, dass er das Ziel seiner Begierde verloren hatte. Tessi war weg. Einfach weg.

Zu bestimmten Zeiten im Jahr hatte es ihn wie magisch zu dem Haus hingezogen, das Luftlinie etwa dreihundert Meter entfernt war, dort wohnte die Hundedame Tessi, ein weißer Terrier.

Max war eine undefinierbare Mischung verschiedener Hunderassen, manche, die ihn sahen, bezeichneten ihn seiner Größe wegen als „Kalb". Wenn er schlafend am Fuß der Treppe lag, die zum Haus führte, dann hatte man den Eindruck, dort liege ein Findling, ein Stein aus uralter Zeit.

Max hatte sein Herz, das wahrscheinlich so groß war wie die gesamte geliebte Hündin, an Tessi verloren. Ein solch großes Herz kann auch groß lieben. Und jetzt war Tessi weg. Von heute auf morgen.

Die Besitzer waren umgezogen in den Nachbarort und selbstverständlich hatten sie ihre Tessi mitgenommen.

Seit er den Verlust bemerkt hatte, war Max müde, er war hundemüde, was dem Begriff lebensmüde bei Menschen entspricht.

Dem Alter entsprechend war er oft müde, aber das war jetzt eine andere Müdigkeit, eine Müdigkeit die von innen kam.

Alemann hatte festgestellt, dass Max sich nicht rührte, wenn man ihn bei seinem Namen rief, er ignorierte das Rufen einfach.

Anders war es, wenn der Papagei in den Ästen des Baumes versteckt zu bellen begann. Wenn Alemann den Ton traf, in dem Tessi gebellt hatte, reagierte Max. Dann hob er den Kopf, und begann, mit dem Schwanz zu wedeln, allerdings in einer sehr langsamen Wedelart.

Max blickte sich um mit einem Blick, der in die Vergangenheit ging, dann aber legte er den Kopf resignierend zwischen seine Pfoten, und der Schwanz stellte das Wedeln ein, nach und nach wurde es immer schwächer, als sei eine Batterie leer geworden.

Der dritte Lieblingsort Alemanns war der Friedhof des Dorfes. Auf dem Friedhof stand eine prächtige Trauerweide, unter der sich der Brunnen befand, an dem die Friedhofsbesucher ihre Gießkannen füllten, um die Blumen auf den Gräbern ihrer Lieben zu gießen.

Gern saß Alemann in den Zweigen der Trauerweide, auf dem Friedhof war es sehr ruhig, und allzu viele Menschen waren dort nicht. Der Friedhof war offensichtlich der Ort der älteren Frauen, überwiegend ältere Frauen trafen sich dort. Für Alemann war der Friedhof ein wunderbarer Ort der Erholung, Alemann mochte den Friedhof vor allem bei Nacht. Im Dorf selber war bei Nacht kein Mensch auf der Straße, die Hauptstraße wirkte wie die Straße einer verlassenen Westernstadt, es fehlten wie erwähnt nur die Zweige, die der Wind vor sich her durch die Straßen trieb.

Der Friedhof war bei Tag ein bunter Ort mit Blumen in den unterschiedlichsten Farben, bei Nacht war er ebenfalls bunt, denn auf vielen Gräbern brannten Totenlichter, der Friedhof leuchtete in der Nacht wie der Kurgarten bei der Kurgartenbeleuchtung am Dorfbrunnenfest. Nachts war der Friedhof der schönste Ort des Dorfes.

Bei seinen Aufenthalten auf dem Friedhof belauschte Alemann die Friedhofsbesucher, die am Brunnen ihre Gießkannen füllten.

Er lernte Sätze wie „S isch jetz geschdern grad ä Johr gsi", „Viel z friah ischer gonge", „Dies Johr wär er achtzig wore" oder „Er fählt halt doch". Und wenn sich Menschen dem Brunnen näherten, dann hielt er von der Trauerweide aus seine Trostrede:

„S isch grad ä Johr gsi. Viel z friah, viel z friah. Achtzig wär er wore. Achtzig. Er fählt. Er fählt."

Die alte Bärbel, deren Mann vor einem Jahr gestorben war, kam jeden Tag auf den Friedhof, um das Grab ihres Mannes zu besuchen. So wie sie ihren Mann, der über ein Jahr lang bettlägerig gewesen war, gepflegt hatte, so pflegte sie das Grab ihres Mannes. Er sollte es auch im Tod schön haben.

Wenn sie am Grab stand, betete sie zunächst für ihren Mann und bat den lieben Gott, ihn doch in den Himmel aufzunehmen, und sie bat ihren Mann, auf sie zu warten, denn sie ging fest davon aus, dass sie sich wiedersehen würden. Im Himmel wäre ihr Mann bestimmt wieder ein gesunder Mann, und er würde sie bestimmt empfangen und ihr den Himmel erklären. Er hatte ihr früher alles erklärt.

Ab und zu sagte sie zum Papagei: „Wemer irgendwo nookommt, womer fremd isch, no isches gued, wenn dert ebber isch, den mer kennt un der einem alles zeigt. Un miner Monn wartet bschdimmt uf mich. Un no konn er mir de Himmel zeige un alles erkläre."

Nach dem stillen Gebet zupfte sie welke Blättchen von den Pflanzen, die auf dem Grab wuchsen, dann machte sie sich auf den Weg zum Brunnen, um eine der Gießkannen zu füllen, die dort zur Verfügung standen.

Die alte Bärbel freute sich jedes Mal, wenn sie Alemann sah. Bärbel war keine sehr gesprächige Frau, aber mit Alemann redete sie, erzählte ihm die Geschichte ihrer Ehe, erzählte von den Kindern, erzählte von der Einsamkeit. Das Schlimmste, sagte sie immer wieder, sei es, wenn man alleine beim Essen am Tisch sitze.

Da sie jeden Tag zum Friedhof kam, hatte Alemann diese Geschichten schon sehr oft gehört, so dass aus dem Monolog der Frau nach und nach ein Dialog zwischen Bärbel und Alemann wurde.

Mit den Worten „So, bisch au do?" wurde das Gespräch von Alemann eröffnet. Dann folgte die Zusatzfrage: „Un sunschd?"

Meistens antworte Bärbel dann: „Wenn ich dich net hätt, no hätt ich niemer mäh zum Schwätze, du bisch mer de Liabschd."

„Du bisch de Liabschd. Du bisch de Liabschd", antwortete dann Alemann.

Wenn sie an einem heißen Sommertag die Gießkanne am Brunnen füllte, lautete Alemanns Kommentar: „Warm hit."

Diese Feststellung konnte man bei Sommerhitze am Brunnen auf dem Friedhof oft hören. „Warm hit."

Bärbels Antwort: „Faschd zu warm, morgens schu schdicht d Sunn."

Alemann: „Warm. Warm. Zu warm."

Bärbel: „Wemer bi dem Wedder net schdändig gießt, wäre d Blume uffem Grab schnell welk. Un wenn uffem Grab welki Blume sin, wurd schnell drono gschwätzt."

Alemann: „Lit schwätze."

Bärbel: „Des konnsch mer glaube, im Dorf wurd schnell gschwätzt, wenn's Grab net in Ordnung isch.

Awer ´s sin immer die Glichlige, die dronoschwätze, ´s git bösi Lit, des konnsch mer glaube."
Alemann: „Bösi Lit. Bösi Lit."
Bärbel: „Die verrisse s Muul schu bim kleinschde Fehler."
Alemann: „Er fehlt halt arg."
Die Frau: „Gonz arg fehlt er. Wenn ich unsern Kater net hätt, wär ich gonz ällei. Awer der isch au nimmi de jüngschd. Uhni den wär ich gonz ällei. Un gonz ällei, des wär net gued."
Alemann: „Ällei, net gued."
Bärbel: „Du saisches. Ällei isch wirklich net gued, awer de konnsch halt nix dro ändere. So isch s Läwe."
Alemann: „So isch Läwe! So isch Läwe!"
Bärbel: „De konnsch der ´s halt net russueche."
Darauf Alemann: „Sag mer nix! Sag mer nix!"

Jona! Jona!

In den „schwarzen Wäldern", wie der Schwarzwald in einem Gedicht von Bert Brecht genannt wird, ist ein Papagei selbstverständlich schon ein außergewöhnliches Wesen, doch im Schwarzwald gibt es zwei weitere seltene Vogelarten, die so selten sind, dass sie schon vom Namen her kaum einer kennt, auch wenn er im Schwarzwald geboren ist.

Deshalb bedarf es an dieser Stelle einer informativen Hinführung, um die beiden Vögel kennen zu lernen. Im Übrigen werden in letzter Zeit immer wieder schützenswerte Tiere entdeckt, wenn man den Bau von irgendetwas verhindern will, sei es nun der Juchtenkäfer oder die Große Hufeisennase, eine Fledermausart. Aber zurück in den Schwarzwald.

Dreizehenspecht heißt die eine Vogelart, und sein nicht sehr bekannter Mitvogel gehört zur Art der Sperlingskäuze.

Der Dreizehenspecht heißt so, man ahnt es, weil er nur drei Zehen besitzt, nicht insgesamt drei Zehen, sondern drei Zehen an jedem Fuß, er gehört zur Unterfamilie der echten Spechte, wird zwanzig bis zweiundzwanzig Zentimeter groß, und man findet ihn in alten Nadelwäldern, in denen viel Totholz, also abgestorbenes Holz, liegt. Er bevorzugt Fichtenwälder und er ernährt sich vor allem von Insekten, die er durch Hacken oder Stochern in der Rinde erbeutet.

Der Sperlingskauz gehört zur kleinsten Eulenart Mitteleuropas, wird bis zu neunzehn Zentimeter groß und lebt in Nadelwäldern, aber auch in Mischwäldern, in denen Nadelbäume dominieren. Bevorzugte Lebensräume sind Wälder mit einem hohen Alt- und Totholzbestand.

Man beachte die schöne Wortschöpfung „Totholz", wobei man sich fragen kann, ob Totholz nur das Holz ist, das im Wald darniederliegt und vor sich hin stirbt, oder ob ein Tisch aus Holz ebenfalls dem Totholz zugezählt werden muss.

Zu den Beutetieren des Sperlingskauzes gehören Kleinvögel, er jagt auch Buchfinken und Meisen und kleine Säugetiere wie Spitzmäuse und Erdmäuse.

Weder über den Dreizehenspecht noch über den Sperlingskauz würde derzeit viel geredet, wenn es nicht einen triftigen Grund geben würde. Die beiden Vögel tauchten unvermittelt in der Diskussion um den Nationalpark im nördlichen Schwarzwald auf und haben mit eben diesem zu tun, sie sind gewissermaßen an den Flügeln herbeigezogene Argumente im Streit pro und kontra Naturschutzpark, und zwar Argumente auf der Seite der Befürworter.

Inzwischen wurde der Nationalpark eingerichtet, doch bis es soweit war, gab es erbitterte Diskussionen darüber, und in der Diskussion tauchten plötzlich die beiden Vögel auf, gewissermaßen aus Ministermund, denn der amtierende baden-württembergische Naturschutzminister Alexander Bonde sagte den bemerkenswerten Satz: „Ich will, dass auch unsere Enkel im Schwarzwald noch den Dreizehenspecht und den Sperlingskauz finden können."

Und er führte weiter aus, dass sich der Dreizehenspecht und der Sperlingskauz im neuen Nationalpark mit Sicherheit heimisch fühlen würden.

Kleiner Exkurs des Autors: Am Abend, nachdem ich das in der Zeitung gelesen hatte, besuchte ich in unserem Dorf eines der jährlich stattfindenden Feste.

Ich weiß schon seit längerem, dass es für mich nicht gut ist, wenn ich auf einem Fest allein an einem Tisch im Festzelt sitze, denn dann mache ich das, was ich gerne mache, ich schaue mir die Leute an und denke mir meinen Teil.

An besagtem Abend saß ich alleine an einem Tisch in Festzelt, und am Tisch gegenüber saßen fünf Mädchen im Alter zwischen dreizehn und fünfzehn Jahren. Vom Alter her hätten sie meine Enkelinnen sein können.

Jedes dieser Mädchen hatte ein iPhone oder iPad – ich kenne mich mit diesen Geräten nicht so gut aus – in der Hand und war mit Tippen und Wischen beschäftigt.

Miteinander geredet haben die Mädchen nicht, sie waren mit ihren kleinen Apparaten im Gespräch. Und genau in diesem Moment fiel mir der Satz des Ministers wieder ein, den ich am Morgen in der Zeitung gelesen hatte: „Ich will, dass auch unsere Enkel im Schwarzwald noch den Dreizehenspecht und den Sperlingskauz finden können."

Ich habe mir große Mühe gegeben, mir die fünf Mädchen am Nachbartisch im Wald bei der Suche nach dem Dreizehenspecht und dem Sperlingskauz vorzustellen, weil sie sich gewissermaßen brennend für die zwei Vögel interessieren.

Die Vorstellung ist mir nicht gelungen, obwohl ich mir dank meiner blühenden Phantasie so manches vorstellen kann.

Ich vermute, dass unsere Enkel und Urenkel den Specht und den Kauz im Wald nicht finden, weil sie gar nicht danach suchen.

Wie schon erwähnt, war der Nationalpark von vornherein nicht unumstritten, und auch Alemann mischte sich, wie es eben seine Art war, in die Diskussion ein.

Es begann mit einer Versammlung, die in der Schwarzwaldhalle stattgefunden hatte, bei der sich Mitglieder der Landesregierung der Bevölkerung in einer Podiumsdiskussion stellten.

Im Lexikon wird Nationalpark folgendermaßen definiert: „Ein Nationalpark ist ein ausgedehntes Schutzgebiet, das meistens seiner natürlichen Dynamik unterliegt und durch spezielle Maßnahmen vor nicht gewollten menschlichen Eingriffen und vor Umweltverschmutzung geschützt wird. Meist sind dies Gebiete, die ökologisch besonders wertvoll sind oder über natürliche Schönheit verfügen und im Auftrag einer Regierung verwaltet werden. Sie werden oft auch als Erholungsgebiete und für sanften Tourismus genutzt."

Die Fronten zwischen Gegnern und Befürwortern waren in der Diskussion recht verhärtet. Die einen fürchteten wirtschaftliche Einbußen im Holzhandel und Gefahren durch den Borkenkäfer, der sich in einem Nationalpark ihrer Meinung nach rasant verbreiten und auf den Privatwald überspringen würde, die anderen wollten der Natur ihr Recht zurückgeben, wollten einen Wald, der ohne Eingriffe des Menschen entstehen würde. Die Fronten zwischen Gegnern und Befürwortern gingen, wie man so gerne dramatisch formuliert, mitten durch Familien.

Bei der Versammlung in der Schwarzwaldhalle sollten Argumente ausgetauscht werden, Gegner und Befürworter sollten zu Wort kommen.

Alemann saß während der Versammlung in der Halle ganz vorne auf der Anzeigetafel, die bei Handballspielen in der Halle gebraucht wurde, aber an diesem Abend keinerlei Funktion hatte.

Das am häufigsten gebrauchte Wort war an diesem Abend das Wort „Nationalpark".

Interessiert verfolgte Alemann die Diskussion, sein Blick richtete sich immer auf den jeweiligen Redner. Während des ganzen Abends gab er keinen Laut von sich.

Aber als die Leute so nach und nach den Saal verließen, rief er, so laut er konnte, immer wieder aufgeregt: „Joonaa! Joonaa! Joonaa!"

Das hatte aber nichts mit dem Propheten Jonas des Alten Testamentes zu tun, der von einem Fisch verschluckt und dann wieder ausgespuckt wurde, sondern es war die Verkürzung des Wortes Nationalpark.

An den darauffolgenden Tagen flog Alemann das ganze Dorf ab, und immer, wenn er einen Menschen sah, flog er im Tiefflug über ihn hinweg, rief „Joonaa!" und flog dann weiter.

Neben dem Ministerpräsidenten des Landes Baden-Württemberg war auch der Minister Bonde zugegen gewesen und von den Versammlungsteilnehmern immer wieder angesprochen worden.

Der Name Bonde schien Alemann besonders gut gefallen zu haben, denn am Abend des folgenden Tages saß er auf der Lehne eines Stuhles in einer Gartenwirtschaft, die gut besucht war. Es war Freitag, und es war auch gegen Abend noch recht warm.

Zunächst saß Alemann schweigend da, aber plötzlich wurde er gesprächig. Immer wieder rief er „Bonde". Einmal fragend „Bonde?". Dann im Befehlston „Bonde!", dann wiederum mit einem Ton der Verachtung „Bonde", was sich wie Bande anhörte. Anschließend zärtlich „Bonde". Weil alle, die in der Gartenwirtschaft saßen, zu ihm hinblickten, fühlte er sich herausgefordert, eine wahre Bonde-Litanei aufzusagen. Dazwischen streute er immer wieder Worte ein wie „Sperkauz" und „Dreipech".

Der Ton seines Vortrages änderte sich immer wieder, so dass man nicht feststellen konnte, ob Alemann ein Befürworter oder ein Gegner des Nationalparks war.
Auch sein Ausruf „Ketschmann, brrr!" konnte Sympathie oder Antipathie bedeuten, zu entscheiden war es nicht.
Ob einer zu der Partei der Befürworter oder der Gegner zählte, konnte man inzwischen auch an Autoaufklebern erkennen. Die Gegner des Nationalparks fuhren mit dem Aufkleber „Nationalpark", wobei das Wort „Nationalpark" rot durchgestrichen war, bei den Befürwortern war es nicht durchgestrichen.
Offensichtlich hatte Alemann das irgendwie mitbekommen. Wenn er jemanden sah, der aus einem Auto mit dem Aufkleber eines Nationalparkgegners ausstieg, flog er zu ihm hin und rief: „Totholz! Totholz!" Meistens endete seine verbale Demonstration dann mit dem Wort „Bokenkäääfer", wobei er das ä hinauszog, so dass man ein Gefühl des Ekels vermittelt bekam.
War Alemann schlecht gelaunt, dann waren seine Kommentare aggressiv, dann belegte er Befürworter des Nationalparks auch mit Beschimpfungen wie „Fevler!" oder „Decksau!".
Keine Erklärung gab es dafür, dass Alemann ab und zu zwischendurch den Kopf schüttelte und immer wieder „Ääächälää!" rief, offensichtlich hatte das mit seiner Liebe zum ä zu tun, und je mehr ä, desto größer der Wohlklang in den Ohren des Papageis. Irgendwie erinnerte dieses „Ääächälää" an den Namen des Landtagsabgeordneten, der für die Region, zu der das Achertal gehörte, in Stuttgart im Landtag saß.
Hatte sich Alemann mal in Rage geredet, dann ließ er sich auf dem Ast eines Baumes oder auf einem Mauervorsprung nieder und wiederholte

immer wieder die drei Namen „Bonde, Ketschmann, Ääächälää!", was man als Kenner der Schwarzwälder Papageienseele als vernichtende Kritik an der baden-württembergischen Landesregierung und deren Opposition werten konnte.

War Alemann gut gelaunt, dann begann er zu rufen „Schön Land Au", was aber nicht Ausdruck des Schmerzes war, er rief „Schön Land Au", während er versuchte, mit seinem rechten Flügel die linke Brustseite zu bedecken, was allerdings sehr kurios aussah, denn er war schon oft dabeigewesen, wenn der Text des Badner-Liedes gesungen wurde, und die Sängerinnen und Sänger mit Inbrunst ihr Bekenntnis zum Land Baden ablegten, dabei ernst und gleichzeitig begeistert vor sich hin blickten und ihre rechte Hand auf die Stelle legten, wo sie ihr Herz vermuteten, und voller Entzücken sangen:

„Das schönste Land in Deutschlands Gau´n,
das ist mein Badnerland.
Es ist so herrlich anzuschau´n
und ruht in Gottes Hand."

Alemann war ein überzeugter Badener, dass er einen Migrationshintergrund hatte, machte ihm niemand zum Vorwurf, er stand auf einer Stufe mit den einheimischen Vögeln, mit Amseln, Spatzen, Rotkehlchen und Zaunkönigen, er war der Farbtupfer in der Vogelwelt des Achertals. Er war wohl auch der einzige Vogel weit und breit, der sich in die Politik einmischte.

Einer geht noch!

Jedes Jahr findet seit einigen Jahren gegen Ende Juli im Mühlendorf das Dorfbrunnenfest statt. Hört man das Wort „Dorfbrunnen", denkt mancher vielleicht unweigerlich an die Mitte eines Dorfes, wo ein uralter Brunnen vor sich hin plätschert, wo sich die Menschen treffen, wo man heiter ist und feiert oder sich gar um den Brunnen herum beim Tanz fröhlich im Kreise dreht, die Burschen des Dorfes jauchzen und die Zöpfe der Mädchen fliegen.

Der Dorfbrunnen im Mühlendorf hat auf dem Bahnhofsvorplatz seinen Ort gefunden, das Dorf hatte nie wirklich einen Dorfbrunnen, schon gar nicht einen Brunnen vor dem Tore im Schatten eines Lindenbaumes. Wie gesagt, der Dorfbrunnen, vor einigen Jahren aus Sandstein gebaut, stand auf dem Bahnhofsvorplatz, und aus diesem Grund wurde das Dorfbrunnenfest auch inoffiziell „Bohnhofsfeschd" genannt.

Ein Teil der örtlichen Vereine baut für zwei Festtage Zelte und Buden auf, denn aus der Sicht der Vereine will man nicht nur feiern, man will schließlich bei dieser Festlichkeit auch etwas verdienen.

Beim Dorfbrunnenfest gibt es Musik, es gibt etwas zu essen und zu trinken und selbstverständlich auch etwas zu sehen, denn an diesen Tagen drängen sich viele Menschen in den Zelten und Hütten auf dem Bahnhofsvorplatz, aber auch im Kurgarten, und man kann wunderbar Leute beobachten.

Feste im Dorf gab es schon immer, aber meistens

feierte dann irgendeiner der Vereine ein Fest. Hier beim Dorfbrunnenfest versuchen es die Vereine gemeinsam. Was aber rein äußerlich gesehen sehr geschlossen und gemeinschaftlich aussieht, ist ein Stillhalteabkommen nach Tagen und Wochen der unterschiedlichsten Reibereien. Vor allem geht es um den besten Standort auf dem Fest, denn je günstiger der Standort im Gewoge der Menschen, desto höher die Wahrscheinlichkeit, ordentlich Gewinn zu machen.

Was das Essen auf dörflichen Festen im Allgemeinen angeht, da hat sich in den vergangenen Jahrzehnten einiges verändert. Es gibt heute ein breites Angebot an Speisen, zum Beispiel Steaks, Zwiebelfleisch, Sauerbraten, Schälrippchen, Waffeln mit Apfelmus und Flammkuchen, aber auch ganz vornehme Speisen wie Hechtklößchen in Rieslingsoße mit Nudeln. Hechtklößchen mit Nudeln widersprachen eigentlich der Überzeugung, die in früheren Jahren allgemein vertreten worden war: Zu Fisch nie Teigwaren.

Im ersten Jahr, als er im Mühlendorf lebte, hatte Alemann gut beobachtet und gut zugehört. Im zweiten Jahr zeigte er, was er gelernt hatte. Immer wieder flog er in die Zelte und Hütten, setzte sich auf einen gut einsehbaren Ort und wurde zur lebenden Speisekarte. „Schdiik, Saubraten, Schälripp, Waffen, Flommekueche, Pommes", rief er dann den Festbesuchern zu. Er sagte nicht Steak, sondern Schdiik, denn viele Festbesucher bestellten kein Steak, sondern ein Schdiik, weil sie glaubten, das sei der englischen Sprache geschuldet.

Was das Essen auf dörflichen Festen anging, stand am Anfang der Zeitrechnung die Festwurst, sie war die Mutter der festlichen Genüsse, und wenn in der Werbung gesagt wurde: „Für Speis' und Trank ist gesorgt", dann hieß das: Es gibt heiße Wurst.

Neben der Festwursat gab es in den fünfziger Jahren des 20. Jahrhunderts noch folgende Angebote auf der Speisekarte: Wurstweck und Käseweck. Festwurst, Wurstweck und Käseweck – das war die Trilogie der Festkulinarik. Steaks mit Pommes frites kamen erst viel später dazu.

Ab der Einführung des Steaks konnte man im Festzelt die finanziell besser Gestellten von den nicht so gut Gestellten unterscheiden. Ein Steak mit Pommes frites konnte sich nicht jeder leisten, schon gar nicht eine mehrköpfige Familie, und damals gab es im Tal noch häufig mehrköpfige Familien.

Wie gesagt, in den zurückliegenden Jahren hat sich in Sachen Essen auf Dorffesten einiges getan, doch die Festwurst ist erhalten geblieben.

Aber auch bei der Festwurst gab es eine Art Evolution, denn ältere Menschen können sich noch gut daran erinnern, dass die Mutter der heißen Würste eine rote Wurst war, die in Wasser heiß gemacht wurde.

Auf einem Teller aus Pappe wurde die heiße Wurst kredenzt, ein Häufchen Senf dazu und ein Brötchen. Meistens lag das Brötchen (Zur Festwurst gab es immer ein „Spitzweckli") mit einem Ende im Senf, so dass der Genießer zuerst den Senf vom Brötchen schleckte.

Wenn man in eine heiße Wurst der ersten Generation biss, musste man aufpassen, meistens spritzte die Wurst beim ersten Biss, denn das heiße Wasser in der Wurst drängte nach außen. Die heiße Wurst der Frühzeit war immer eine rote Wurst, und zwar eine „Servela".

Heutzutage wird die Festwurst nicht mehr im Wasserkessel heiß gemacht, sondern auf dem Grill, und deswegen heißt diese Wurst auch nicht mehr Festwurst sondern Grillwurst. Außerdem kann man wählen

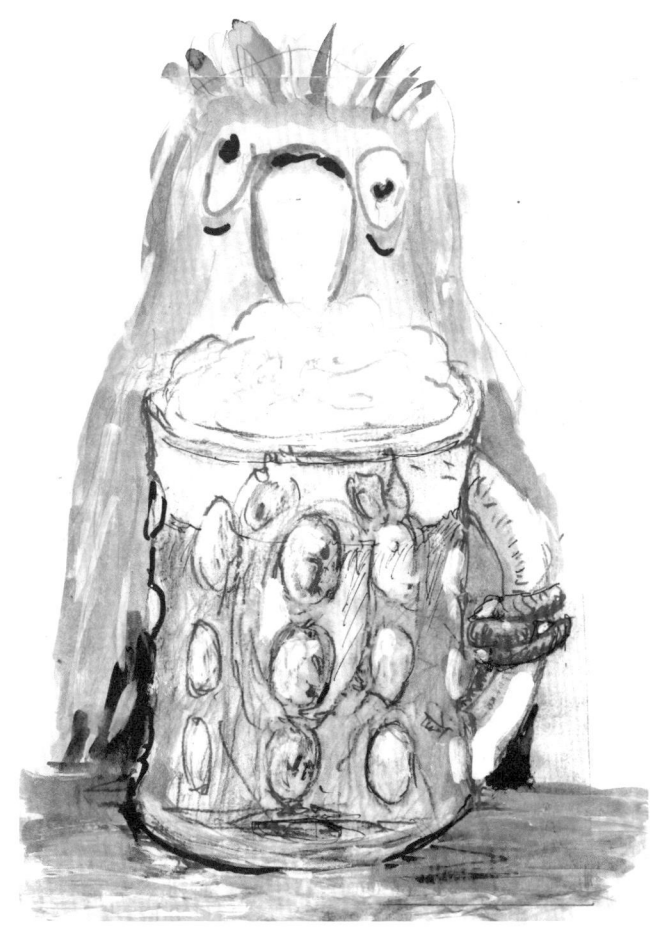

zwischen Senf und Ketchup, Spezialisten nehmen beides. Das sieht zwar eklig aus, aber es würde gut schmecken, wird behauptet.

Der Geschmack der Grillwürste ist ziemlich gleich, vielleicht gibt es kleine geschmackliche Unterschiede, je nachdem welcher Metzger die Wurst hergestellt hat, aber der wesentliche Unterschied ist optischer Natur, also von der Ästhetik der servierten Wurst her.

Das ist zum einen abhängig von den Künstlern, die gewissermaßen die Lizenz zum Grillen haben, und zum anderen davon, ob die Grillwürste „gehen" oder nicht, das heißt, ob viele Würste verlangt werden oder nicht.

Wenn die Würste nicht „gehen", dann liegen sie länger auf dem Grill, als sie liegen sollten, und dann platzen sie. Vor Hitze oder vor Wut – das ist nicht zu unterscheiden.

Manche Grillwürste ähneln vom Aussehen her einer Ackerfurche, kurz nachdem der Pflug durchgefahren ist. Allerdings gibt es Genießer, die behaupten, sie hätten eine gefurchte Grillwurst sehr gern, denn man könne die Furche mit Ketchup füllen, das schmecke gut und außerdem verbrenne man sich nicht den Mund, denn das kühle Ketchup würde die Hitze der Wurst ausgleichen.

Zur Grill-Optik gehört natürlich auch die Farbe der Wurst. Als Grundregel gilt: Wenn die Farbe der Wurst an mehreren Stellen ins Schwärzliche geht und die Wursthaut abblättert, dann war die Wurst zu lange auf dem Grill.

Was die Nahrungsaufnahme bei einem Fest und die Wahl einer heißen Wurst angeht, stellen sich folgende grundsätzliche Fragen:

Ist eine heiße Wurst etwas für den kleinen Hunger zwischendurch? Vermag eine heiße Wurst das Mittagessen oder das Abendessen zu ersetzen? Isst man auf einem Fest eine heiße Wurst, und zwar nicht des Hungers wegen, sondern weil es einfach zu einem Festbesuch dazugehört? Ist ein Fest ohne heiße Wurst überhaupt ein Fest?

Am Freitag wird aufgebaut, am Samstagnachmittag eröffnet der Bürgermeister das Fest mit dem Fassanstich. Danach erfolgt ein offizieller Rundgang über das Fest, der Bürgermeister besucht die einzelnen Zelte und Stände, in seinem Gefolge die Vereinsvorstände der am Fest beteiligten Vereine.

Nicht jeder Bürgermeister ist beim Fassanstich treffsicher, aber es ist zu beobachten, dass es sich von Dienstjahr zu Dienstjahr bessert.

Im ersten Jahr des Papageis Alemann im Dorf war der Bürgermeister verhindert, an seiner Stelle übernahm der katholische Pfarrer die Aufgabe des Fassanstichs. Der Pfarrer, in solchem Tun nicht erfahren, sorgte mit Hammer und Zapfhahn für eine ansehnliche Überschwemmung.

Die dabei waren, erzählen heute noch, einen solchen Fassanstich hätten sie noch nie erlebt und auch noch nie einen Pfarrer, der so nach Bier duftete, als hätte man ihn durch einen Sudkessel gezogen.

Als im zweiten Jahr sich der Bürgermeister daranmachte, das Fass anzustechen, rief Alemann, der den Vorgang mit Interesse beobachtete, immer wieder: „Sauerei! Sauerei!"

Dieses Wort hatte er sich im Vorjahr gemerkt, denn nach dem Fassanstich durch den Pfarrer war das ein häufig gebrauchtes Wort.

Alemann der Papagei liebte Feste, denn wie inzwischen ja bekannt sein dürfte, liebte er Ansammlungen von Menschen, und das Dorfbrunnenfest war eine große Ansammlung von Menschen.

Immer wieder flog er Tische an, an denen Menschen saßen, die weder Teller noch Gläser vor sich stehen hatten, legte den Kopf schief und rief: „Was wellener trinke?"

Darauf folgte die nächste Frage: „Ä Wuurschd? Ä Schdiik? Pommes? Wecke?"

Wurde ein frisches Bier serviert, rief Alemann: „Wohlsein!"

Traf er auf einen Grillwurstesser, pflegte er zu bemerken: „Ufbasse, heiß!"

Hatte ein Wurstesser Ketchup zu seiner Grillwurst gewählt, konnte es sein, dass sich Alemann ihm gegenüber auf den Tisch setzte, aufgeregt mit den Flügeln schlug und minutenlang „Kätsch-App! Kätsch-App!" rief.

Zu den Steakessern sagte er meistens: „Net fett, gell?"

Auffallend war, dass er sich dem Stand, an dem es halbe Hähnchen gab, nicht näherte.

Beim Dorfbrunnenfest war der Samstagabend der Höhepunkt der beiden festlichen Tage. Am Samstagabend beeindruckte die Kurgartenbeleuchtung. Hunderte von farbigen Lichtern – in der Zeitung des folgenden Tages waren es dann Zehntausende von Lichtern – bildeten Ornamente auf der großen Rasenfläche des Kurgartens. Im Musikpavillon gaben an diesem Abend die Kurkapelle und der Gesangverein ein festliches Konzert.

Weil das Konzert ein festliches Konzert war, gab es einen Moderator, früher hieß das „Oonsager", also einen, über den zwei Tage später in der Zeitung geschrieben wurde, er habe kenntnisreich und intelligent durch das festliche Programm des Abends geführt.

Allgemein ist zu beobachten, dass bei Konzerten im dörflichen Bereich die, die durch das Programm führen, der Meinung sind, die einzelnen Gesänge und Musikstücke intensiv ankündigen zu müssen.

Sie schildern ausführlich die Biografie des Komponisten, ordnen das Musikstück in das Gesamtwerk des Künstlers ein, weisen auf die Zeit der Entstehung hin und auf die politischen Zustände, die damals herrschten. In jeder Ansage wimmelt es von Jahreszahlen, die sich kein Mensch merken kann und die die meisten der Zuhörer auch gar nicht interessieren, denn die sind gekommen, um Musik zu hören und nicht langatmige Ausführungen.

Alemann der Papagei fand die Moderationen aber interessanter als die Musik.

Bei seinem zweiten Dorfbrunnenfest, das er miterlebte, kam es zu einer Art Doppelmoderation, denn Alemann mischte sich immer wieder mit Bemerkungen ein, die er im Jahr zuvor aufgeschnappt und sich gemerkt hatte, denn der Moderator hatte die Angewohnheit, immer mit denselben Worten sein Loblied zu singen, und zwar zunächst vor dem Liedvortrag, und dann erst recht nach dem Liedvortrag.

Wie gesagt, an diesem Samstagabend saß Alemann auf dem Dach des Musikpavillons, und bevor das Konzert begann, rief er immer wieder: „Freue mich! Freue mich!"

Mit dem Satz: „Ich freue mich, meine Damen und Herren, dass Sie so zahlreich erschienen sind" – auch mit der Variation „zu uns gefunden haben" – wird bei solchen Anlässen begrüßt. Moderatoren freuen sich, wie auch Redner im Allgemeinen, immer schon am Anfang, noch bevor irgendetwas geschehen ist. Der Lieblingssatz Alemanns war: „Bringt zu Gehör", denn auch das war eine an einem solchen Abend ständig wiederkehrende Formulierung. „Der Gesangverein bringt zu Gehör, die Kurkapelle bringt zu Gehör, die

Dorfmusik bringt zu Gehör."

Die Dorfmusik schien es Alemann besonders angetan zu haben, allerdings sprach er nicht von der Dorfmusik sondern nannte den Klangkörper „Dorfmuh".

Immer wieder mischte sich Alemann in die Moderation ein, rief Worte wie „Mühlendoof" oder „Vergnügen, viel, viel!".

Wenn die Besucher des Dorfbrunnenfestes sich so nach und nach auf den Heimweg machten, flog Alemann zu der Brücke, die über den Dorfbach führte und die von vielen Festbesuchern benutzt wurde, und versuchte, die Leute aufzuhalten, indem er vorwurfsvoll sagte: „Wellener schu heim?" und „So jung nimmi zemme."

Dann wechselte er wieder den Platz und forderte die Besucher, die noch an den Festtischen saßen, auf: „Einer gäht noch."

Ab und zu versuchte er, vor allem die leicht Alkoholisierten zum Singen zu animieren, indem er mit den Flügeln schlug und „Hölle! Hölle! Hölle!" rief oder „Marmorstein!".

Auch der Satz: „Morge Sundi, usschloofe!" war in seinem Sprachrepertoire. Allerdings sagte er diesen Satz auch am Sonntagabend zu den verbliebenen Besuchern, die am anderen Tag nicht ausschlafen konnten, sondern arbeiten mussten.

Guten Aaabend!

In der Zeit, und diese Zeit dauerte länger als ein halbes Jahr, in der Alemann in der Wohnung des Hausmeisters wohnte, hatte er sich ein für einen Papagei Riesenreservoir an Sätzen und Wörtern angeeignet, denn im Zimmer, in dem sein Käfig stand, lief fast den ganzen Tag über der Fernseher, auch wenn außer dem Vogel niemand im Raum war. Die ersten Worte, die Alemann sich aufgrund der Fernseh-Berieselung angeeignet hatte, war die Begrüßungsformel der Mainzelmännchen, dieses berühmte „Guten Aaabend!". Diese Begrüßung konnte er auf ganz unterschiedliche Arten sprechen, fröhlich, traurig, zornig und manchmal sogar mit einem leicht obszönen Unterton.

Wenn man dem Vogel genauer zuhörte, dann konnte man herausfinden, welche Programme im Haushalt des Hausmeisters gesehen und gehört wurden.

Es war nicht genau zu sagen, was der Auslöser war, denn ab und zu, vor allem an den so genannten lauen Sommerabenden, war Alemann im Dorf auf einer Art Werbetour unterwegs.

Dabei waren Biergärten oder Hotelterrassen, auf denen am Abend Menschen saßen, seine Bühne. Wenn er angeflogen kam, sich auf eine der Lampen oder das Geländer setzte und den Kopf hin- und herbewegte, als würde er die Anwesenden zählen, dann wussten die unter den Gästen, die aus dem Dorf stammten, was jetzt folgen würde.

Und prompt folgte die Begrüßung „Guten Aaabend!".

Näherte sich die Bedienung einem Tisch, rief Alemann: „Bitte ein Bit!", um dann in Sachen Bier weiterzumachen: „Friesisch herb!" Sah er, dass an einem der Tische Schnaps serviert wurde, kommentierte er dies mit dem Satz: „Ich höre mich nicht nein sagen."

Manchmal, wenn eine der Bedienungen eine Tasse Tee auf den Tisch stellte, säuselte er: „Danke, Lino!" Das war ein Satz aus der Werbung eines Pharmakonzerns. Wurden an einem Tisch Speisen serviert, rief er: „Essen ist fertig!"

Völlig überraschend sagte er zwischendurch immer wieder: „Und nun zum Wetter!"

Was er besonders gut konnte, war die Fanfare der Tagesschau, aber da bot er noch die alte Version an. Nach dem Ertönen der Fanfare wurde Alemann zum Tagesschausprecher.

„Guten Abend, meine Damen und Herren! Berlin. Woschingten. Moskau. Ouagadougou." Das Wort Ouagadougou, der Name der Hauptstadt von Burkina Faso, schien ihm besonders gut zu gefallen, denn dieses Wort wiederholte er immer wieder, es klang aus seinem Schnabel wie eine Beschwörungsformel.

Immer kam in seiner Tagesschausendung das Wort „Hadschi!" vor, was allerdings nichts mit Schnupfen oder Niesen zu tun hatte. Wenn Alemann „Hadschi!" sagte, meinte er eigentlich „Dschihad!", ein Wort, das seit einigen Jahren in den Nachrichten immer wieder vorkam.

Am Ende der alemannischen Nachrichten folgte in steter Regelmäßigkeit der Hinweis: „Und die Superzahl sechs." Ab und zu fügte er dem Hinweis auf den Wetterbericht einen weiteren Hinweis hinzu:

„Und nun zum Brennpunkt."

Oft folgte dann der Werbespot: „Diba! Dibadu! Dibadibadibadu!", der die Ernsthaftigkeit seiner Worte in Frage stellte.

Zückte ein Gast den Geldbeutel, um zu zahlen und der Bedienung einen Geldschein zu überreichen, begleitete Alemann das mit den Worten: „Mit Geld spielt man nicht."

An einem Abend, als die Polizei vor einem der Lokale vorfuhr, wechselte Alemann beim Anblick des Polizeiautos und der beiden Uniformierten in die Welt der Krimis.

„Wo waren Sie vergangenen Sonntag?", fragte er und fügte dann hinzu: „Haben Sie Zeugen?" Nachdem die Polizisten das Lokal betreten hatten, philosophierte Alemann: „Come in and find out", und als sie nach kurzer Zeit wieder herauskamen, zog Alemann das Fazit: „Erst mal zu Penny."

An diesem Abend saß in der einen Ecke der Hotelterrasse zur Straße hin ein junges Paar, das allem Anschein nach sehr verliebt war. Immer wieder küssten sich die beiden. Wenn sie sich gerade nicht küssten, blickten sie sich verträumt in die Augen, und er hielt ihre Hand in seiner Hand.

Immer wieder wischte er mit einer liebevollen Geste die nicht zu bändigende Haarsträhne beiseite, die ihr bei jeder Bewegung ihres Kopfes vor das Gesicht fiel, er wollte das liebe Gesicht nicht verunstaltet sehen.

Das Bier im Glas vor ihm auf dem Tisch wirkte abgestanden, die letzte Kugel Eis in ihrem Eisbecher hatte sich inzwischen verlaufen. Auffallend war, dass die beiden nicht miteinander redeten. Sie sprachen zueinander durch Gesten und durch die Mimik. Es mag keine genaue Beschreibung sein, aber die Gesichter der beiden überzog ein seliges Strahlen.

Das massive Goldkettchen, das er um seinen Hals trug, blitzte ab und und zu in der untergehenden Sonne auf. Sie hatte die Sonnenbrille nach oben geschoben, die beiden Brillengläser wirkten wie zwei kleine Sonnenkollektoren.

Alemann saß nicht weit von den beiden Liebenden entfernt auf dem Geländer der Hotelterrasse. Zunächst schwieg er, aber er bewegte seinen Kopf ständig hin und her, als wollte er das Geschehen aus unterschiedlichen Blickwinkeln betrachten. Wenn die beiden sich küssten, gurrte er wie eine verliebte Taube.

Die beiden beachteten ihn nicht, sie waren zu sehr miteinander beschäftigt, sie waren eingewoben in den Schleier ihrer Liebe, der sie von der Welt trennte.

Völlig deplaziert war dann die Bemerkung, die Alemann in Richtung Liebespaar machte, er sagte völlig unvermittelt: „Ich parschippe." Diesen Satz hatte er, ebenso wie manch andere Sätze, aus der Fernsehwerbung, damit warb eine Agentur für Partnersuche. Dann fügte Alemann hinzu: „Ich bin doch nicht blöd."

Dass die beiden Liebenden immer noch nicht reagierten, schien dem Papagei nicht zu gefallen. Fast schon zornig klang sein Ruf: „Alles in Obi." So wie er das sagte, war es keine Feststellung, sondern eine Frage.

Jetzt reagierte ein Teil des Paares, der junge Mann drehte sich zum Papagei um und rief: „Halt de Schnawwel, du Geier."

Das Wort „Geier" schien bei Alemann Erinnerungen an den alten Kapitän wachzurufen, denn der hatte ihn immer Geier genannt. So antwortete er dem jungen Mann: „Schnäpschen gefällig?" „Nix Schnäpschen, du sollsch de Schnawwel halte", antwortete der junge Mann, worauf der Vogel mit der Bemerkung „Seitenbacher Müsli, lecker, lecker, lecker" konterte.

„Loss en doch", sagte die junge Frau, die aus dem Dorf stammte, zu ihrem Freund, „des isch de Alemann, den kennt bi uns jeder. Des isch en ziemlich frecher Deifel, awer ich find ne luschdig."

„Entschuldigung, Alemann", sagte der junge Mann nach dem Einwand seiner Freundin zum Papagei, „des war net bös gmeint."

Als die Bedienung am Nachbartisch einem Gast eine Cola servierte, rief Alemann laut: „Verleiht Flüügel!", dann schlug er wild mit den Flügeln, um sich kurz darauf von dem Platz, wo er gesessen hatte, zu erheben und auf die andere Seite der Terrasse zu fliegen, wo vier Männer mittleren Alters saßen.

Eben servierte die Bedienung jedem von ihnen ein Bier.

Alemanns Kommentar: „Ein Bier wie unser Land. Jever."

„Des isch kei Jever", sagte einer der Männer zu ihm, „des isch ä Ulmer Bier. Jever trinke sie in Nordditschlond, dert, wo ́s kei Berg git, wo alles topfebe isch."

Alemann darauf: „Paulaner."

Am Nachbartisch rief jemand, der bezahlen wollte, der Bedienung. Das veranlasste Alemann zum Kurzkommentar : „Gute Preise, gute Besserung."

Die vier Männer unterhielten sich über eine Entscheidung des Gemeinderates, mit der sie nicht einverstanden waren.

„Die hen sich bi dere Entscheidung net viel debii denkt", sagte einer.

Ein anderer ergänzte: „Die hen sich gar nix debii denkt. Wursch jo wisse, wer bi uns im Gmeinderat hockt."

„Sag mer nix!", rief Alemann, „Sag mer nix!"

„Du saisches", gab ihm einer der Männer Recht, der gerade einen ordentlichen Schluck Bier genommen hatte.

„Un sunschd? Alles klar?", fragte Alemann.

„Nix isch klar", lautete die Antwort, „der Beschluss, des git nur Ärger."

„Des konnsch lut sage", sagte sein Tischnachbar. „Des isch nix onders wie nusgworfes Geld."

Nun kam ein Gespräch in Gang, das immer intensiver wurde.

„Was bruche mir im Kurgarte Wasserschpiele un den gonze Schissdreck?"

„Hener euch schu mol ooguckt, was do inzwische gmacht wore isch? Furchtbar isch des."

„Ä Schond isch des", rief der Papagei.

„Die Idee schdommt vun Psychologe un Pädagoge, hab ich gläse."

„Psychologe und Pädagoge, no konn´s nix si."

„Luter Theoretiker, vun nix ä Oohnung, awer des grad gnue."

Jetzt schaltete sich Alemann wieder ins Gespräch ein: „Mir kinnt´s jo eigentlich egal si."

„Ja, dir villichd", sagte einer der Männer, „awer mir net. De gonze Kurgarte isch verschondelt durch des psychologisch-pädagogische Experiment."

„Wenn ich der sag", sagte Alemann. „Wenn ich der sag. Sag mer nix."

„Mer hätte uns eifach friager wehre solle", sagte einer der Männer, „wo die Idee noch frisch war."

Alemann fiel ihm ins Wort: „Frisch auf! Frisch auf! mein Badnerland."

„Die Zidde, wo mir in Bade noch Rewoluzjon gmacht hen, die Zidde sin verbei", wurde dem Vogel geantwortet.

„Hit nennt mer Bade-Württeberg ´s Ländle´, siter d Schwobe bi uns sin, simer friedlich, schaffe un mache, was in Schduddgart beschlosse wurd. Ome schiine Dag schwätze mer au noch Schwäbisch."

Alemann fühlte sich animiert, seinen Spruch „Seitenbacher Müsli, lecker, lecker, lecker" zu sagen, erstaunlicherweise gelang ihm der schwäbische Tonfall recht gut. Vor allem das verräterische schwäbische „ei", diesen Doppellaut, den es im Alemannischen gar nicht gibt, denn was die Doppellaute angeht, sind die Alemannen noch auf der Sprachstufe des Mittelhochdeutschen, an ihnen ist die Diphtongierung vorbeigegangen. Bei ihnen gibt es keine Maus und keine Zeit, sie sagen „Mus" und sie haben „Zit".

Boschuu!
Dschorno!

Das Dorf im hinteren Achertal nannte und nennt sich das Mühlendorf, und das zu Recht. Neun wassergetriebene Mühlen, also die berühmten Mühlen, die am rauschenden Bach klappern, stehen auf der Gemarkung des Dorfes, und die meisten Mühlen, die lange Zeit in einem Dämmerschlaf verharrt hatten, wurden im Laufe der letzten Jahre restauriert und können besichtigt werden.

Das ist nicht nur ein nostalgisches Vergnügen, denn dabei lernen die Besucher zum Beispiel den Unterschied zwischen einem oberschlächtigen und einem unterschlächtigen Mühlrad kennen. Bei dem einen fällt das Wasser von oben auf die Schaufeln des Mühlrades, beim anderen bringt das Wasser das Mühlrad von unten in Bewegung. Ob ober- oder unterschlächtig hängt von der Kraft des Wassers ab, ein unterschlächtig angetriebenes Mühlrad benötigt einen höheren Wasserdruck.

Weiter lernen die Besucher die Funktionsweise einer Schwarzwälder Mühle kennen, und selbstverständlich auch einen auffälligen Teil der Mühle, den Kleiekotzer, in Alemanns Sprache „Kleikotz".

Der Kleiekotzer wird auch Mühlgötze, Mühlgosche oder Schreckkopf genannt und ist ein Teil des Beutelkastens, der das Mehl aufnimmt, das aus dem Mahlgang herausfällt und in einen Beutelschlauch geleitet wird.

Diese ganz einfache Siebung trennt das Mehl von der Kleie, die dann aus dem holzgeschnitzten

Kleiekotzer ausgeschieden wird. Der Kleiekotzer ist oft ein kunstvoll geschnitztes, maskenhaftes Gesicht mit offenem Mund.

Früher galt der Kleiekotzer auch als Schutzgeist der Mühle, er verlieh jeder Mühle einen Hauch von schwarzer Magie.

Wie schon gesagt, es gab im Mühlendorf neun Mühlen, und diese waren vor einiger Zeit, um eine Touristenattraktion zu schaffen, durch einen Wanderweg, den so genannten Mühlenweg, miteinander verbunden worden.

Ansonsten war das Mühlendorf ein Luftkurort, besonders geeignet für Menschen, deren Passion es war, zu wandern und sich an der guten, frischen Schwarzwaldluft zu ergötzen. Der Mühlenweg zog viele Wanderer an.

Am Rande des Mühlenwegs gab es immer wieder „Schnapsbrünnele", wo sich die Wanderer laben konnten, es waren gewissermaßen hochgeistige Brünnlein am Wegessaum, denn edle Brände hatten ihnen den Namen gegeben.

An jedem „Schnapsbrünnele" gab es Most, aber auch Sprudel und Apfelsaft, doch die Besonderheit waren die unterschiedlichen Schnäpse, die dem Wanderer und der Wanderin angeboten wurden. Der Wanderer und die Wanderin bedienten sich selbst und bezahlten, indem sie das Geld in ein Kässchen neben dem „Schnapsbrünneli" warfen.

So manche Wandergruppe auf dem Mühlenweg hatte nach dem vierten „Schnapsbrünneli" bereits erste Ausfälle zu beklagen, denn offensichtlich war der eine oder andere wirklich der Meinung, Rossler – der Fachausdruck ist „Topinambur" – sei, wie die Einheimischen immer wieder predigten, weniger ein hochprozentiges Getränk als eine Art Medizin. Doch

Rossler in Mengen, das wissen die Einheimischen, ist eine umwerfende Medizin.

Eines fällt in der heutigen Wanderbewegung auf: Moderne Wanderer und Wanderinnen (der Gleichberechtigung wegen müssen die weiblichen Wanderer eigens erwähnt werden) sind wettergegerbte Gestalten, braungebrannt, sehnige Beine in groben Stiefeln.

Die typische Wanderausrüstung besteht aus einem Rucksack und einem Beutel, der um den Bauch geschnallt wird. Kritische Geister behaupten, bei wandernden Frauen mit wettergegerbten Gesichtern und dünnen Beinen, die von zarten Krampfadern durchzogen sind, handele es sich im Grunde um Wesen, die jenseits der Erotik angekommen seien, die gewissermaßen den Bereich der Erotik transzendiert hätten.

Ständiges Wandern, so die Prognose mancher Kritiker, lasse Männer und Frauen immer ähnlicher werden, eines Tages werde es ein drittes, ein neutrales Geschlecht geben: das Wanderer.

An einem Tag in der Woche war im Mühlendorf vor dem Bürgerhaus, in dem sich der Tourist-Point befand, die Gästebegrüßung. Bei dieser Veranstaltung waren die Angekommenen noch Gäste, später waren sie Faktoren im Fremdenverkehr.

Ganz früher hieß der Tourist-Point noch Fremdenverkehrsbüro, doch die Bezeichnung wurde immer wieder modernisiert, aus dem Fremdenverkehrsbüro wurde das Touristik-Büro, dann das Tourist-Center schließlich der Tourist-Point.

Begrüßt wurden bei der Gästebegrüßung die Gäste, die neu angekommen waren. Sie wurden über die Möglichkeiten informiert, den Urlaub im Dorf und in der Umgebung interessant zu gestalten, man beschrieb ihnen Ausflugsziele, Sehenswürdigkeiten und Veranstaltungen.

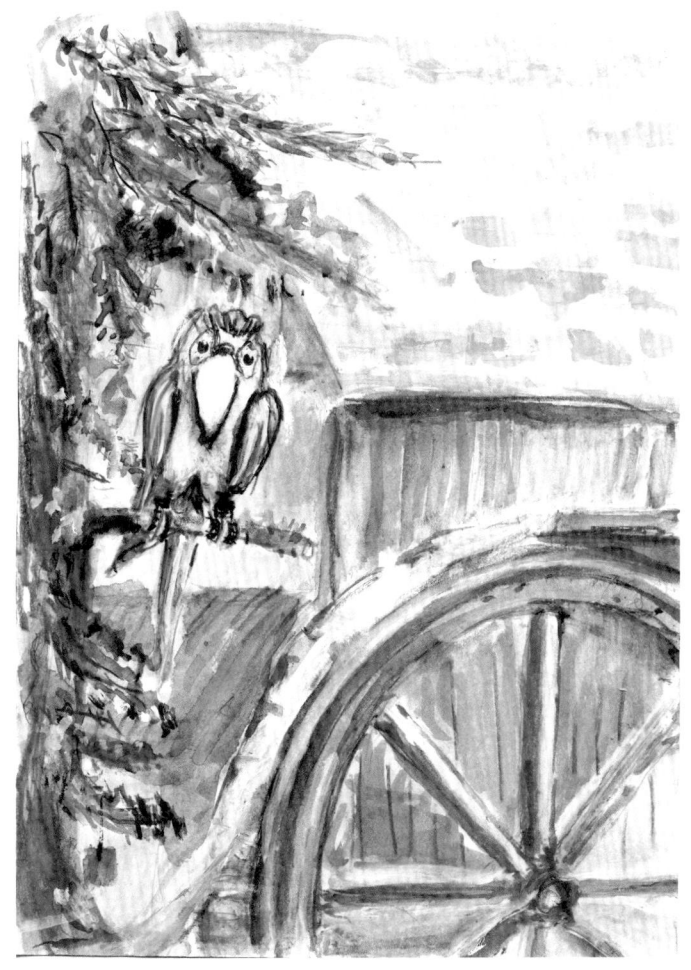

Es war gut, dass die meisten der Kurgäste den Dialekt des Achertales nicht verstanden, denn wenn sich an dem bestimmten Tag zu einer bestimmten Zeit vor dem Bürgerhaus die Leute zur Begrüßung versammelten, dann saß Alemann der Papagei schon neugierig auf einem Magnolienbaum neben dem Bürgerhaus und rief mit einem verächtliche Ton in der Stimme: „Luftschnapper! Heckeschisser! Luftschisser, Heckeschnapper!"

Wo er diese Ausdrücke gelernt hatte, hatte man nicht herausfinden können.

Bei der Gästebegrüßung waren auch immer Trachtenträger dabei, die unter anderem den Gästen einen Schnaps kredenzten, ganz nach dem im Tourismus des Mühlendorfes heimlich gepflegten Motto „Wir trinken uns den Urlaub schön".

Alemann war bei jeder Gästebegrüßung dabei. Wenn er unter der Woche einen Trachtenträger oder eine Trachtenträgerin sah, die Richtung Bürgerhaus unterwegs war, machte auch er sich auf den Weg. Inzwischen war er selber schon zu einer bekannten Attraktion im hinteren Achertal geworden.

Wenn sich die Gruppe der Kurgäste versammelt und die Leiterin des Fremdenverkehrsamtes die Leute mit einem „Guten Morgen!" begrüßt hatte, dann tönte es vom Ast des Baumes beim Bürgerhaus: „Booschu!", „Dschorno!"

Auch in dem Fall wusste niemand, wer dem Papagei diese Begrüßungsformeln beigebracht hatte. Auf jeden Fall konnte er in acht Sprachen begrüßen.

Die japanische Begrüßungsform sprach er nicht immer, sondern nur, wenn er jemanden sah, der ihm chinesisch oder japanisch vorkam. Dann rief er mit dramatischem Ton „Konbanwa!"

War ein Schwarzafrikaner dabei, was allerdings sehr

selten der Fall war, ertönte ein fröhliches „Ovambo!" aus seinem Schnabel. Aleman war gewissermaßen ein Weltbürger, denn auf seinen Seefahrten hatte er viele Länder der Welt zwar nicht gesehen, aber sein Schiff war dort vor Anker gegangen.

An Tagen, an denen viele Wanderer unterwegs waren, wie zum Beispiel an Pfingsten, wenn der Deutsche Mühlentag begangen wurde und die Menschenbewegungen auf dem Mühlenweg einer modernen Völkerwanderung glichen, hielt er sich gerne in der Nähe eines der „Schnapsbrünneli" auf, und wenn sich die Wandergruppe das Angebot ansah, dann rief er: „Rosszwetsch! Rosszwetsch!", was übersetzt Rossler und Zwetschgenwasser bedeutet. Wie ein Schrei klang das Wort „Kiiirsch! Kiiirsch!", das für Kirschwasser stand.

Alemann hatte an manchen Tagen die Angewohnheit, Worte mindestens zwei Mal hintereinander zu sagen.

Machte sich eine Gruppe vom „Schnapsbrünneli" aus wieder auf den Weg, flog Alemann ein Stück des Weges neben den Wanderern her, schlug mit den Flügeln und kreischte: „Hener au zahlt? Hener au zahlt?" und danach „Zechprell! Zechprell! Bolizei!"

Manchmal sagte er Worte, die nur wenige verstanden, zum Beispiel „Klappmühle!". Das war ein Verweis auf das Lied „Es klappert die Mühle am rauschenden Bach". Ein zweites Lied verbarg sich hinter den Worten „Mühle, klapp, klapp", nämlich das Lied „Es steht eine Mühle im Schwarzwäldertal, die klappert so leis vor sich hin".

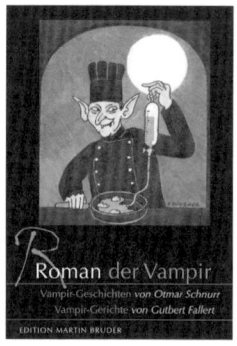

Roman, der Vampir

Vampir-Geschichten werden ergänzt durch Vampir-Gerichte aus der Sterneküche von Gutbert Fallert, Chef der Talmühle in Sasbachwalden.

Festband mit Fadenheftung und Umschlag, 128 Seiten
Titelillustration von Tomi Ungerer
ISBN 978-3-00-029397-9 – 19,90 €

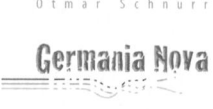
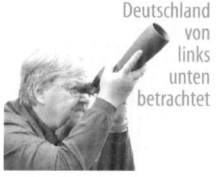

Germania Nova

Ein ziemlich schräger Blick auf Deutschland von links unten: leicht unsachlich, erkennbar ironisch, etwas altmodisch.

Festband mit Fadenheftung, 176 Seiten
Titelfoto von Peter Jülg
ISBN 978-3-00-034514-2 – 17,50 €

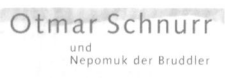
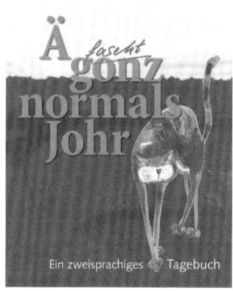

Ä fascht gonz normals Johr

Ein zweisprachiges Tagebuch, hochdeutsch und alemannisch, über ein Jahr aus dem Blickwinkel eines Achertälers.
Teilweise in alemannischer Sprache.

Broschiert, 400 Seiten
ISBN 978-3-00-037456-2 – 17,90 €

OTMAR SCHNURR

Schritt für Schritt

Bei seinen Spaziergängen am Rhein ist der Autor alleine und frei in seinen Gedanken. „Schritt für Schritt" begibt sich Otmar Schnurr auf Erinnerungs- und Entdeckungsreisen und geht seinen langen Weg, der ihn immer näher zu sich selber führt.

Broschiert, 232 Seiten
ISBN 978-33-00-041131-1 – 17,50 €

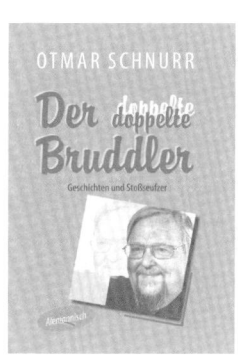

Der doppelte Bruddler

Typische Erzählungen von „Nepomuk dem Bruddler", ergänzt durch „komprimierte Erfahrungen" in Gedichtform: Stoßseufzer eines Bruddlers. In alemannischer Sprache.

Festband mit Fadenheftung, 160 Seiten
ISBN 978-33-00-042275-1 – 17,50 €

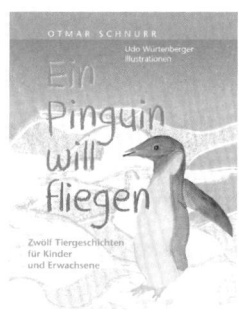

Ein Pinguin will fliegen

Zwölf Tiergeschichten für Kinder und Erwachsene. Folgen Sie dem Autor auf seiner Reise durch den Zoo unserer Erde. Er beobachtet scharf, was in der Tierwelt vorgeht und entdeckt Parallelen zu uns Menschen. Der Berliner Künstler Udo Würtenberger setzt mit Farbholzschnitten den Geschichtenzoo kunstvoll in Szene.
Festband mit Fadenheftung, 64 Seiten
ISBN 978-3-00-050816-5 – 18,95 €

editionmartinbruder

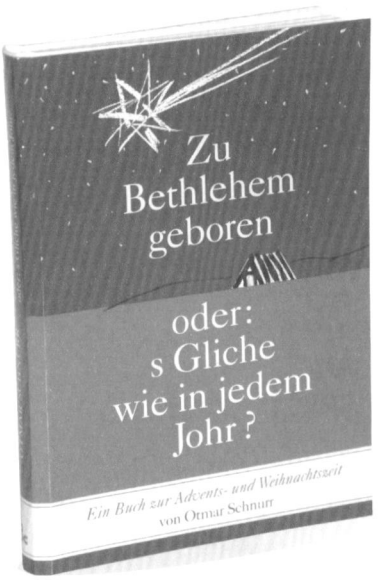

Zu Bethlehem geboren
oder: s Gliche wie in jedem Johr?

Auf der Suche nach Weihnachten?
Otmar Schnurr weist den Weg:

Ein Buch zur Advents- und
Weihnachtszeit, theologisch,
nachdenkenswert, lustig,
traurig, historisch, phantastisch,
hochdeutsch und mundartlich –
zum Weinen und Lachen,
unterhaltsam und informativ.

Festband mit Fadenheftung, 180 Seiten
ISBN 978-3-939538-12-7 – 19,80 €
Achertäler Druckerei und Verlag

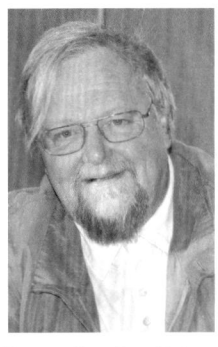
Otmar Schnurr aus Ottenhöfen im Schwarzwald, Diplomtheologe, war fast 40 Jahre als Religionslehrer an berufsbildenden Schulen tätig.
Seit seiner ersten Publikation 1974 „Stoßgebete und ebensolche Seufzer" hat er über 20 Bücher geschrieben und an weiteren 30 Büchern mitgearbeitet. Der Autor wurde vor über 25 Jahren als „Nepomuk der Bruddler" für den Achertäler Heimatboten entdeckt.
Er verfasst wöchentliche Glossen in Tages- und Wochenzeitungen, tritt regelmäßig im Hörfunk auf und schrieb mehrere Theaterstücke, die er auch in Szene setzte.
2011 wurde Otmar Schnurr mit der Staufermedaille für besondere Verdienste ausgezeichnet. Seine Passion sind Liveauftritte, in denen er mit kritischer Distanz Geschichten aus dem Leben erzählt, am liebsten in alemannischer Sprache.

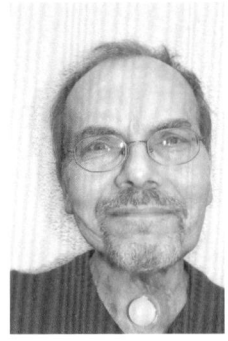
Der Berliner Michael Ley, „miley", geboren 1953, konzentrierte sich nach dem Studium an der TU Berlin auf grafische und fotografische Techniken.
Er ist Mitglied im Berufsverband Bildender Künstler und kann auf zahlreiche Ausstellungen und Illustrationen in Künstlerbüchern zurückblicken. Seit den Gründungstagen 1987 arbeitet er mit dem Verlag Sonnenbogen zusammen. Nach der Wende folgten Experimente am Computer. Eine Krebsoperation führte 2002 zum Verlust des Kehlkopfes und der natürlichen Stimme. Seit dieser Zeit beschäfigt sich Michael Ley intensiv mit Fragen zu Leben, Gesundheit und Behinderung. Dies führte zur Wiederentdeckung seiner alten Liebe, der Druckgrafik. Seither kreiert der Künstler wieder Radierungen und Holzschnitte, oft in Kombination mit Arbeiten am Computer.